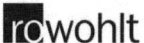

Mathias Irle

ÄLTERWERDEN
FÜR ANFÄNGER

Rowohlt

1. Auflage Juli 2009
Copyright © 2009 by Rowohlt Verlag GmbH,
Reinbek bei Hamburg
Lektorat Bernd Gottwald
Satz DTL Haarlemmer PostScript (InDesign)
bei KCS GmbH, Buchholz bei Hamburg
Druck und Bindung CPI – Clausen & Bosse, Leck
Printed in Germany
ISBN 978 3 498 03231 9

Was kommt, was geht?

INHALT

VORWORT

Während meiner Ausbildung zum Psychotherapeuten habe ich in einer psychiatrischen Klinik mit älteren Menschen gearbeitet. Was mir dabei auffiel: Viele meiner Freunde, Verwandten und Bekannten zeigten eine große Neugier hinsichtlich der Frage, was Menschen im Alter persönlich bewegt. Vor allem aber bemerkte ich, dass bei ihnen, bei mir und bei den Älteren selbst große Wissenslücken bei Themen wie Fühlen, Denken, Verhalten und Erleben von Menschen jenseits der 65 existierten. Auf scheinbar einfache Fragen fanden sich keine befriedigenden Antworten: Wie verändert sich die Persönlichkeit im Alter? Erinnert man sich besser an seine Jugend, je älter man wird? Wenn ja, warum? Wie gestaltet sich das Liebesleben jenseits der 65? Inwieweit hängt es vom Zufall ab, ob man im Alter einsam wird? Warum bleiben manche Älteren trotz körperlicher Krankheit scheinbar zufrieden? Wie stirbt man? Warum leiden einige Menschen im Alter unter ihrer freien Zeit, während andere noch einmal neue Interessen entwickeln? Und ist das Alter etwas, vor dem man sich fürchten muss, oder gibt es auch berechtigte Gründe, sich darauf zu freuen?

Es existierten vor allem lückenhafte Vorstellungen und Klischees davon, was das Älterwerden mit uns macht. Gleichzeitig war klar, dass das Alter heute nicht selten zwanzig Jahre oder mehr dauert; zu lange also, um es einfach zu ignorieren. Mich interessierte daher: Gibt es einen Zusammenhang zwischen unserem Leben in jungen Jahren und der Art, wie wir alt werden? Was erwartet Menschen jenseits der 65? Und muss man bestimmte

Weichen schon früh im Leben stellen, um später keine unangenehme Überraschung zu erleben?

Auf der Suche nach Antworten habe ich mit zahlreichen Wissenschaftlern, Ärzten, Psychologen, Experten in der Seniorenarbeit und natürlich Älteren selbst gesprochen. Ich habe Literatur gesichtet und viele, sehr unterschiedliche Orte in Deutschland besucht.

Das Ergebnis? Viele Antworten auf meine Fragen. Und ein tiefer Einblick in das Leben älterer Menschen, der helfen kann, Entscheidungen für das eigene Alter rechtzeitig zu treffen, Entwicklungen richtig einzuordnen und beruhigter aufs eigene Älterwerden zu blicken.

An diesem Buch waren viele Menschen beteiligt. Ihnen allen, die sich Zeit genommen haben, die ihr Wissen mit mir geteilt haben, die mich mit Kontakten versorgt haben, die mir Anregungen gegeben haben, die mir Türen geöffnet haben oder die mir Einblicke in ihre oft sehr persönlichen Erfahrungen mit dem Alter gewährt haben, möchte ich an dieser Stelle von ganzem Herzen danken. Ohne sie wäre dieses Buch schlichtweg nicht möglich gewesen.

Manche Gesprächspartner haben darum gebeten, dass sie nicht mit ihrem richtigen Namen im Buch auftauchen. Ich habe daher ihre Namen geändert und dies jeweils mit einem Stern kenntlich gemacht.

Mathias Irle, im April 2009

DIE GUTE ANPASSUNG
ODER: WIE WIR ALT WERDEN

Sollte man sich gegen das Altern wehren?
Wie lange darf man sich jugendlich verhalten?
Wann sollte man sein Alter akzeptieren?

Vor allem aber:
Wie altern wir überhaupt?

Wann ist man alt?
«Wenn man auf jung macht. So wie Madonna.»
(Maxi, 16 Jahre, aus Zürich, im Sommer 2008
im Interview mit der Schweizer Zeitschrift
«Die Weltwoche»)

Es könnte schon morgen passieren. Oder in zwei Monaten. Allerspätestens aber im nächsten Sommer. Für einen Moment schaut Norbert Natusch – 69 Jahre alt, gepflegter grauer Kurzhaarschnitt, Seidentuch um den Hals, Manschettenknöpfe am weißen Hemd, Slipper an den Füßen – in den großen Raum seiner Loftwohnung im Kölner Stadtteil Mülheim. Es wirkt, als denke er an die alten Zeiten. Daran, als er an einem Wochenende mit seiner Harley-Davidson nach Stockholm fuhr und am nächsten schon an die Côte d'Azur. Als man noch nicht den ADAC rief, sondern selbst zum Werkzeug griff, wenn kurz hinter Leverkusen schon wieder das Schutzblech abfiel. Und daran, als sie keine Hotels zum Übernachten buchten, sondern die Zelte aufschlugen und mancher betrunken auf seiner Harley ins Gebüsch fuhr und dort bis zum nächsten Tag seinen Rausch ausschlief.

Vielleicht ist Natusch aber auch nur am Rechnen: Über 52 Jahre ist es her, dass er sein erstes Motorrad kaufte, und über 35 Jahre, dass er in Köln den Harley-Davidson Club Deutschlands e.V. gründete. Ganze sechs Harley-Fahrer gab es damals, 1973, im Gesamtraum Köln, und obwohl sie als «Strolche», als «Underdogs», galten, übernahmen sie die Vereinsstatuten einfach vom Karnickelzüchterverein eines Bekannten. Die Harley-Davidson-Fahrer in Europa waren damals noch ein überschaubarer, rein männlicher Haufen, die sich regelmäßig irgendwo auf dem Kontinent trafen. Es gab noch keine Helmpflicht. Natusch – so ist es in seinem Fotoalbum zu sehen – fuhr mit Fellstiefeln, einer fransigen Wildlederjacke und einer Harley-Davidson-Mütze aus Jeansstoff, manchmal von Ostpolen ohne Unterbrechung bis nach Köln. Man war jung. Man fühlte sich frei. Und als Harley-Fahrer war man Teil einer starken, loyalen Gruppe. Dennoch *verkaufte er gut sieben Jahren später sein Motorrad. Für seine Arbeit im Bundesamt für Zivildienst, so Natusch, brauchte er schlichtweg ein Auto. Zudem hatte er geheiratet und wurde Vater.*

Seit 28 Jahren saß er nun nicht am Lenker einer Harley. Aus Natusch ist mittlerweile ein Immobilienbesitzer und aus dem Verein ein bundesweiter Club mit über 1000 Mitgliedern geworden. Immer wieder versucht der Club ihn, den Gründungsvater und das Mitglied Nummer eins, wieder zum Fahren zu bewegen. Noch setzt sich Natusch regelmäßig nur in den Beiwagen des Harley-Gespanns des Kölner Regionalleiters, wenn es auf Tour geht. Doch es scheint, als würde sich dies bald ändern: Immer häufiger vermisst Natusch das Gefühl, unter sich das Knattern des Motors zu hören. Und eine Teilnahme am großen europäischen Harley-Treffen kann er sich nur vorstellen, wenn er selbst mit einer Maschine vorfährt.

Ob er sich dann, mit 72 Jahren, vielleicht zu alt fühlen wird, noch ein schweres Motorrad zu beherrschen?

Natusch schaut, als sei dies eine absurde Frage, dann sagt er: «Ich halte mich noch nicht für alt und weder körperlich noch geistig für klapperig.» Wie zum Beweis zeigt er auf ein Foto mit älteren Herren. Zahnärzte mit Halbglatze und Anwälte mit grauen Haaren und Brille sieht man darauf; sie sitzen auf ihren Motorrädern. Wie Natusch waren sie von Anfang an dabei, doch im Gegensatz zu ihm haben sie nie ihre Maschinen verkauft. Sie alle sind heute über 70 und fahren noch immer regelmäßig auf ihren Maschinen. Natürlich: Es gebe einige, sagt Natusch, die kauften sich im Ruhestand eine Harley und führen damit ein bisschen durch die Innenstadt, um sich interessanter zu machen und sich jugendlicher zu fühlen. Doch das seien für ihn ohnehin keine «echten Harley-Fahrer». Und selbstverständlich: Unter Harley-Fahrern würde diskutiert, warum das Durchschnittsalter im Club mittlerweile bei 56 Jahren liege. Doch das Problem seien weniger die Alten, sondern vielmehr, dass so wenige junge

14

*Leute nachrücken würden. «Wir Alten haben eben einfach noch
Spaß an unseren Maschinen», sagt Natusch. Wenn er morgen
wieder anfangen würde, könne er gleich loslegen. Er sei es noch
von früher gewohnt, so lange zu fahren, bis er «halb tot auf dem
Bock» sitze. «Harley-Fahren ist weniger eine Frage des Alters»,
so Natusch, «sondern eine des Willens.»*

Hat Natusch recht? Macht er genau das Richtige, wenn er nicht
auf das Alter in seinem Personalausweis achtet? Oder ist er womöglich leichtsinnig? Einer, der nicht einsehen will oder kann,
dass er nicht mehr der Jüngste ist, weil er Angst hat vor dem Alter?
Falls ja, wäre das verwerflich? Was würde es bringen, dem Alter
ins Gesicht zu schauen? Und ist es nicht sogar vielleicht so, dass
für das Altern das Gleiche wie für das Harley-Fahren gilt: alles
nur eine Frage des Willens?

WIE WIR HEUTE ALT WERDEN

Lag die Lebenserwartung um 1900 in Europa noch zwischen 40
und 45 Jahren, so liegt sie heute in Deutschland bei 75 Jahren für
Männer und 81 Jahren bei Frauen. Eine Frau, die heute die 65 erreicht, hat im Schnitt noch weitere 23 Jahre zu leben, ein Mann
weitere 19 Jahre. Und jedes zweite neugeborene Mädchen in
Deutschland wird voraussichtlich fast 100 Jahre alt. Die Phase, die
man landläufig als Alter bezeichnet, wird also immer länger.

Doch was heißt das?

Noch ist das alles andere als klar. Schließlich handelt es sich
um ein bisher weitgehend unbekanntes Terrain. Eins, das gerade
erst erkundet wird und für das noch nicht klar ist, wie man sich
am besten in ihm bewegt. Verlässliche Rollenvorbilder sind Man-
gelware. Deutlich wird dies schon daran, dass die Vorstellungen

und Berichte, die derzeit in der Gesellschaft über das Alter kursieren, höchst widersprüchlich sind. Entweder wird euphorisch von den neuen jungen, konsumfreudigen Alten erzählt, die durch die gestiegene Lebenserwartung wertvolle Jahre dazugewonnen haben, die sie nun aktiv und gesund verbringen können. Oder es wird ein düsteres Bild vom Alter gezeichnet, das geprägt ist von Pflegebedürftigkeit, Armut und geistigem Verfall. In beiden Vorstellungen stecken Wahrheiten, doch es scheint, als kämen beide aus unterschiedlichen Welten. Was ist an den jeweiligen Vorstellungen richtig? Wo liegen ihre Verbindungen? Und wie passen sie beide gemeinsam in ein Bild?

Gerontologen – Wissenschafter wie Mediziner, Psychologen, Biologen oder Soziologen, die sich mit dem Thema Alter beschäftigen – unterteilen das Alter schon längst in mehrere Abschnitte. Die üblichste Einteilung ist die in ein drittes Lebensalter (das junge Alter), das ca. von 60 bis 80 Jahren reicht, und in ein viertes Lebensalter (das alte Alter), welches jenseits der 80 beginnt. Die Grenzen sind relativ, da es sich bei dem vierten Lebensalter laut Definition um den Abschnitt im Leben handelt, in dem weniger als die Hälfte eines Geburtsjahrgangs noch leben. Diese Einteilungen machen insofern viel Sinn, da sich der durchschnittliche 65-Jährige heute deutlich vom durchschnittlichen 90-Jährigen unterscheidet und man eine Richtschnur für die Forschung braucht.

Doch sie alleine sagen noch nichts darüber, was das Alter eigentlich ist und welche Eigenschaften es kennzeichnen: Bedeutet Alter Abbau von Leistungsfähigkeit, Gesundheit, Freude und Kraft, und ist es daher ein Feind, vor dem man sich so lange wie möglich schützen muss? Oder birgt das Alter auf einer anderen Dimension neue, gute Eigenschaften und Vorteile, von denen erst derjenige erfährt, der es akzeptiert und sich auf das Alter einlässt? Ist es möglich, äußerlich das Alter zu bekämpfen und innerlich weise zu werden? Altert der Körper anders als der Geist? Verliert man seine Spannkraft, lässt man sich erst einmal auf das Alter ein? Oder ist der Traum vom jungen Alter nur eine müßige Fortsetzung des Jugendwahns – getrieben von der Unfähigkeit, sich mit dem wahren Alter auseinanderzusetzen, und genährt von dem Traum, im Idealfall bis eine Stunde vor dem Tod ein junger Alter zu bleiben? Ist es leichtsinnig oder genau richtig, wenn ein Mensch über 70 mit dem Gedanken spielt, sich bald wieder aufs Motorrad zu setzen?

Um es vorwegzunehmen: Es gibt bis heute keine eindeutigen Antworten auf all diese Fragen, und Wissenschaftler sind weit entfernt, das Wesen des Alters zu entschlüsseln. Dennoch gibt es mittlerweile eine ganze Reihe von Erkenntnissen über das Alter und das Altern. Diese können zumindest Hinweise darauf geben, ob das Alter eher Freund, Feind oder beides gleichzeitig ist; darauf, wie man sich in dem neugewonnenen Terrain des immer länger werdenden Lebens bewegen sollte; darauf, was es denn nun eigentlich ist – das Alter. Vor allem aber zeigen sie, dass wir Menschen körperlich und psychisch sehr unterschiedlich altern und beeindruckende Fähigkeiten besitzen, um uns an die Veränderungen des Alters anpassen zu können.

WARUM WIR ALTERN

Das Alter ist dabei nicht das Gleiche wie das Altern. Ersteres ist eine Beschreibung, die von den jeweiligen gesellschaftlichen Verhältnissen abhängt und von der heute nicht einmal klar ist, wann genau es anfängt. Letzteres, das Altern, ist hingegen ein Prozess, der mit der Geburt beginnt und mit dem Sterben aufhört. Ganz nüchtern betrachtet meint Altern nichts anderes als die Veränderungen des Körpers im Lauf der Zeit, die letztlich zum Tod führen. Aus evolutionsbiologischer Sicht geht es darum, dass Lebewesen, die sich nicht mehr fortpflanzen können und auch nicht mehr mit der Aufzucht ihrer Nachkommen beschäftigt sind, Platz machen für die nachfolgenden Generationen. Für viele Wissenschaftler ist es daher nicht so sehr verwunderlich, dass wir irgendwann sterben, sondern vielmehr, dass wir noch so lange leben, wenn wir unsere eigentliche Aufgabe – unsere Art zu erhalten – schon erfüllt haben.

Alles deutet darauf hin, dass es für alle Lebewesen eine artspezifische Obergrenze gibt, wie lange ein Leben maximal dauern kann. Diese liegt und lag für uns Menschen bei rund 120 Jahren. Auch aus früheren Zeiten wird überliefert, dass Menschen über 100 Jahre wurden. Berichte über Menschen, die noch älter als 120 Jahre geworden sind, hielten Überprüfungen hingegen bisher nicht stand.

Diese Obergrenze ist damit unabhängig von der heutigen, gestiegenen Lebenserwartung. Dass wir heute im Durchschnitt viel älter werden, hat zu einem guten Teil mit einer besseren hygienischen Versorgung, besserer Ernährung und vor allem einer dank des medizinischen Fortschritts stark gesunkenen Säuglingssterblichkeit zu tun.

WIE WIR KÖRPERLICH ALTERN

Jeder kennt 85-Jährige, die noch vielseitig interessiert sind, ebenso wie 62-Jährige, die kaum noch Offenheit für Neues zeigen. Manche sind schon in jungem Alter gesundheitlich sehr angeschlagen, andere bleiben bis ins höchste Alter verhältnismäßig fit. Mit anderen Worten: Wir altern offensichtlich sehr unterschiedlich. Dabei ist es scheinbar nicht nur unser Körper, der sich verändert, sondern auch unsere Psyche. Wie hängt die Alterung der Körpers mit der Alterung des Geistes zusammen? Führt das eine zum anderen? Oder sind es zwei voneinander unabhängig ablaufende Prozesse? Können wir körperlich alt, geistig aber jung sein? Oder umgekehrt?

Betrachten wir zunächst den Prozess des körperlichen Alterns etwas näher. Dies macht nicht nur insofern Sinn, weil er uns alle mehr oder weniger gleich betrifft. Sondern auch, weil die Folgen des körperlichen Alterns früher oder später mit unserer Vorstellung vom Alter verschmelzen: Die Haare werden grau, die Haut faltig, Muskelzellen sterben ab, die Knochen werden brüchiger oder das Gehör schlechter.

WARUM DIE ZELLEN UNS KÖRPERLICH ALTERN LASSEN

Der Hauptgrund für den körperlichen Alterungsprozess ist in den etwa 100 Millionen menschlichen Zellen zu suchen, aus denen der Körper eines erwachsenen Menschen besteht. Dabei verhalten sich nicht alle Zellen gleich. Sie unterscheiden sich etwa im Hinblick auf ihre Lebenszeit und ihre Fähigkeit, sich zu erneuern: So leben manche Blutzellen nur wenige Tage, andere hingegen wie die roten Blutkörperchen Monate. Anschließend beginnen sie sich zu teilen und sich so wieder zu ersetzen. Anders verhält es sich bei den meisten Herzmuskel-, Sinnes- und Nervenzellen: Einmal gebildet, teilen sie sich nicht mehr, sondern bleiben (in der Regel) ein Leben lang erhalten.

Die einen Zellen ersetzen sich also selber, die anderen bleiben erhalten. Wie kann es dann sein, dass die Zellen dennoch einen Einfluss auf unseren biologischen Alterungsprozess haben?

Beginnen wir mit den Zellen, die sich teilen. Schon vor über 50 Jahren hat der Wissenschaftler Leonard Hayflick beobachtet, dass dieser Prozess begrenzt ist: So teilen sich Hautzellen beispielsweise 40- bis 50-mal, anschließend treten sie in den Zustand der sogenannten «replikativen Seneszenz» ein. Das bedeutet nichts anderes, als dass die Zellen zwar noch ihre Funktionen wahrnehmen können, sie sich jedoch nicht mehr weiter teilen.

Sie haben dann einen ähnlichen Zustand erreicht wie die Herzmuskel-, Sinnes- und Nervenzellen, die Zellen also, die sich von Beginn an ohnehin nie teilen. Und sie erleiden das gleiche Schicksal: Bei der Ausübung ihrer Funktionen werden die Zellen beschädigt und verunreinigt. Zusätzlich werden sie von Einflüssen von außen bedroht.

Einer ihrer größten und am besten untersuchten Feinde: die sogenannten freien (Sauerstoff-)Radikale. Bei ihnen handelt es sich um Atome und Moleküle, die als Nebenprodukt beim Stoffwechsel, also beim Umwandeln von Nahrung in Energie für die Zellen, entstehen. Sie tragen in sich sogenannte «ungepaarte Elektronen», die danach drängen, anderen Zellen – salopp formuliert – Elektronen wegzunehmen, um sich mit ihnen zu verbinden. Freie Radikale verbreiten durch diesen Hunger nach Elektronen «oxidativen Stress», und dies ist der Grund, warum freie Radikale bedrohlich für den Organismus sind: Indem sie Zellen Elektronen «wegnehmen», können sie deren Funktionsfähigkeit nachhaltig verändern und verschlechtern. So kann es in der Folge einer Zelle beispielsweise nicht mehr in ausreichendem Maß gelingen, schädliche Bakterien abzutöten oder mit anderen Zellen zu kommunizieren. Es ist also ein paradoxer Prozess: Einerseits muss der Mensch Stoffwechsel betreiben, um die wichtigen Nährstoffe aus der Nahrung und der Atmung den verschiedenen Körperzellen zuzuführen; andererseits entstehen genau bei diesem Prozess freie Radikale, die auf Dauer den Zellen und dem Stoffwechsel schaden.

Normalerweise löst der Körper diesen Widerspruch, indem er

über unterschiedliche Mechanismen verfügt, um Beschädigungen der Zellen zu verhindern oder wieder zu reparieren. So sorgen etwa die sogenannten Mitochondrien – Proteinkomplexe, die die Kraftwerke der Zellen bilden – durch die Umwandlung von Sauerstoff in harmloses Wasser dafür, dass freie Radikale erst gar nicht entstehen. Doch auch Mitochondrien, die ebenfalls aus Zellen bestehen, unterliegen einem Alterungsprozess. Je länger sie im Dienst sind, umso weniger gelingt es ihnen, den oxidativen Stress für die Zellen zu verhindern. Die Folge ist, dass die menschlichen Zellen über die Zeit immer weniger funktionsfähig werden.

Zwar werden die alten, abgenutzten Zellen in einigen Körperregionen teilweise gezielt vernichtet und können anschließend durch neue, frische Zellen ersetzt werden: Nach Schätzungen werden jeden Tag 300 Milliarden Blutzellen verbraucht und genauso viele wieder produziert. Doch auch die Produzenten dieser neuen Zellen, die Stammzellen, unterliegen ihrerseits den bereits beschriebenen Alterungsprozessen.

Zudem können Zellen etwa im Gehirn nicht einfach durch neue, frische Zellen ersetzt werden. Das liegt daran, dass unsere lebenslangen Erfahrungen in der Art, wie die Zellen miteinander verschaltet sind, gespeichert sind. All unser Wissen wird repräsentiert durch Zell-Netzwerke. Würde man aus einem solchen Netzwerk eine alte Zelle mit all ihren Verschaltungen herausnehmen und sie einfach durch eine neue Zelle ohne Verschaltungen ersetzen, würde das Netzwerk verändert – und damit auch unser Wissen.

Die Lebenszeit und die Funktionsfähigkeit der menschlichen Zellen sind also begrenzt. Wie alt ein Mensch wird und wie lange sich der Alterungsprozess hinzieht, hängt dabei zum einen von der Summe aller schädigenden Einflüsse ab, die von außen auf die Zelle einwirken. Zum anderen davon, wie gut es dem Körper gelingt, mögliche Schädigungen an der Zelle wieder zu reparieren. «Von Beginn an ist das Leben bedroht», so der Tübinger Professor und Neurologe Johannes Dichgans. Von Geburt an befindet sich unser Organismus in einem Kampf gegen die schädlichen Einflüsse von außen, den er letztlich nicht gewinnen kann.

Einigkeit besteht darin, dass genetische Faktoren in diesem körperlichen Alterungsprozess eine entscheidende Rolle spielen. So sieht derzeit alles danach aus, dass die begrenzte Anzahl an möglichen Zellteilungen genauso festgelegt ist wie die Tatsache, dass die Reparatursysteme der Zellen irgendwann dem Ansturm der Schädlinge nicht mehr gewachsen sind. Allerdings ist an der Steuerung dieses Prozesses eine Vielzahl von genetischen Programmen beteiligt, die zusätzlich in einem hochkomplexen Wechselspiel miteinander stehen. Der gelegentlich vernehmbare Wunsch, es möge ein Altersgen geben, das man nur ausschalten müsse, um nie mehr faltige Haut oder graue Haare zu bekommen, ist daher wohl vergebens.

WELCHE FOLGEN DER BIOLOGISCHE ALTERUNGSPROZESS HAT

Die körperlichen Folgen dieses biologischen Alterungsprozesses sind vielfältig, deutlich und fangen nicht selten schon mit dem 30. Lebensjahr an: Blutgefäße verlieren an Elastizität. Knochen werden brüchiger. Die Muskeln bilden sich zurück, sodass man mit 65 Jahren fast ein Drittel der Dauermuskelkraft und gar 60 Prozent der Spitzenmuskelkraft verloren hat. Die Haut wird faltiger, schlaffer und weniger elastisch. Das Sexualverhalten verlangsamt sich, und Sex wird oft weniger intensiv erlebt. Das Sehvermögen fängt an nachzulassen: Die Sehschärfe, die Hell-Dunkel-Anpassung und das Farbensehen wird schlechter. Ab Mitte 60 können höhere Töne schlechter gehört werden. Ein Teil der Lungenbläschen wird abgebaut, der Rest wird weniger elastisch, was insgesamt den Gasaustausch und damit das Atmen erschwert. Die maximale Sauerstoffaufnahme sinkt um 60 bis 70 Prozent. Bedingt durch diese und weitere Veränderungen steigt die Wahrscheinlichkeit, im Alter eine Krankheit zu bekommen, erheblich. Deutlich wurde dies etwa in der Berliner Altersstudie, einer der weltweit am breitesten angelegten und wichtigen Untersuchungen, die je mit alten Menschen gemacht wurde. Zwischen 1990 und 1993 unterzogen sich 516 männliche und weibliche Westberliner zwischen 70 und 100 Jahren einer Vielzahl von psychologischen und medizinischen Test, die bis heute sechsmal an den gleichen Versuchspersonen – so weit wie möglich – wiederholt wurden. Eins der zahlreichen Ergebnisse war, dass von den über 70-Jährigen 96 Prozent mindestens an einer, rund 30 Prozent sogar an mehr als fünf Krankheiten litten. Das ist insofern nicht verwunderlich, da Erkrankungen die Konsequenz der mit dem Alter zunehmenden gestörten zellulären oder extrazellulären biochemischen Prozesse sind.

Nüchtern betrachtet, birgt der körperliche Alterungsprozess folglich eine Vielzahl an Nachteilen. Deren Schrecken steigert sich noch einmal, bedenkt man, dass gerade die sichtbaren Zeichen des körperlichen Alterungsprozesses – hängende Lider, faltige Haut, unsicherer Gang – die Altersstereotype in den Köpfen der Mitmenschen aktivieren. Diese sind noch immer in der Mehrzahl negativ, egal, wie häufig man mittlerweile ältere Menschen in Talkshows, in der Werbung oder im Fitnessstudio sieht. In einer Studie des Anthropologischen Instituts der Universität Kiel bat man vor einiger Zeit Versuchspersonen, das fehlende Wort im Begriffspaar «alt und ...» zu ergänzen. Die überwiegende Antwort lautete «alt und krank». Rund 90 Prozent der Jungen verbanden Alter zudem vorwiegend mit Armut, Gebrechlichkeit und Krankheit. In zahlreichen anderen Untersuchungen konnte gezeigt werden, dass diese Stereotype dazu führen, dass ältere Menschen automatisch behandelt werden, als seien sie weniger leistungsfähig oder unflexibler. Dabei sind es keineswegs nur die Jungen, die sich derart gegenüber den Alten verhalten. Im Gegenteil: Wissenschaftler fanden heraus, dass ältere Menschen geringfügige Veränderungen im Verhalten oder Aussehen ihrer Altersgenossen besonders hart beurteilen. Vermutlich, um sich von den Altersgenossen abzugrenzen, sind sie beispielsweise viel früher bereit, andere Alte als senil zu bezeichnen, wenn sie zum Beispiel einmal etwas vergessen haben.

Diese Stereotype haben nicht nur Schattenseiten. Schließlich gilt auch: Je negativer die Stereotype über das Alter sind, umso besser kommt man selber weg, wenn man sich mit den Stereotypen vergleicht. Dass von diesem Effekt vermutlich eine Mehrheit der Älteren profitiert, zeigte sich ebenfalls in der Berliner Altersstudie: Im Durchschnitt fühlten sich die 516 Teilnehmer um zwölf Jahre jünger, und sie hatten den Eindruck, um neuneinhalb Jahre jünger auszusehen, als sie laut Personalausweis waren. Je älter sie waren, umso deutlicher zeigte sich dieser Effekt.

Die Stereotype erzeugen daher sehr widersprüchliche Effekte: Zum einen heben sie das Selbstbewusstsein und die Zufriedenheit, zum anderen sorgen sie jedoch dafür, dass sich die ohnehin vorhandene Angst vor den körperlichen Abbauprozessen des Alters verstärkt.

WELCHEN SINN ANTI-AGING- UND PRÄVENTIONSMASSNAHMEN MACHEN

Es ist daher nicht verwunderlich, dass sich mittlerweile eine ganze Industrie rund um das Thema Altersprävention und Anti-Aging gebildet hat. Deren Ratschläge und Methoden gehen weit über Empfehlungen zur gesunden Ernährung, den richtigen Sport oder einen schönheitschirurgischen Eingriff hinaus. Ansatzpunkt ist in aller Regel der beschriebene Alterungsprozess des Organismus. Das Ziel lautet: Schädigungen der Zellen so weit wie möglich zu verhindern, die zellulären Reparaturprogramme zu unterstützen und den genetisch festgelegten Alterungsplan zu beeinflussen. Negative Alterungsprozesse wie degenerativer Abbau oder Krankheiten sollen so von vornherein vermieden oder möglichst weit in den Bereich des maximalen Höchstalters von 120 Jahren verschoben werden. Schließlich, so schreiben die Ärztin Simone Homm und der Physiologe und Gerontologe Rüdiger Schmidt in ihrem Handbuch «Anti-Aging & Prävention» (S. 36): «Rein biologisch ist körperlicher und geistiger Abbau auch im hohen Alter keinesfalls zwingend. Und viele der Mechanismen, die diesen Abbau verhindern oder stark verzögern können, sind bereits entschlüsselt.» Ein tieferer Sinn faltiger Haut, schwindender Kraft oder zerbrechlicher Knochen, so die Autoren, hätte sich ihnen hingegen bisher noch nicht erschlossen.

Um die optimalen Anti-Aging-Effekte zu bekommen, wird meist neben gezielter körperlicher Betätigung eine Vielzahl an Nahrungsergänzungen empfohlen, angefangen bei der Aminosulfonsäure Taurin über Vitamin E bis zu Magnesium oder Fischöl. Schnell summieren sich diese auf deutlich mehr als täglich zehn einzunehmende Präparate.

Zudem wird immer wieder auf die Möglichkeit hingewiesen, durch reduzierte Nahrungsaufnahme und «kalorische Restriktion» das Leben zu verlängern: So wurden unter anderem Mäuse, denen Wissenschaftler in Versuchen zwischen 20 und 50 Prozent ihrer Nahrungsmenge strichen, im Schnitt 10 bis 15 Prozent älter. Offensichtlich funktioniert dieser Effekt auch beim Menschen, auch wenn nicht klar ist, ob die Zunahme an Lebenszeit immer prozentual ist oder es stets (wie im Fall der Mäuse) nur um einige Monate geht. Den Grund für diesen Zusammenhang zwischen Nahrungsmenge und Alter sehen Wissenschaftler in dem verringerten Stoffwechsel, der wiederum zur Folge hat, dass weniger der schädlichen freien Radikale produziert werden. Zu bedenken ist allerdings, dass auf der anderen Seite die Unterernährung auch schädliche Folgen haben kann. Ganz zu schweigen davon, dass es wohl den meisten von uns sehr schwerfallen würde, sich dauerhaft mit weniger Kalorien zu begnügen.

Alle Maßnahmen, die Anti-Aging-Experten entwickeln, haben gemeinsam, dass sie das Altern der Zellen verhindern bzw. aufhalten sollen. Verbunden sind sie oft mit dem Hinweis, dass die Erfolgsaussichten im Kampf gegen das Alter umso besser seien, je früher man ihn aufnehme. Laut Homm und Schmidt kann dies im Fall der freien Radikale bedeuten, dass Mütter bereits während der Schwangerschaft darauf achten können, erste Maßnahmen einzuleiten, um den Alterungsprozess ihres noch ungeborenen Kindes zu beeinflussen. Laut Homm und Schmidt scheint es so zu sein, dass fettreiche Nahrung während der Schwangerschaft den oxidativen Stress der Ungeborenen erhöht und dadurch später zu einer schnelleren Alterung des Nachwuchses führt.

Das klingt gewöhnungsbedürftig. Und sicherlich ist bedenklich, wenn suggeriert wird, dass jeder sein körperliches Altern in den Griff bekommen kann, wenn er sich nur genügend anstrengt. Im Extremfall führe das am Ende dazu, dass Menschen ihre sichtbaren Alterserscheinungen als persönliches Versagen auffassen, so der Münchener Psychoanalytiker Wolfgang Schmidbauer.

Doch dass Menschen ihre Schönheit bewahren, sich vor dem körperlichen Verfall schützen und Funktionseinbußen aufgrund von Krankheiten vorbeugen wollen, ist verständlich und legitim. Anti-Aging ist daher in erster Linie eine Frage des persönlichen Geschmacks, der Finanzen und der Leidensfähigkeit. Zumal heute niemand bezweifelt, dass es bei einer konsequenten Einhaltung aller Anti-Aging-Maßnahmen tatsächlich möglich ist, die Alterung der Zellen zu verlangsamen – auch wenn nicht klar ist, in welchem Umfang. Dies kann bedeuten, dass Falten später auftauchen, Muskeln kräftiger bleiben oder das Gehör langsamer nachlässt. Aufhalten kann das körperliche Altern hingegen niemand.

Betrachtet man allerdings all die von Anti-Aging-Experten empfohlenen Maßnahmen sowie schönheitschirurgische Möglichkeiten mit einem gewissen Abstand, bleibt vor allem ein beeindruckendes Maß an Anstrengung, das für die Umsetzung der Maßnahmen nötig ist.

Lohnt sich diese Anstrengung? Könnten die Aufmerksamkeit und die Energie, die jemand in den Anti-Aging-Kampf gegen das äußerliche Alter investiert, an anderer Stelle sinnvoller eingesetzt werden? Gibt es überhaupt einen Zusammenhang zwischen unserem körperlichen Zustand und unserer Zufriedenheit im Alter?

WIE WIR UNS AN VERÄNDERUNGEN IM ALTER ANPASSEN

«Fast jede Frau über 50, die einen glatten Hals hat, ist operiert», *sagt Christa Höhs in den Büroräumen ihrer Agentur Seniormodels im Souterrain eines Wohnhauses in München. Die 67-Jährige sitzt mit halblangen grauen, zurückgekämmten Haaren, eleganten Goldohrringen und einem legeren blauen Hemd in ihrem Schreibtischstuhl. Sie lacht häufig herzhaft und sympathisch. Immer wieder richtet sie ihren Blick auf die Bilder der Setkarten, die sie auf ihrem Computerbildschirm aufgerufen hat. Zwischen 30 und 93 Jahre sind die zu einem Drittel männlichen und zu zwei Drittel weiblichen Models, die Höhs unter Vertrag hat. Deren Anzahl ist seit der Gründung der Agentur 1995 auf rund 900 gestiegen.*

Damals, vor mehr als 13 Jahren, war sie von einem zweijährigen Auslandsaufenthalt in New York zurückgekehrt. Sie hatte schmerzlich erfahren müssen, dass sie mit Mitte 50 kaum noch gefragt war auf dem deutschen Arbeitsmarkt. Aus der Not machte sie eine Tugend: In den USA hatte sie selber als Senior-Model gearbeitet. Und weil sich auch hierzulande der demographische Wandel andeutete, machte Höhs sich als Erste in Deutschland Mitte der 90er Jahre, auf der Höhe des Jugendwahns, mit einer Agentur für ältere Models selbständig. Die Medien stürzten sich damals auf ihre ungewöhnliche Geschäftsidee. Schnell wurden Höhs und ihre Agentur bekannt. Und es gelang ihr, innerhalb weniger Monate rentabel zu wirtschaften.

Bis heute betreibt sie gemeinsam mit einer Mitarbeiterin ihre Agentur, die ihre Models längst nicht mehr nur an den «Zipperlein-Markt» (Höhs), sondern an Unternehmen aus fast allen Branchen, angefangen bei Versicherungen über Kosmetikfirmen bis hin zu Nahrungsmittelkonzernen, vermittelt. Sie hat miterlebt, wie im Verlauf der vergangenen 13 Jahre Unternehmen damit begonnen haben, statt mit Anti-Aging mit Pro-Aging zu werben, und wie sich die Anfragen der Kunden verändert haben – «heute ruft kaum noch jemand an und fragt, ob wir die Agentur sind, die Greise vermittelt». Sie weiß, wie sich Marketingleiter den idealen Alten vorstellen, was er unbedingt mitbringen sollte und wie er auf keinen Fall sein darf. Und sie hat viele ihrer Models selber beim Altern begleitet. Täglich bewerben sich zwischen zehn und zwölf ältere Menschen bei Höhs. Oft sind es ehemalige Models, die einen Wiedereinstieg in den Beruf versuchen. Immer wieder sind es aber auch 60-Jährige, die laszive Bilder von sich auf ihrem Satinbett mitschicken.

Was in den Augen der Kunden auch heute noch gar nicht gehe, so Höhs, sei ein zu faltiger Hals. Den müsse sich jemand, der nach 50 als Model im Geschäft bleiben wolle, wegoperieren lassen. Das Gleiche gelte für hängende Lider. Oder Tränensäcke unter den Augen. Was hingegen mittlerweile akzeptiert und durchaus gefragt sei, seien weiße Haare, kombiniert mit einem schönen Gesicht. «Lebensbejahend, fröhlich aussehend, angenehm anzuschauen, mit positiver Ausstrahlung», sagt Höhs, lautet der Wunsch der meisten Kunden, wenn sie heute ältere Models für ihre Kampagnen buchen. Dabei gilt die Faustregel: Die Models sollten mindestens zehn Jahre jünger sein als die zu bewerbende Zielgruppe.

Drei Viertel der Models bleiben bis zum Ausbruch einer Krankheit oder ihrem Tod in Höhs' Kartei. Spannend dabei ist, dass die Weiterbeschäftigung der alternden Models längst nicht nur von den rein optischen Kriterien abhängt. Die Agenturchefin weiß von Männern und Frauen zu berichten, die partout nicht körperlich altern wollen. Manche beginnen, sich Botox in ihre Stirn spritzen zu lassen, um sie von Falten zu befreien. «Das geht so lange gut, bis sie irgendwann keinen Ausdruck mehr im Gesicht haben», so Höhs. Wie versteinert ist dann ihre Mimik, und es fällt ihnen zunehmend schwer, die vom Fotografen gewünschten Gesichtsausdrücke zu produzieren. Ähnliche Schwierigkeiten bereiten männliche Models, weißhaarig und über 60, die sich weigern, sich aus Imagegründen mit ergrauten Frauen fotografieren zu lassen. Höhs kann dann die Models kaum noch weiterbeschäftigen.

Doch die Agenturchefin kennt auch Geschichten, die genau umgekehrt verlaufen. So war eines ihrer über 60-Jährigen weiblichen Models zwei Jahre lang an Krebs erkrankt. Anschließend wollte das Model nicht mehr zum alle drei Jahre fälligen Bewertungstermin, bei dem neue Fotos gemacht werden, in der Agentur erscheinen. Sie sei durch die Krankheit zu alt, zu faltig, zu fahl geworden. Höhs überredete sie, vorbeizukommen. Gemeinsam vereinbarten sie, dass das Model sich seine grauen Haare kürzer schneiden lassen sollte, dann fing sie wieder an, für Höhs zu arbeiten: optisch zwar tatsächlich gealtert, aber «mit einem lebendigen Glanz in den Augen, der sich mit jedem Shooting noch intensivierte», so Höhs.

«Dieser Glanz in den Augen, darauf kommt es für ein Model neben einigen optischen Grundvoraussetzungen an», so Höhs. Er habe wenig mit der Menge der Falten auf der Stirn zu tun. Vielmehr sei er Ausdruck von etwas, «das sich unabhängig von dem körperlichen Alterungsprozess, im Inneren abspielt».

29

Tatsächlich haben Wissenschaftler herausgefunden, dass wir psychisch deutlich anders als körperlich altern. Eins der bemerkenswertesten Ergebnisse der Berliner Altersstudie war, dass die 70- bis 100-jährigen Studienteilnehmer zwar zahlreiche gesundheitliche, funktionale oder soziale Verluste hinnehmen mussten. Sie hatten Freunde verloren, konnten sich schlechter bewegen, mussten Hobbys aufgeben oder waren an ihre Wohnungen gebunden. Ihre Lebenszufriedenheit schätzten sie aber dennoch als mindestens so hoch ein wie in ihren jungen Jahren. Dieses Ergebnis, das Wissenschaftler «Paradox der Lebenszufriedenheit im hohen Alter» nennen, wurde mittlerweile in zahlreichen Untersuchungen bestätigt: Obwohl sich ihre objektiven Lebensumstände im Alter teilweise deutlich verschlechtern, fühlen sich ältere Menschen oft dennoch gut bis sehr gut.

Wie ist das möglich? Eine der schlüssigsten und anerkanntesten Erklärungen für dieses erstaunliche Phänomen hat der Entwicklungspsychologe und Professor an der Universität Trier, Jochen Brandtstädter, mit seinem «Zwei-Prozess-Modell» der Akkommodation und Assimilation geliefert. Um dieses besser zu verstehen, lohnt es sich, ein bisschen weiter auszuholen.

WELCHE ROLLE UNSERE PERSÖNLICHEN ZIELE FÜR DEN ALTERUNGSPROZESS SPIELEN

Brandtstädters Erklärung basiert auf der Annahme, dass Menschen im Leben Ziele verfolgen. Diese Ziele entwickeln sich aus einem Zusammenspiel zwischen unseren Genen und den Umweltbedingungen, auf die wir treffen – angefangen bei den Erfahrungen aus allerfrühester Kindheit über die Werte, die uns im Elternhaus vermittelt wurden, bis hin zu den Erlebnissen, die wir im späteren Leben in Schule, Beruf oder in unseren Beziehungen machen. Sie sind uns daher auch zum Teil bewusst, wobei einige Wissenschaftler unsere unbewussten Ziele auch «Motive» nennen, worauf wir an dieser Stelle der Einfachheit halber verzichten.

Unsere Ziele sind der Hauptmotor für unsere Entwicklung. Wichtig ist, dass nicht alle Ziele die gleiche Bedeutung für uns haben. Vielmehr sind die Ziele hierarchisch aufgebaut, ähnlich einer Pyramide. Ganz oben stehen die Oberziele, beispielsweise «unabhängig sein», «geliebt werden» oder «leistungsfähig sein». Diese Oberziele sind für uns besonders wichtig, da sie eng mit unserer Identität verknüpft sind. Diese Ziele versuchen wir durch eine Vielzahl von Unterzielen zu erreichen. So könnte für das Oberziel «unabhängig sein» ein Unterziel lauten «in einem eigenen Haus leben». Um das zu gewährleisten, braucht man jedoch einen Beruf, bei dem man viel Geld verdient. «Einen lukrativen Job ausüben» könnte daher ein Ziel auf einer noch tieferen Hierarchieebene sein. Wobei der lukrative Job nicht nur helfen kann, das Ziel «unabhängig sein» zu erreichen, sondern er kann auch noch andere, höhere Ziele wie «attraktiv sein» oder «geliebt werden» bedienen. Jeder von uns hat also ein ganzes Netz von teilweise miteinander verwobenen Ober- und Unterzielen in seinem Kopf.

Dabei gilt: Ziele sind umso wertvoller für uns, je höher sie in der Hierarchie stehen, je mehr Energie wir bereits in ihre Verfolgung investiert haben und mit je mehr anderen Zielen sie verknüpft sind. Je wertvoller ein Ziel, umso schwerer geben wir es auf, umso hartnäckiger halten wir an ihm fest. Was jedoch gleichzeitig bedeutet: Unser Zielsystem ist keinesfalls starr. Im Gegenteil: Es ist dynamisch, flexibel und kann bis ins höchste Alter verändert werden.

Um unsere Ziele zu erreichen und um uns rechtzeitig von ihnen wieder zu lösen, besitzen wir laut Brandtstädter zwei grundlegende Mechanismen: die sogenannten assimilativen und die akkommodativen Prozesse. Erstere sind dafür verantwortlich, dass wir unsere Ziele fokussieren und verfolgen. Letztere hingegen unterstützen uns dabei, uns von Zielen, die wir nicht erreichen können, zu lösen.

Stellen wir uns beispielsweise vor, wir haben das für uns sehr wichtige Oberziel «Freisein», welches wir unter anderem über das Unterziel «Harley-Davidson fahren» zu erreichen versuchen. Stellen wir uns weiter vor, im Zuge unseres Alterungsprozesses fällt es uns zunehmend schwerer, die verschiedenen Eindrücke, die im Straßenverkehr auf uns eintreffen, adäquat zu verarbeiten. Außerdem gelingt es uns aufgrund unserer geschwundenen Muskelkraft an Armen und Beinen nicht mehr, das schwere Motorrad so sicher zu halten wie früher. Auf längeren Strecken schmerzen zudem unsere Gelenke.

Zunächst werden wir natürlich versuchen, an dem für uns wichtigen Unterziel «Harley-Fahren» festzuhalten. Wir befinden uns also im assimilativen Modus. Konkret bedeutet es, dass wir Informationen, die uns daran hindern, unser Ziel zu erreichen, ignorieren. Wie unser Immunsystem auf Angreifer von außen mit der Bildung von Antikörpern reagiert, so aktiviert unser Gehirn nun jede Menge Strategien, um unser Ziel zu schützen: Dass wir vor kurzem einmal beinahe mit der Harley vor einer roten Ampel umgefallen sind und sie kaum noch aufrichten konnten, lag daran, dass wir nur einen schlechten Tag hatten. Der Arzt, der uns geraten hat, nur noch kurze Strecken zu fahren – ein Mann mit wenig Erfahrung, der zudem kaum eine Vorstellung davon hat, wie gut die heutigen Motorräder gefedert sind.

Im assimilativen Modus neigen wir dazu, unsere Fähigkeiten zu überschätzen. Alternative Möglichkeiten, um unser Oberziel zu erreichen, kommen uns (noch) nicht in den Sinn. Und kritischen Einwänden schenken wir weniger Aufmerksamkeit, erinnern sie schlechter oder schreiben sie gleich in unserem Gedächtnis in positive Nachrichten um. Gleichzeitig suchen wir verstärkt Situationen auf, in denen die Richtigkeit unserer Ziele bekräftigt wird – etwa ein Harley-Treffen, wo mehrere Fahrer jenseits der 70 sind. Das alles macht Sinn, schließlich können wir nur dann unsere Ziele erreichen, wenn es uns gelingt, sie zu fokussieren.

Problematisch wird es jedoch, wenn die Zeichen, dass wir nicht mehr so wie früher Harley fahren können, immer massiver werden. Nun müssen wir – zumindest im Normalfall – erkennen, dass wir unser Unterziel nicht mehr erreichen können.

Langsam schalten wir jetzt in den akkommodativen Modus um, der uns hilft, uns von Zielen zu lösen. Unter Umständen fühlen wir uns nun leer, die Stimmung wird schlechter, wir verspüren vermehrt Unruhe oder Grübeln. Zeichen, dass wir dabei sind, die Aufmerksamkeit von unserem ursprünglichen Ziel abzuziehen. Stattdessen investieren wir nun verstärkt Energie in die Frage, wie wir unser Zielsystem so umbauen können, dass zumindest unser Oberziel, das «Freisein», erhalten bleibt. Plötzlich fallen uns Geschichten in Zeitschriften auf, in denen vor der Gefährlichkeit des Motorradfahrens im höheren Alter gewarnt wird. Und wir bemerken Altersgenossen, die anstatt auf dem Sattel in einem Beiwagen sitzen.

Vielleicht versuchen wir nun zunächst, unser Unterziel nur begrifflich umzudeuten, damit es uns erhalten bleibt. Wir könnten uns etwa sagen: «Um sich auf einer Harley frei zu fühlen, muss man ja nicht notgedrungen selbst am Lenker sitzen.» Eine andere Möglichkeit wäre es, die Referenzgruppe zu ändern. Nun heißt es nicht mehr: «Ein echter Harley-Fahrer muss mehr als eine Stunde auf einem Motorrad sitzen können.» Sondern wir sagen: «Da in meinem Alter fast niemand mehr auf einer Harley sitzen kann, ist eine Stunde Motorradfahren schon eine beachtliche Leistung.»

Gelingt uns beides nicht, oder schaffen wir es aus körperlichen

Gründen weder, als Beifahrer mitzufahren, noch auch nur eine halbe Stunde auf dem Motorrad zu verbringen, bleibt uns nichts anderes übrig, als uns von dem Unterziel zu verabschieden. Dies gelingt uns, indem wir unser Oberziel verändern und damit die Verbindung zwischen dem «Harley-Fahren» und dem «Freisein» langsam kappen und betonen: «Freisein im Alter hat nichts damit zu tun, ob ich noch auf einem Motorrad fahren kann. Viel entscheidender ist, dass ich überhaupt noch in der Lage bin, mich ohne fremde Hilfe zu bewegen.» Assimilative und akkommodative Prozesse arbeiten also keinesfalls zwangsläufig in entgegengesetzte Richtungen. Vielmehr können akkommodative Prozesse helfen, ein Oberziel zu erhalten, das wir weiterhin im assimilativen Modus verfolgen können.

WARUM ERFOLGREICHES ALTERN
ANPASSUNG BEDEUTET

Aus körperlicher Sicht ist das Alter von Abbau und Funktionseinbußen bestimmt: Wir können uns nur noch eingeschränkter bewegen. Wir müssen vielleicht auf das Motorrad- und Fahrradfahren verzichten. Vielleicht müssen wir sogar unsere Wohnung verlassen. Zusätzlich verändern sich auch noch Umweltbedingungen: Der Partner wird krank, Freunde versterben, finanziell geht es uns schlechter. Gleichzeitig verfügen wir Menschen jedoch über erstaunliche psychische Anpassungsprozesse. Je älter wir werden, umso besser werden sie. Insbesondere unsere akkommodativen Fähigkeiten helfen uns, eigene Veränderungen und Veränderungen in unserer Umwelt abzufedern. Erst in der «terminalen Lebensphase» (Brandstädter), also im höchsten Lebensalter unmittelbar vor dem Tod, wenn Stärke und Anzahl der Belastungen noch einmal deutlich zunehmen, stößt unser Assimilations- und

Akkommodationssystem offenbar an seine Grenzen, und die Lebenszufriedenheit sinkt.

Das bedeutet nicht, dass im Alter die «objektiven» Merkmale unserer Lebenssituation keine Rolle mehr spielen: Je gesünder wir sind, je höher unser Einkommen und je höher die gesellschaftliche Schicht, der wir angehören, umso zufriedener sind wir und umso mehr positive Gefühlszustände erleben wir. Allerdings spielen diese «objektiven» Kriterien im Vergleich zu unseren persönlichen Bewertungen eine vergleichsweise unbedeutende Rolle: «Weniger die objektive Gesundheit, die tatsächliche Höhe des Einkommens oder das Vorhandensein eines Partners erklären die allgemeine Lebenszufriedenheit, sondern die Einschätzung der eigenen Gesundheit, die Bewertung des eigenen Lebensstandards und die Zufriedenheit mit der Partnerschaftssituation», so der Leiter des Deutschen Zentrums für Altersfragen und Professor für Psychologie an der Freien Universität Berlin Clemens Tesch-Römer.

Der richtige Umgang mit dem eigenen Altern ist daher weder ein verbissener Kampf gegen die Veränderungen, die es mit sich bringt, noch eine bedingungslose Hingabe. Es geht darum, den richtigen Moment zu erwischen, in dem es keinen Sinn mehr macht, weiter an den alten Zielen festzuhalten, und in dem wir beginnen müssen, unsere Zielstruktur so umzuformen, dass sie zu unseren Möglichkeiten passt. «Die zentrale Aufgabe im Alter ist der geordnete Rückzug», so der Psychotherapeut Schmidbauer. Wobei dieser Rückzug zu einem neuen Standort, einer neuen Zielstruktur führen kann, die neue Perspektiven aufs Leben eröffnet.

Dass sich unsere Fähigkeiten wandeln, geschieht nicht im Verborgenen: «Die Veränderungen des Alters zeigen sich darin, dass ein Mensch spürt, dass er mehr kompensatorische Kräfte nötig hat, um Defizite auszugleichen, als für ihn leicht mobilisierbar sind», sagt Frieder R. Lang, Professor für Psychologie und Direktor des Instituts für Psychogerontologie an der Universität

Erlangen-Nürnberg. Mit anderen Worten: Die Grenzen des Alters zeigen sich, z. B. in Form von erhöhtem Herzschlag oder schnellerer Erschöpfung bei einer früher mühelosen Aktivität. In einem schlechteren Gehör. Oder in der Tatsache, dass einen der Straßenverkehr zunehmend überfordert. Wer die Grenzen ignoriert und versucht, seine gewohnten Fähigkeiten auf gleichem Niveau aufrechtzuerhalten, spürt, wie aus einstiger Kompetenz langsam Stress, aus Wissen Ignoranz oder aus sinnvoller Aktivität Aggression wird: Man stemmt nun im Fitnessstudio verbissen die Hanteln; nicht, um gesund oder sportlich zu sein, sondern um gegen die offensichtlichen, unumkehrbaren Zeichen des Alters zu kämpfen. Fatalerweise werden die eigenen Grenzen umso deutlicher für Dritte erkennbar, je härter wir gegen sie anarbeiten.

Doch das Erkennen der Veränderungen bei uns und in unserer Umwelt ist genauso wie das Anpassen an diese Veränderungen ein Prozess, den wir nur teilweise willentlich beeinflussen können.

So scheint es auf der einen Seite so zu sein, dass Ziele, die wir verfolgen, offensichtlich generell in einem Zusammenhang mit der Lebenszeit stehen, die wir noch vermuten, vor uns zu haben: Je weniger Zeit uns bleibt, umso unwichtiger werden Ziele, bei denen es darum geht, sich weiterzuentwickeln. Stattdessen beginnen wir zunehmend, unsere Energie in Aktivitäten zu investieren, die unsere Sicherheit erhöhen, unsere Beziehungen vertiefen und insgesamt dafür sorgen, dass wir so viele positive Emotionen wie möglich erleben.

Auf der anderen Seite verstärken negative Vorstellungen über das Alter, genährt durch Stereotype, ein zu langes Festhalten an nicht mehr erreichbaren Zielen: Je dramatischer das Alter gezeichnet wird, umso unkontrollierbarer seine Verluste erscheinen, umso mehr Angst haben wir, selbst alt zu werden.

Zudem ist nicht jeder gleich gut darin, den richtigen Moment des Loslassens zu erkennen und zu ergreifen. Dies hat viel damit zu tun, wie unser persönliches Zielsystem aufgebaut ist: Je mehr

Ziele wir haben, desto leichter können wir von einzelnen Zielen lassen. Auch hilft es, wenn wir unsere Ziele nicht zu konkret und starr formulieren. Wer sein Oberziel «Freisein» nur über «Harley-Fahren» versucht zu erreichen, der hat deutlich mehr Probleme, sich im Notfall vom «Harley-Fahren» zu lösen, als derjenige, für den «Freisein» nur bedeutet, generell «mobil zu sein».

Es macht daher Sinn, sein eigenes Zielsystem näher kennenzulernen und auch im Gespräch mit anderen zu ergründen, welche möglicherweise noch unbewussten Absichten man mit seinen Aktivitäten verfolgt. So können wir Zielverknüpfungen, die nicht günstig sind, erkennen und haben die Chance, sie zu verändern.

Je mehr Einsichten und Wissen wir zudem über uns, unsere Mitmenschen, unsere Umwelt und den Umgang mit schwierigen Fragen des Lebens haben, umso besser können wir die Dinge, die um uns herum geschehen, einordnen. Dies ist nicht nur eine wichtige Voraussetzung, um den richtigen Punkt zum Loslassen von Zielen zu finden. Es ist auch die Grundlage, auf der sich das entwickeln kann, was Wissenschaftler unter Weisheit verstehen. Schließlich ist Weisheit mehr als nur ein reiches Faktenwissen oder praktische Intelligenz. Weisheit, so der US-amerikanische Psychologe Robert J. Sternberg, ist auf eine Balance zwischen eigenem Interesse, Fremdinteressen und Kontexterfordernissen gerichtet. Das für die Weisheit notwendige Wissen über sich und andere kann jedoch nur bekommen, wer auch widersprüchliche Informationen an sich heranlassen kann. Dies gelingt nur, wenn das Anpassungssystem breit aufgestellt und begrifflich flexibel gestaltet ist.

Nun werden nach Schätzungen von Wissenschaftlern nur maximal fünf Prozent aller Menschen im Alter weise. Dennoch gelingt es auch dem überwiegenden Teil des Rests, sich irgendwann von den alten Zielen, die nicht mehr erreichbar sind, zu lösen. Die bemerkenswerteste Nachricht ist, dass dies den meisten von uns so gut gelingt, dass wir auch im Alter bis mindestens zum 80. Geburtstag eine Lebenszufriedenheit verspüren werden, die es mit der in jungen Jahren aufnehmen kann. Und die eben sogar zu leuchtenden Augen bei älteren Models führen kann. Dass dies für jüngere Menschen teilweise schwer vorstellbar ist, liegt wohl vor allem daran, dass sie das Leben der Älteren anhand ihrer eigenen, noch zu ihrem Leben passenden Zielstruktur bewerten. Sie sehen das Alter schlichtweg aus einer anderen, jüngeren Perspektive.

Besonders erfolgreich gestaltet die Anpassung, wer sich am S-O-K-Modell des ehemaligen Leiters des Max-Planck-Instituts für Bildungsforschung, des 2006 verstorbenen Altersforschers Paul Baltes, orientiert. Dies besagt, dass wir besonders dann zufrieden altern, wenn wir uns auf die Aufgaben konzentrieren, die wir besonders gut können, beziehungsweise auf die Ziele, die uns besonders wichtig sind (S wie selektieren). Wenn wir diese Aufgaben anschließend besonders durch Training zu optimieren trachten (O wie Optimieren). Und gleichzeitig unsere Defizite in anderen Bereichen so weit wie möglich kompensieren (K wie kompensieren). Als Paradebeispiel diente Baltes der gealterte Ausnahme-Pianist Leonard Bernstein. Als seine Fingerfertigkeit im Alter nachließ, verzichtete er darauf, besonders schnelle Stücke zu spielen. Die verbleibenden Stücke aus seinem Repertoire trainierte er dafür umso intensiver. Und schließlich spielte er die Stücke insgesamt etwas langsamer, damit Änderungen der Geschwindigkeit relativ erhalten bleiben konnten.

WAS WIR IM ALTER
DAZUGEWINNEN KÖNNEN

Beeindruckend ist, dass durch unsere psychischen Adaptionsprozesse nicht nur die körperlichen und umweltbedingten Verluste des Alters zu einem guten Teil kompensiert werden können. Darüber hinaus entstehen infolge des Umbaus der Zielsysteme auch neue Perspektiven und Eigenschaften, die von vielen Menschen im Alter als Zugewinne erlebt werden. So spüren ältere Menschen beispielsweise ein größeres Gefühl von Freiheit, das entsteht, weil viele Erwartungen, Leistungsansprüche und Verpflichtungen wegfallen. Sie erleben ein Gefühl von Leichtigkeit. Ein Mehr an Geduld. Eine Wiederbelebung der Fähigkeit, staunen zu können. Eine größere Gelassenheit, die sich darin zeigt, dass man besser als früher Dinge so sein lassen kann, wie sie sind. Sie verzeichnen eine Zunahme an Lebenserfahrung und Expertise. Viele können Sozialbeziehungen – insbesondere mit Kindern – mehr als früher genießen. Und nicht wenige erleben ein Mehr an Humor, insbesondere auch im Hinblick auf die eigenen Nöte, Sorgen und Unzulänglichkeiten. «Jede Lebensphase hat ihre ganz eigenen Gewinne und Verluste», sagt der Gerontologe Frieder R. Lang. Und «ein Mehr desselben gibt es im Alter in fast keinem Bereich. Aber: Es gibt ein ‹anders als bisher›», schreibt die österreichische Psychotherapeutin und emeritierte Professorin für Klinische Psychologie Eva Jaegi.

Das Wissen, dass das Alter von vielen Betroffenen als nicht so dramatisch erlebt wird, muss nicht zwangsläufig zu einer Vorfreude auf das letzte Lebensdrittel führen. Es kann dem Alter aber seinen Schrecken nehmen, und man kann ihm gelassener entgegensehen. Welche Folgen das haben kann, zeigte eine Studie der Harvard-Psychologin Rebecca Levy, an der 660 Erwachsene im Alter zwischen 50 und 94 Jahren über einen Zeitraum von 23 Jahren teilnahmen. Dabei stellte sich heraus, dass die Teilnehmer umso länger lebten, je positivere Einstellungen sie zu ihrem eigenen Altern am Beginn der Untersuchung ausdrückten. Wer anfangs ganz zufrieden damit war, älter zu werden, dessen Lebenserwartung war im Untersuchungszeitraum um durchschnittlich sieben Jahre höher als bei denjenigen, die das eigene Altern negativ erlebten – unabhängig von der jeweiligen körperlichen oder kognitiven Vitalität der Teilnehmer.

Wir haben also die Gabe, uns an die zahlreichen Veränderungen des Alters auf erstaunliche Weise anzupassen. Dadurch bleiben wir allerdings nicht nur im Alter zufriedene Menschen. Wir verändern uns auch im Zuge des Anpassungsprozesses.

Doch wie genau? Auf welche Veränderungen bei uns und in unserer Umwelt müssen wir uns im Alter einstellen? Welche davon müssen wir hinnehmen? Haben wir Möglichkeiten, unseren eigenen Veränderungsprozess zu gestalten? Wie genau können wir uns an Veränderungen anpassen? Und wie wandeln sich durch den Anpassungsprozess unser Charakter und unsere Persönlichkeit?

DIE ZIELBEWUSSTE
PERSÖNLICHKEIT
ODER:
WIE WIR UNS IM ALTER
VERÄNDERN

Treten unsere Charaktereigenschaften
im Alter deutlicher hervor?
Verändern wir uns noch einmal?
Werden wir klüger, störrischer, zorniger,
entspannter?

Oder bleiben wir womöglich
immer der oder die Alte?

Kann man eigentlich auch Eigenschaften verlieren?
«Ich war furchtbar eitel in meiner Jugend. Aber wie! Bin mit solchen ho-
hen Stöckeln gegangen und immer nach der letzten Mode. Die Eitelkeit
habe ich Gott sei Dank abgelegt.»
(Die Wiener Dichterin Friederike Mayröcker, 82, im Interview mit
der Schweizer Zeitschrift «NZZ Folio» im April 2006)

Wie ein leichtes Betäubungsmittel hat sich die Mittagsstunde über die Wohngemeinschaft für Demenzkranke im Gelsenkirchener Wohnprojekt «Leben am Rheinelbepark» gelegt: Während nicht weit entfernt schon die ersten Gäste die Schalke-04-Kneipen bevölkern und sich Schüler auf dem Nachhauseweg befinden, ruht auf einem großen Sessel im Wohn-Ess-Bereich eine WG-Bewohnerin unter einer Wolldecke. Eine andere hat beim Schälen der Kartoffeln für das Mittagessen geholfen; jetzt verkündet sie, ebenfalls müde zu sein. Auf einem Sofa sitzt ein älterer Herr und packt alte Fotos zurück in einen Koffer. Die restlichen fünf WG-Mitglieder haben sich auf ihre Zimmer verkrochen. Nur ab und zu kommen Geräusche aus der offenen Küche, wo eine «Alltagshelferin» noch die letzten Teller spült, und gelegentlich hört man Vogelgezwitscher durch die offene Balkontür aus dem Garten. Ansonsten ist es ruhig.

Nur eine kann sich trotz der gemütlichen und entspannten Atmosphäre kaum vor Begeisterung halten: Beatrix Werner-Becker, Mitarbeiterin der Ambulante Pflegedienste Gelsenkirchen GmbH, kurz APD, und an diesem Mittag verantwortliche Pflegekraft im Wohnprojekt. Lange Jahre hat sie in einem Pflegeheim mit mehr als 300 Betten gearbeitet. Sie kennt die Zustände, die herrschen können, wenn alte, pflegebedürftige, demente Menschen aus Zeitmangel von überlasteten Pflegekräften «abgearbeitet» werden müssen. Umso enthusiastischer ist sie daher über die Art und Weise, wie Demenzkranke im «Leben am Rheinelbepark» ihren Alltag begehen können.

Insgesamt drei WGs beheimatet das dreistöckige Wohnhaus, in jeder wohnen im Schnitt acht Bewohner, Männer wie Frauen, meist jenseits der 70. Sie alle leiden unter Demenz, der Krankheit, die zu einem zunehmenden Verlust von Nervenzellen, einer allgemeinen Verringerung des Hirnvolumens, einer Verschlechterung der Leitfähigkeit der Neuronen und damit verbunden einer Vielzahl geistiger Abbauprozesse, insbesondere im Gedächtnis, führt. Allerdings leiden sie in unterschiedlichen Ausprägungen: Während sich bei manchen die Demenz erst im Anfangsstadium befindet, ist bei anderen Bewohnern der Abbau schon weit vorangeschritten. Oft wissen sie nicht mehr, an welchem Ort, an welchem Tag und in was für einem Jahr sie sich befinden. Für einige ist ihr Ehepartner, mit dem sie über 40 Jahre verbracht haben, eine genauso fremde Person wie ihr eigenes Spiegelbild. Und sterben sie nicht vorher an einer anderen Krankheit, passiert es, dass einige von ihnen am Ende ihres Lebens kaum noch sprechen können, so sehr hat die Krankheit ihr Gehirn zersetzt.

Dass trotz dieser Krankheitssymptome keine bedrückte Stimmung in der WG herrscht, hat vor allem damit zu tun, dass sich die Bewohner nicht ihrer Umgebung anpassen müssen, sondern dass ihre Umgebung – die Wohnung, die Tagesstruktur – ihren Bedürfnissen angepasst wurde: «Die Ausgangstür ist beispielsweise dunkel gehalten», sagt Werner-Becker, «denn Demenzkranke gehen ungern dahin, wo es düster ist. So wird verhindert, dass sie unbeaufsichtigt das Haus verlassen und sich verlaufen.» Ganz im Gegensatz dazu sind die Bodenbeläge, die Wände und die Zimmer der Patienten hell gehalten. Um die Badezimmer, die mitten in der Wohnung untergebracht sind, befinden sich U-förmig angeordnet die Zimmer der Bewohner, die alle mit deren eigenen Möbeln eingerichtet sind und die niemand ungefragt betreten darf. Beide Ausgänge des U-Gangs münden in dem riesigen Wohn-Ess-Koch-Bereich, der ebenfalls mit den Möbeln der Bewohner ausgestattet ist: große Sofagarnituren, ein langer Esstisch, kleine Bänke. Die Idee hinter dem U-Gang ist, dass Bewohner, die aufgrund ihrer Krankheit einen Bewegungsdrang verspüren, um den Badezimmerblock im Viereck spazieren kön-

nen, ohne die WG verlassen zu müssen. Dabei kommen sie immer wieder automatisch am Gemeinschaftsraum vorbei.

Doch es ist nicht nur die Architektur, die für das Wohlbefinden der Bewohner sorgt, sondern auch die Rahmenbedingungen: Sie alle sind eigenständige, unabhängige Mieter. Ohne ihre gesetzlichen Vertreter, in der Regel die Angehörigen, kann nichts in der WG verändert oder beschlossen werden. Kein Pflegedienst kann sie bevormunden, schließlich wird auch er nur von den Bewohnern engagiert. Rund um die Uhr befinden sich Pflegekräfte im Haus. Zusätzlich bekommen die Bewohner Unterstützung beim Kochen, Putzen, Einkaufen und Organisieren des täglichen Lebens von den sogenannten Alltagshelfern, in der Regel Frauen zwischen 45 und 55 Jahren, oft gestandene Hausfrauen.

Die individuelle Betreuung und die eigenständige Möglichkeit zu leben führen nicht nur dazu, dass sich die WG-Bewohner im Gelsenkirchener Wohnprojekt sehr wohlzufühlen scheinen. Eine weitere Folge ist, dass die Pflegekräfte und Alltagshelfer den Demenzkranken besonders nahe sind und sie deren Leben, Eigenheiten und Besonderheiten kennen: Da gibt es die Frau, die vor ihrer Erkrankung Leiterin eines Kinderheims war und die heute manchmal nachts durch die Zimmer der anderen Bewohner gehen will, um sicherzustellen, dass auch alle das Licht ausgemacht haben. Eine andere – ein Leben lang eine vornehme und kontrollierte Dame – sagt jetzt immer wieder «Arschloch» zu den Pflegekräften, wenn sie ihre Wünsche nicht sofort erfüllt bekommt. Und ein dritter, eigentlich immer biederer und zurückhaltender Herr, sucht plötzlich öffentlich Körperkontakt zu anderen Menschen – Männern wie Frauen.

«Vielen Angehörigen ist das oft wahnsinnig peinlich, wie sich ihr Vater oder ihre Mutter plötzlich verhalten. Sie sind unsicher, verängstigt und entschuldigen sich. Und immer wieder sagen sie: ‹Sie war früher ganz anders›», sagt Werner-Becker. Sie schwankt selber oft hin und her, wie sie das Verhalten der Bewohner bewerten soll. Natürlich: Manchmal scheint es offensichtlich, dass die

45

Demenzkranken sich in früheren Phasen ihres Lebens wähnen
und sich dementsprechend verhalten – etwa die ehemalige Lei-
terin des Kinderheims. Doch bei anderen ist nicht wirklich klar,
woher die Charakterzüge, die sie plötzlich zeigen, kommen: Ist
es «nur» ein Zeichen von Hilflosigkeit, wenn eine einst vornehme
Dame plötzlich «Arschloch» sagt, weil sie vergessen hat, wie man
sich anders ausdrückt? Oder hat sich ihre Persönlichkeit grund-
legend verändert? Ist sie ein anderer, roherer, vulgärerer Mensch
geworden? Oder aber stimmt genau das Gegenteil: Zeigt sie erst
jetzt ihr «wahres Ich» und wird authentischer – weil die begin-
nende Demenz die Strukturen in ihrem Gehirn angegriffen hat,
die jahrzehntelang dafür verantwortlich waren, dass sie sich an-
gepasst und kontrolliert verhalten hat?

Ganz klar: Die WG-Bewohner in Gelsenkirchen sind kranke
Menschen. Ihr Erleben und Verhalten ist erst einmal fern von
Menschen, die gesund und nicht-dement in die Jahre kommen.
Dennoch macht es Sinn, sich näher mit den Veränderungen, die
sie erleben, zu beschäftigen; insbesondere dann, wenn man versuchen will, sich einer so komplizierten und gleichzeitig so selbstverständlichen Sache wie der menschlichen Persönlichkeit zu nähern und sich zu fragen, ob und wie diese sich im Alter verändert.
Denn was eine Persönlichkeit überhaupt ausmacht, wird besonders deutlich, wenn sie sich so tiefgreifend verändert wie unter
einer Demenz-Erkrankung. Gleichwohl sind die Fragen, die diese
Veränderungen aufwerfen, für alle relevant. Schließlich hat jeder,
der schon einmal einen Menschen beim Älterwerden beobachtet
hat, mitbekommen, wie sich bestimmte Charakterzüge, geistige
Fähigkeiten und Verhaltensweisen scheinbar und zumindest in
Nuancen verändern.

Was bedeuten diese Veränderungen? Woher kommen sie? Sind
sie Einbildung? Oder kann sich die Persönlichkeit eines Menschen
im Alter tatsächlich noch einmal ändern? Falls ja, was ist das überhaupt – die Persönlichkeit? Wie setzt sie sich zusammen? Woher

wissen wir, wer wir sind? Und wann und durch wen bekommen wir mit, falls wir uns im Alter verändern?

Um diese Fragen zu beantworten, gilt es zwei Dinge näher unter Augenschein zu nehmen: zum einen die Veränderungen in unserem Denken, Fühlen und Verhalten, die im Zuge des Alterungsprozesses auftreten. Zum anderen die Art und Weise, wie wir mit diesen Veränderungen umgehen.

Zahlreiche Wissenschaftler, insbesondere Psychologen und Gehirnforscher, haben in den letzten Jahren eine Vielzahl von Untersuchungen gemacht, um diese Veränderungen zu beobachten, zu beschreiben und zu verstehen. Zum einen haben sie dies mit Hilfe von modernen, bildgebenden Verfahren getan, mit deren Hilfe sich Veränderungen in der Struktur und in der Arbeitsweise des gealterten Gehirns an Bildschirmen beobachten lassen. Zum anderen haben die Wissenschaftler ältere Menschen Fragebögen ausfüllen lassen oder mit ihnen Experimente durchgeführt, um mit Hilfe der Ergebnisse auf die darunterliegenden Prozesse, die im Gehirn ablaufen, zu schließen. Denn – zumindest so viel ist sicher – der Ursprung von dem, wer wir sind und wie wir uns verändern, ist in unserem Kopf zu suchen.

Betrachten wir zunächst, was man bisher darüber weiß, wie sich unsere kognitiven Fähigkeiten – sprich: unser Denken – im Alter verändern.

WIE SICH UNSER DENKEN VERÄNDERT

Im Alter schrumpft unser Gehirn, und davon ist insbesondere die sogenannte graue Substanz betroffen, der Ort also, wo sich unsere Nervenzellen befinden. Ob sich die Größe oder die Dichte der einzelnen Neuronen verringert, ist noch nicht hinreichend geklärt; wohl aber, dass das Volumen der Neuronen nicht überall im Gehirn gleichmäßig abnimmt. Besonders hart betroffen ist unter anderem der präfrontale Kortex. Dieser Teil des Gehirns sitzt hinter unserer Stirn und ist vor allem für die Ausführung besonders schwieriger geistiger Aufgaben verantwortlich, wie z. B. das Problemlösen oder die Steuerung unserer Aufmerksamkeit. Gleichzeitig weiß man, dass der Prozess der Neubildung von Nervenverbindungen, etwa beim Lernen, niemals ganz zum Erliegen kommt. Man hat herausgefunden, dass es an einzelnen Stellen auch zu einer Neubildung von Neuronen, der sogenannten Neurogenese, bis ins höchste Lebensalter kommen kann. Dabei werden nicht alte Neuronen einfach ersetzt, sondern es kommen neue, andere Neuronen hinzu, die helfen, die Verluste im Gehirn abzufedern.

Beides, sowohl die Möglichkeit zur Entstehung neuer Neuronen als auch zur Entstehung neuer Verbindungen zwischen einzelnen Neuronen, ist im Alter im Vergleich zur Jugend deutlicher begrenzt, vollzieht sich langsamer und erbringt fragilere Ergebnisse. Dennoch ist die alte Vorstellung, dass die Struktur des Gehirns ab dem Erwachsenalter unverändert bleibt bzw. höchstens Verluste erlebt, falsch: Unser Gehirn bleibt bis zum Tod veränderbar und damit auch anpassungs- und lernfähig.

Dennoch überwiegt der Abbau. Dieser betrifft zuerst und vor allem die Mechanik unseres Denkens. Darunter fallen intellektuelle Leistungen, die Schnelligkeit, Genauigkeit und die Koordination wichtiger, geistiger Prozesse erfordern, etwa die Wahrnehmungsgeschwindigkeit, die Merkfähigkeit oder das räumliche Vorstellungsvermögen. Sie alle fasst man unter dem Begriff der «fluiden Intelligenz» zusammen. Sie haben gemeinsam, dass sie sehr altersanfällig sind: Ihr maximales Leistungsniveau verringert sich bei den meisten Menschen ab Ende 20, spätestens nach dem 60. Lebensjahr kommt es zu einer deutlich spürbaren Verschlechterung.

Ähnliches gilt für das Arbeitsgedächtnis, das ebenso zur Mechanik des Denkens dazugerechnet wird. Das Arbeitsgedächtnis besitzt die Fähigkeit, Informationen in unserer Aufmerksamkeit aktiv zu halten. So können wir unterschiedliche Informationen gleichzeitig bewerten, bearbeiten und auf dieser Grundlage entscheiden, welche Handlung wir als nächste ausführen und wohin wir unsere Aufmerksamkeit lenken wollen. Bei sinkender Leistung des Arbeitsgedächtnisses fällt es zwar nach wie vor leicht, klar strukturierte Aufgaben zu erledigen. Zu Schwierigkeiten kommt es hingegen, wenn ältere Menschen mehrere Aufgaben mit unterschiedlichen Zielen gleichzeitig bearbeiten sollen oder abgelenkt werden. Es gelingt ihnen immer weniger, ihre Aufmerksamkeit zu fokussieren.

Ebenso von einem frühen Abbau betroffen ist zudem unser autobiographisches Gedächtnis, der Ort, an dem wir unsere persönliche Geschichte abgespeichert haben. Seine Inhalte gehen in umgekehrter Reihenfolge zum Erwerb verloren. Das bedeutet, dass es zunächst vor allem schwieriger wird, genau Daten, Orte und Jahreszahlen der jüngeren, eigenen Vergangenheit exakt zu rekonstruieren.

Die gute Nachricht ist: Viele dieser Verluste kann ein alter Mensch kompensieren. Dabei hilft die Pragmatik unseres Denkens. Gemeint sind damit intellektuelle Leistungen, die die Qualität von Fertigkeiten und die Menge unseres Wissens betreffen. Der Wortschatz gehört genauso dazu wie die Fähigkeit zum Kopfrechnen oder das Wissen und die Erfahrungen, die ein Mensch im Laufe seines Lebens gesammelt hat. Diese Fähigkeiten, die auch unter dem Begriff der «kristallinen Intelligenz» zusammengefasst werden, verzeichnen oft einen Leistungsanstieg bis ins höhere Erwachsenenalter, bevor sie stagnieren und erst im höchsten Alter, ca. ab dem 80. Lebensjahr, einen langsamen Abbau erfahren. In Gebieten, auf denen ein Mensch als Fachmann eine besondere Expertise erworben hat, können die Fähigkeiten sogar bis ins neunte Lebensjahrzehnt nahezu stabil bleiben.

Im Alter kann die Pragmatik unseres Denkens daher Verluste

in der Mechanik unseres Denkens teilweise ausgleichen. So haben Wissenschaftler herausgefunden, dass Arbeitnehmer jenseits der 60 berufsbedingte Probleme oft genauso schnell lösen wie ihre jüngeren Kollegen: Zwar ist die Geschwindigkeit des Denkens geringer, dafür erkennen die Älteren dank ihrer Erfahrungen früher, welche Lösungswege in die Irre laufen und wo ihr Denken – salopp gesagt – Abkürzungen nehmen kann. So kommen sie in der gleichen Zeit zu gleichen Lösungen, nur eben auf einem anderen Weg.

Der Abbau unserer geistigen Fähigkeiten im Alter wird also vor allem bei solchen Aufgaben deutlich, die wenig mit Erfahrung zu tun haben und bei denen es auf Wahrnehmungsgeschwindigkeit, auf die Koordination von Handlungen und Wahrnehmungsinhalten, auf die gleichzeitige Bearbeitung mehrerer Aufgaben, auf einen Wechsel zwischen Aufgabenanforderungen oder auf eine schnelle Aufmerksamkeitsfokussierung ankommt. Bei allen anderen geistigen Anforderungen bleibt zumindest bis zum 80. Lebensjahr ein erstaunlich hohes Niveau erhalten, das in bestimmten Bereichen sogar das von jüngeren Menschen übertreffen kann.

Allerdings sind all das nur durchschnittliche, generelle Befunde. In Wirklichkeit gibt es große Unterschiede zwischen den kognitiven Leistungen älterer Menschen: In der Berliner Altersstudie wurden auch die geistigen Fähigkeiten der 70- bis 103-jährigen Teilnehmer eingehend untersucht. Dabei bestätigten sich zwar die generellen Aussagen über die Veränderungen der kognitiven Leistungen im Alter. Gleichzeitig war es jedoch so, dass sich unter denjenigen mit den schlechtesten kognitiven Leistungen einige der 70- bis 74-Jährigen befanden. Unter den Teilnehmern mit den besten kognitiven Leistungen befanden sich hingegen auch manche der ältesten Teilnehmer, etwa ein 103-Jähriger.

Wie kommen diese Unterschiede zustande?

WARUM SICH UNSERE GEISTIGEN FÄHIGKEITEN IM ALTER UNTERSCHEIDEN

Wissenschaftler gehen heute davon aus, dass unsere geistige Leistungsfähigkeit zu über 50 Prozent von unserem Erbgut abhängt. Kein anderes Persönlichkeitsmerkmal ist damit stärker genetisch bestimmt. Gleichzeitig bleiben jedoch beträchtliche Einflussmöglichkeiten für Umweltfaktoren übrig. Zu diesen Umweltfaktoren gehören der soziale Status, die Erziehung, die Ausbildung, die Arbeit und die eigene Lebensführung.

Allerdings sind die Anteile unserer kognitiven Leistungsfähigkeit unterschiedlich von den Einflüssen der Umwelt und der Gene betroffen: Während man glaubt, dass die Pragmatik des Denkens, also unser Wissen und unsere Erfahrungen, stark von Faktoren wie Erziehung, Lebensstandard bzw. -führung oder Ausbildung beeinflusst wird, scheint die Mechanik unseres Denkens vermehrt von unserem Erbgut abzuhängen.

Was bedeutet das konkret? Zunächst einmal, dass die relativen Unterschiede in der kognitiven Leistungsfähigkeit, die sich in jüngeren Jahren zeigen, im Alter weitestgehend erhalten bleiben. Egal, ob aus guten oder aus schlechten Verhältnissen stammend – alle Menschen leiden im Alter an geistigen Abbauprozessen; ein hoher Sozialstandard verhindert nicht, dass die Gene ihren Einfluss auf die Veränderung der Mechanik des Denkens geltend machen. Gleichzeitig ist es jedoch auch nicht so, dass die Kraft der Gene so stark ist, dass die Art der Lebensführung keine Rolle mehr spielt: Egal, ob 70 oder 100 Jahre, auch im Alter weisen die gesellschaftlich Bessergestellten, so die Berliner Altersstudie, ein höheres Intelligenzniveau auf. Wobei der Einfluss der Lebensführung circa ab dem 80. Lebensjahr, wenn auch die Pragmatik des Denkens von Abbauprozessen ergriffen wird, langsam abnimmt.

Die Schlussfolgerung aus diesen Erkenntnissen ist nicht, dass man sich seinem genetischen oder sozialen Schicksal ergeben muss. Im Gegenteil: Zahlreiche Aktivitäten, die die eigene geistige Leistungsfähigkeit im Alter beeinflussen, kann jeder Mensch zeit seines Lebens pflegen, denn sie sind unabhängig davon, ob man als Kind armer oder reicher Eltern geboren wird.

WAS WIR FÜR UNSERE GEISTIGE LEISTUNGSFÄHIGKEIT IM ALTER TUN KÖNNEN

Ein besonderer Stellenwert kommt dabei Ausdauersportarten wie Laufen, Walken, Schwimmen oder Radfahren zu. Natürlich, weil sie allgemeine körperliche Fitness fördern und dadurch krankheitsvorbeugend wirken. Sowohl Diabetes, eine Über- oder Unterfunktion der Schilddrüse, sowie zu hoher oder zu niedriger Blutdruck können die geistige Leistungsfähigkeit erheblich einschränken. Sport führt dazu, dass die Gehirngefäße besser durchblutet und die Nervenzellen mit ausreichend Nährstoffen versorgt werden. Zudem sorgt körperliche Betätigung für Stressabbau – was ebenfalls der geistigen Leistungsfähigkeit hilft, die durch Stress negativ beeinflusst wird.

Doch das ist noch nicht alles: Mit steigendem Alter fällt es Menschen immer schwerer, ihre Bewegungen zu koordinieren. Sie müssen zunehmend mehr Energie für das Hören, das Sehen, ihren Gleichgewichtssinn sowie insgesamt für körperliche Aufgaben bereitstellen. Deutlich wird dies im praktischen Alltag, etwa wenn Ältere mit ihrem Fahrrad im Straßenverkehr unterwegs sind.

Forscher des Berliner Max-Planck-Instituts haben diese Veränderungen mit einem kleinen, aber eindrücklichen Experiment bestätigt und veranschaulicht. In einer Studie vermittelte eine

Forschungsgruppe um den Psychologen Ulman Lindenberger Gruppen von 20- bis 30-Jährigen, 40- bis 50-Jährigen und von 60- bis 70-Jährigen eine Gedächtnistechnik. Anschließend waren alle drei Gruppen in der Lage, sich sitzend durchschnittlich zehn bis zwölf Begriffe aus einer 16 Wörter umfassenden Wortliste in der richtigen Reihenfolge zu merken. Anschließend wurden die Versuchsbedingungen variiert: Nun mussten die Versuchsteilnehmer beim Einprägen der Wörter entweder stehen oder eine einfache bzw. komplexere Wegstrecke zurücklegen. Wie vermutet, wurden die Ergebnisse nun deutlich schlechter, je anspruchsvoller die zu koordinierenden Aufgaben, vor allem aber, je älter die Teilnehmer waren.

Die zusätzliche Aufmerksamkeit, die Ältere für die Koordination von Aufgaben und Bewegungen benötigen, fehlt jedoch an anderen Orten, etwa im Arbeitsgedächtnis, also dort, wo unterschiedliche Informationen aktiv gehalten und bewertet werden. Die Mechanik des Denkens wird so schlechter.

Wer körperlich aktiv ist, übt, seine Bewegungen zu koordinieren. Die Folge: Er muss weniger Energie für die körperlichen Koordinationsleistungen aufwenden, und es kann mehr Aufmerksamkeit für das Arbeitsgedächtnis bereitgestellt werden. Die Mechanik des Denkens wird besser. Der Sport hat also auch einen starken, indirekten Einfluss auf unsere geistige Leistungsfähigkeit im Alter. Dies gilt nicht nur vorbeugend: Neue Studien zeigen, dass selbst zuvor inaktive Senioren, die anfingen, sich regelmäßig zu betätigen, schon nach kurzer Zeit ihre kognitiven Fähigkeiten deutlich steigern konnten.

Neben dem Sport wirken sich auch musische und soziale Aktivitäten positiv auf unsere geistige Leistungsfähigkeit im Alter aus, insbesondere auf die Wahrnehmungsgeschwindigkeit. Diese Aktivitäten können eine Vielzahl von Tätigkeiten umfassen, vom Singen in einem Chor über den Besuch der Enkel oder das Ausgehen mit Freunden. Kontakte mit anderen Menschen bedeuten neue

Impulse von außen, zudem unvorhersehbare Situationen, auf die wir flexibel reagieren müssen. Die Aktivitäten des Gehirns werden so vielfältig angeregt. Genauso übrigens, wenn wir uns häufiger fremden Themengebieten zuwenden. Wie ein Muskel, so wächst auch die kognitive Leistungsfähigkeit unseres Gehirns, wenn wir es immer wieder durch neue geistige Aufgaben herausfordern.

Unser Geist lässt sich also durch Sport, sozialen Austausch oder Musik auf sehr unterschiedliche Arten indirekt trainieren. Doch wie erfolgversprechend ist es eigentlich, ihn direkt, mit Gehirnjogging, Sudokus oder Kreuzworträtseln, zu stimulieren?

Die Antwort auf diese Frage ist sehr hoffnungsvoll und ernüchternd zugleich. So hat man in zahlreichen Studien herausgefunden, dass das Training einzelner geistiger Fähigkeiten bis ins hohe Alter nachhaltige Gewinne erbringt. Ein 75-jähriger Mensch, der gezielt übt, sich Wörter einzuprägen, kann ohne weiteres eine höhere Leistung als ein junger, untrainierter Mensch erzielen; zudem bleiben die Lernfortschritte lange erhalten. Gleiches gilt für das Sudoku oder für sonstiges Gehirnjogging. Und in einzelnen Teilbereichen wie dem Schachspielen, der politischen Analyse oder dem Einblick in die Funktionsweise des Lebens können Experten noch bis ins neunte Lebensjahrzehnt weit überdurchschnittliche Leistungen erbringen. Dies ist eine wichtige Voraussetzung für Weisheit. Menschen wie der 90-jährige Altbundeskanzler Helmut Schmidt belegen das eindrücklich.

Gleichzeitig hat diese beeindruckende Plastizität des Gehirns bis ins höchste Alter ihre Grenzen: So wird ein 75-Jähriger auch durch noch so hartes Gedächtnistraining nicht mehr die Ergebnisse erzielen, die ein Jüngerer erreicht, der ähnlich hart trainiert. Und ein 80-jähriger Schachspieler kann nur dann noch mit 20-jährigen Schachexperten langfristig mithalten, wenn er seinen Trainingsaufwand noch einmal deutlich gegenüber den Jüngeren steigert.

Vor allem aber hat sich gezeigt, dass jegliches Training vor al-

54

lem für den Bereich gilt, in dem es stattfindet. Wer also im Alter viele Sudokus löst, wird erst einmal «nur» seine Fähigkeit verbessern, diese Zahlenrätsel zu lösen; und wer sich darin übt, sich viele Namen zu merken, verbessert dadurch «nur» seine Namens-Merkfähigkeit. Übertragen auf andere Gebiete lassen sich die erzielten Erfolge kaum. Weder das allgemeine Gedächtnis noch sonst eine Facette der Mechanik des Denkens profitiert von den Trainingserfolgen. Wenn wir im Alter unsere geistigen Leistungen verbessern wollen, sollten wir uns daher sehr genau überlegen, in welche spezifischen Fähigkeiten wir unsere Zeit und Energie investieren wollen.

WIE SICH UNSERE GEFÜHLE VERÄNDERN

Trotz Veränderbarkeit und Beeinflussbarkeit bis ins höchste Alter verringern sich unsere kognitiven Fähigkeiten, je älter wir werden. Das Gleiche lässt sich für unsere Gefühlswelt nicht sagen. Das liegt zunächst vor allem daran, dass ein genaues Kriterium fehlt, was gute oder schlechte Emotionen sein könnten: Es gibt keinen vergleichbaren Maßstab wie etwa bei der Gedächtnisleistung, wo es besser ist, wenn man sich sieben statt nur fünf Worte merken kann. Was sich aber in jedem Fall sagen lässt: Auch unsere Emotionen verändern sich mit dem Alter. Uns gelingt dabei das Kunststück, dass unsere Lebenszufriedenheit trotz zahlreicher Verluste im Alter mindestens so hoch bleibt wie in jungen Jahren.

Ursula Staudinger, Professorin der Bremer Jacobs University und eine der führenden Gerontologinnen Deutschlands, konnte zeigen, dass im Alter die Zahl negativ erlebter Emotionen abnimmt. Gleichzeitig nimmt die Zahl leicht positiv gefärbter Emotionen zu, die Anzahl intensiver positiver Emotionen bleibt hingegen gleich. Dafür gibt es unterschiedliche Erklärungen. Zum einen scheint es so zu sein, dass wir mit zunehmendem Alter besser lernen, unsere Gefühle zu kontrollieren. Erleben Ältere negative Stimmungslagen, erholen sie sich zudem schneller von diesem Gefühlszustand als Jüngere in vergleichbaren Situationen. Zum anderen ist es denkbar, dass wir nicht zuletzt aufgrund unserer kürzer werdenden Lebenszeit Situationen vermeiden, die negative Emotionen auslösen können. Darüber hinaus weiß man, dass wir im Alter noch mehr als in jungen Jahren emotional-angenehme Informationen bevorzugen, wir uns ihnen verstärkt zuwenden und wir sie besser erinnern. Die materiellen Ziele – weite Reisen, schöne Autos, besondere Kleidung, eine große Wohnung –, die wir oft in jungen Jahren verfolgen, werden zunehmend von emotionalen Zielen wie dem Wunsch nach harmonischen Beziehungen abgelöst.

Wir verlernen es also keinesfalls, Gefühle zu haben, im Gegenteil: Wir schätzen gerade die positiven Emotionen immer mehr, und wer je eine verliebte 75-Jährige erlebt hat, wird dies umgehend bestätigen.

Doch noch mehr ist charakteristisch für unsere Gefühlswahrnehmung im Alter. Wir kommen nicht nur mit emotionalen Situationen besser zurecht, zudem werden unsere Emotionen komplexer: Je älter wir werden, umso mehr tendieren wir dazu, ein Erlebnis gleichzeitig mit Emotionen sehr unterschiedlicher Färbung zu beschreiben. Widersprüchliche Gefühle wie Sehnsucht oder Wehmut können von älteren Menschen intensiver und häufiger erlebt werden.

Allerdings fand man in der Berliner Altersstudie auch, dass circa ab dem 85. Lebensjahr Gefühle, positive wie negative, generell seltener auftreten. Dies kann mit der allgemeinen Abnahme der biologischen Vitalität zu tun haben. Es kann aber auch daran liegen, dass der Schwellenwert für das Auslösen von Emotionen im Laufe des Lebens heraufgesetzt wird.

Sowohl unsere geistigen Fähigkeiten als auch unsere Gefühlswelt verändern sich im Alter. Dadurch wandelt sich bereits die Art und Weise, wie wir uns verhalten und in unterschiedlichen Situationen reagieren. Gleichwohl ist damit noch offen, ob wir im Alter die Gleichen bleiben oder ob sich auch unser Charakter bzw. unsere Persönlichkeit wandelt. Kann ein friedliebender Mensch im Alter plötzlich aggressiv werden, ein Störrischer umgänglich oder ein Nervöser entspannt?

WIE SICH UNSERE PERSÖNLICHKEIT IM ALTER VERÄNDERT

«Wir erziehen uns gegenseitig», sagt Christel Tenbuß zu ihrer fünf Minuten jüngeren, eineiigen Zwillingsschwester Margot, dabei klopft sie ihr liebevoll auf die Schulter. Die beiden 73-Jäh-rigen sitzen in einem kleinen Besprechungszimmer einer Seniorenresidenz in unmittelbarer Nähe zum Münchener Marienplatz. Seit über 17 Jahren wohnen sie in Fahrradentfernung von der Residenz in einer gemeinsamen Wohnung. Beide waren nie in ihrem Leben verheiratet. Und beide fotografieren seit mehr als 50 Jahren Prominente. Über 100 000 Fotos von Ute Lemper, Grace Kelly, Alfred Hitchcock oder Peter Ustinov haben die beiden so in ihrem privaten Archiv gesammelt, wodurch die beiden Schwestern heute selber eine gewisse Berühmtheit erlangt haben.

Die Fotografie ist dabei zeit ihres Lebens bewusst immer nur ein Hobby geblieben. Es begann damit, dass die beiden 1952 in ihrer nordrheinwestfälischen Heimatstadt Gladbeck, am Rande des Ruhrgebiets, ihre erste Aufnahme von Cornelia Froboess mach-ten, einer Sängerin, die damals im Alter von neun Jahren ihren Hit «Pack die Badehose ein» sang. Christel und Margot Tenbuß, selber erst 16, arbeiteten zu der Zeit als Verkäuferinnen in einer Bäckerei und in einem Herrenbekleidungsgeschäft. Durch das Fotografieren der Sängerin hatten sie den Eindruck, für einen Moment ihrem Alltag zu entfliehen. Es war, als übertrage sich ein Stück des Glamours durch die Linse auf die Zwillinge. Das Fotografieren der Prominenten ließ sie fortan nicht mehr los. 1962 zog zunächst Margot nach München und nahm eine Stelle bei Siemens an. Sie wollte den berühmten Schauspielern, die damals in den Bavaria-Filmstudios ein und aus gingen, näher sein. Anfang der 90er Jahre folgte ihr Christel in die bayrische Hauptstadt.

Seither verbringen die beiden nur wenig Zeit ohne die jeweils andere, sie treten fast immer nur gemeinsam in Erscheinung und achten gegenseitig aufeinander: «Du wollest doch heute nicht so viel reden, sonst wird dein Husten nicht besser, Margot», sagt die etwas besonnenere Christel, Brille mit Brillenband, hellgrüner Pullover. «Du kannst jetzt ruhig die Mütze und die Fahrradklemmen abnehmen, Christel», sagt Margot, grauer Pullover, ohne Brille, die Impulsivere der beiden.

Sie seien aktive, begeisterungsfähige, humorvolle Menschen geblieben – das Alter habe daran nichts verändert. Allerdings seien ihre Körper langsamer geworden, und sie bräuchten für viele Dinge mehr Zeit als früher. In den letzten Jahren würden sie sich ruhiger, gelassener und freier fühlen. Ein Grund dafür: «Mit 70 haben wir infolge von Krankheit beschlossen, ab jetzt öfter nein zu sagen.» Heute würden sie geiziger mit ihrer Aufmerksamkeit umgehen, und sie würden sich genauer überlegen, was wirklich wichtig ist. Dies habe sie eine Menge Überwindung gekostet, genauso, wie es für sie bis heute schwer sei, andere Menschen um Hilfe zu bitten. «Wir wollen auf keinen Fall jemandem zur Last fallen.»

Doch trotz dieser Gemeinsamkeiten ist ein Unterschied geblieben: «Obwohl Christel nur fünf Minuten älter ist, habe ich noch heute den Eindruck, eigentlich seien es fünf Jahre», sagt Margot.

Sie sei in ihrer Kindheit die Schüchterne gewesen. Wenn unangenehme Dinge wie die Reklamation einer Bluse erledigt werden mussten, beauftragte ihre Mutter deshalb immer Christel. Auch überließ Margot ihrer Schwester das Reden, wenn es etwa darum ging, Stellung gegenüber den Eltern zu beziehen. In der Folge wurde Christel immer selbstbewusster und zeigte häufiger Zivilcourage, während ihre Schwester in ihrem Schatten mitlief. Dies änderte sich erst, als Margot alleine in München war. Plötzlich gab es niemanden mehr, den sie vorschicken konnte, und sie musste lernen, sich selbst zu behaupten.

Heute sind die Tenbuß-Schwestern zwei eigenständige, selbstbewusste Personen. Dennoch spüren beide, seit sie wieder gemeinsam leben, dass sie in ihre alten Rollen zurückfallen: Margot, die kleine Schwester, die man häufiger vor sich selber schützen muss; Christel, die ältere Schwester, die verantwortungsvoll auf Margot aufpasst und sie im Notfall beschützt. «Hätten wir geheiratet, wer weiß, was aus uns geworden wäre», sagen beide.

War es Zufall, dass die beiden begonnen haben, Prominente zu fotografieren? Was hätte es geändert, wenn Christel in Gladbeck geblieben wäre? Und haben die beiden sich nun im Alter verändert – oder werden sie immer mehr die, die sie wirklich sind?

WAS MAN UNTER DER PERSÖNLICHKEIT EINES MENSCHEN VERSTEHT

Psychologen schließen aus dem Verhalten und Erleben auf die Persönlichkeit eines Menschen. Diese entwickelt sich, so die heutige Vorstellung, aus dem Zusammenspiel zwischen genetischen Faktoren und Bedingungen aus der Umwelt. So hat ein Mensch aufgrund seines Erbguts nicht nur einen Bereich vorgegeben, in dem sich sein Intelligenzquotient bewegen kann. Auch für Persönlichkeitseigenschaften wie die Offenheit für Neues, die emotionale Stabilität, die Zuverlässigkeit oder das Maß an Extrovertiertheit gibt es genetische Vorprägungen. Wie stark sich die einzelnen Eigenschaften am Ende im Verhalten und Erleben eines Menschen niederschlagen, hängt dabei ganz davon ab, welche Bedingungen ein Mensch in seiner Umwelt vorfindet: Wie wird er erzogen? Auf welche anderen Menschen stößt er? Ober aber – wie im Fall der Tenbußens –, wie viel Zeit verbringt er gemeinsam mit seiner Zwillingsschwester?

Lange Zeit glaubten viele Psychologen, dass sich die Persönlichkeitsentwicklung bis etwa zum 30. Lebensjahr erstrecke. Anschließend sei sie abgeschlossen; aus dem Zusammenspiel von Erbgut und Umwelt habe sich eine Art fixer, nicht mehr veränderbarer Kern, die eigentliche Persönlichkeit, gebildet.

Diese Vorstellung teilt heute kaum noch ein Wissenschaftler. Vielmehr gehen die meisten davon aus, dass die Persönlichkeit eine dynamische und aktive Struktur ist, die bis ans Lebensende wandelbar bleibt. Es gibt keinen fixen Kern, der irgendwo in unserem Gehirn zu lokalisieren wäre. Und zunehmend wird auch die Frage gestellt, ob es überhaupt sinnvoll ist, Menschen mit generellen Persönlichkeitseigenschaften zu beschreiben. Schließlich verhalten sich die meisten von uns nicht immer umgänglich oder immer aggressiv. Vielmehr scheint es von der jeweiligen Situation abzuhängen, wie wir reagieren. So kann ein Mensch morgens auf dem Weg zur Arbeit den Autofahrer, der ihm die Vorfahrt genommen hat, anschreien und noch am selben Abend sehr liebevoll mit seinem Sohn spielen. Wir können also mal der Aggressive, mal der Liebevolle sein, je nachdem, welcher Teil von uns gerade aktiviert ist. Dennoch erwecken wir den Eindruck, eine Person mit ganz bestimmten Eigenschaften zu sein. Der Grund dafür ist, dass wir in bestimmten Situationen relativ gleichbleibend reagieren. «Persönlichkeit», so der Hildesheimer Psychologieprofessor Werner Greve, «zeigt sich in vorhersagbaren Situations-Verhaltens-Relationen.» Dafür verantwortlich ist eine dynamische Struktur – ein komplexes, sich permanent im Wandel befindliches Zusammenspiel aus Neuronenverbänden und Gehirnstrukturen –, die sich jedoch zeit unseres Lebens verändern kann.

WARUM UNSERE ZIELE DER MOTOR UNSERER PERSÖNLICHEN ENTWICKLUNG SIND

Motor der Veränderung unserer Persönlichkeit sind unsere Ziele und die Wünsche, wie wir sein oder auch nicht sein wollen. Diese Ziele, mit denen wir uns bereits im ersten Kapitel etwas näher beschäftigt haben, haben sich im Lauf unserer Entwicklung herausgebildet.

Ihnen liegen unterschiedliche Bereiche unserer Persönlichkeitsentwicklung zugrunde. So entscheidet sich genetisch bedingt schon ab der siebten Schwangerschaftswoche, welches Temperament wir einmal haben werden. Auch wird schon zu einem guten Teil während unserer Jahre als Säugling festgelegt, welche Emotionen wie Angst, Lust, Furcht oder Freude wir mit bestimmten Situationen verknüpfen. Obgleich uns diese Festlegungen nicht bewusst sind, bestimmen sie doch zu einem großen Teil, wovon wir uns noch als Erwachsene angezogen oder abgeschreckt fühlen und was uns als Belohnung erscheint. Von der Kindheit bis ins Erwachsenenalter bilden sich dann schließlich unsere Aufmerksamkeitssteuerung, die Sprache und unsere Intelligenz heraus. Wir lernen das bewusste Wahrnehmen von Gefühlen, nehmen die Normen und Werteorientierungen unserer Umwelt wahr, bekommen ein «Ich-Bewusstsein», lernen Sozialverhalten, die bewusste Kontrolle von Impulsen und das Abschätzen von Konsequenzen unseres Verhaltens.

Das, was wir wollen, fußt auf all diesen unterschiedlichen Ebenen unserer Persönlichkeit. Die Konsequenz ist nicht nur, dass unsere Ziele uns bewusster oder weniger bewusst sein können, sondern auch, dass sie teilweise nur schwer miteinander kompatibel sind – je nachdem, ob sie eher geprägt sind von den Erwartungen und Normen unserer Umwelt oder von unseren persönlichen Anlagen und emotionalen Prägungen. Gleichzeitig sind unsere bewussten Ziele in Ober- und Unterziele aufgebaut und teilweise miteinander verknüpft.

Wir verhalten uns in bestimmten Situationen gleich, weil wir bestimmte Ziele verfolgen: So gehen wir liebevoll mit unserem Sohn um, weil wir das Ziel haben, «ein guter Vater zu sein». Oder wir arbeiten bis weit in den Abend, weil wir «erfolgreich sein wollen» oder uns später ein Haus kaufen wollen, um «unabhängig zu sein». Diese Ziele geben uns ein Gefühl von Kontinuität in unserem Lebenslauf, weil wir uns nicht nur heute im Job anstrengen, um unabhängig zu sein. Auch schon früher haben wir eine Ausbildung gemacht und damit das gleiche Ziel verfolgt.

Zudem sorgen die Ziele dafür, dass unser Verhalten persönlich relevant erscheint: Man geht zum Schwimmen, weil man damit das Ziel verfolgt, sportlich, attraktiv oder gesund zu bleiben. Man selbst und das Schwimmen sind damit über die persönlichen Ziele miteinander verbunden. Geht man schwimmen, ohne dass es einem persönlichen Ziel dient, fühlt es sich hingegen bedeutungsleer oder höchstens neutral an.

Unsere Identität (oder wie manche Psychologen sagen: unser Selbstkonzept), die Art und Weise also, wie wir uns sehen, speist sich daher aus unseren Zielen. Wir sind derjenige, «der ein liebevoller Vater ist», «der erfolgreich im Job ist» oder «der etwas für sein Aussehen tut». Wobei sehr wichtig ist, dass unsere Oberziele viel enger mit unserem Gefühl von Identität verknüpft sind als unsere auf einer niedrigen Hierarchiestufe angesiedelten Unterziele.

Unsere Ziele sind damit nicht nur verantwortlich für unser Gefühl von Identität. Sie sind auch gleichzeitig der Motor der Veränderung unserer Persönlichkeit.

Leider kann es bei der Verfolgung unserer Ziele zu einigen Schwierigkeiten kommen. Zum einen können die Ziele im Widerspruch zueinander stehen. So ist es möglich, dass ein naturwissenschaftlich begabtes Mädchen statt Physik zu studieren lieber dem Wunsch ihres Vaters entspricht und sich für BWL einschreibt. Hat sie nun die Ziele «sei authentisch» und gleichzeitig «werde geliebt» und glaubt sie gleichzeitig, dass sie nur dann vom Vater geliebt wird, wenn sie BWL studiert, stehen diese beiden Ziele im Widerspruch zueinander. Identitätskrisen können die Folge sein, und eine Vielzahl psychischer Probleme hat ihren Ursprung genau in solchen Zielkonflikten.

Zum anderen haben sich unsere Ziele nicht nur im Wechselspiel zwischen uns und unserer Umwelt gebildet; wir müssen unsere Ziele auch jeden Tag aufs Neue mit unseren Fähigkeiten und unserer Umwelt in Einklang bringen.

Geleitet werden wir bei dieser Aufgabe von zwei grundlegenden menschlichen Bedürfnissen. Das eine: Wir wollen uns so konsistent, so einheitlich wie irgendwie möglich fühlen und verhalten. Das andere: Wir wollen uns so positiv wie möglich darstellen und unseren Selbstwert schützen und wenn möglich sogar erhöhen.

An Orten, die nicht zu unseren Zielen passen, fühlen wir uns daher unwohl. Ebenso in der Gegenwart von Menschen, die uns häufig kritisieren und unsere Ziele in Frage stellen. Schließlich wird in solchen Situationen nicht nur unser Selbstwert angegriffen. Zwischen uns und der Situation besteht auch kein Einklang.

Eine Möglichkeit wäre es, dass wir unsere Ziele an die Menschen oder den Ort anpassen. Das würde jedoch bedeuten, dass wir Teile unserer Identität aufgeben und verändern müssen. Kaum etwas anderes macht uns mehr Angst, gleichzeitig ist dieser Prozess auch sehr anstrengend. Sofern es möglich ist, greifen wir daher zu einem anderen Mittel: Wir meiden fortan die Situation und wenden uns stattdessen Orten und Personen zu, die uns guttun und uns bestätigen.

WIE UNSERE PERSÖNLICHKEIT IMMER MARKANTER WIRD

Was hat all das mit der Art und Weise zu tun, ob und wie wir uns im Alter verändern?

Eine ganze Menge. Ohne Not wollen wir uns nicht verändern. Wir wollen bestätigt werden, so wie wir sind. Und wir möchten in möglichst wenige Widersprüche verstrickt sein.

Deshalb suchen und schaffen wir uns im Verlauf unseres Lebens immer mehr Umwelten, die zu uns – unseren Persönlichkeitseigenschaften und Kompetenzen – passen. Unsere Entwicklung ist damit alles andere als rein zufällig, und wir sind auch keine passiven Wesen, die getrieben von ihren Genen auf Umweltbedingungen einseitig reagieren.

Im Gegenteil: Im Lauf unseres Lebens werden wir zu immer effektiveren «Ko-Produzenten» unserer eigenen Persönlichkeitsentwicklung: Wir pflegen Freundschaften zu Menschen, die uns wertschätzen, unterstützen und bestätigen. Den anderen wenden wir uns erst gar nicht zu oder «sortieren sie unterwegs oft subtil und geräuschlos aus unserem Bekanntenkreis aus», so der Psychologe Werner Greve. Wir trainieren uns Fähigkeiten an, die helfen, uns unseren Zielen näherbringen. Wir kleiden uns so, dass wir den Menschen, die uns wichtig sind, gefallen. Und wir suchen uns eine Arbeit, bei der wir unsere Fähigkeiten zeigen können, und keine, wo wir permanent versagen würden. Auch für die Stabilität und Qualität von ehelichen Beziehungen und Partnerschaften, so der Entwicklungspsychologe Jochen Brandtstädter, ist «die Kompatibilität von Zielen und Lebensorientierungen der Partner von erheblicher Bedeutung».

Auch wenn wir also den Eindruck haben, unser Leben bestünde in weiten Teilen aus einer Aneinanderreihung von Zufällen, so trifft das nicht die Realität. Selbst, wenn wir unseren Lebenspartner an der Supermarktkasse kennengelernt haben, so ist dieses Ereignis deutlich wahrscheinlicher, als wir annehmen. Schließlich betreten wir nicht jeden Supermarkt auf dieser Welt mit der gleichen Wahrscheinlichkeit, und wir verhalten uns auch nicht gegenüber jedem Menschen, der vor uns in der Schlange steht, gleich. Dass die Tenbuß-Zwillinge einst in Gladbeck zum ersten Mal zur Kamera griffen oder nie geheiratet haben, war daher mehr als bloßer Zufall und hängt mit der Lebensführung und der Persönlichkeit der Schwestern zusammen.

Unsere Persönlichkeitsentwicklung wird so im Laufe unseres Lebens immer mehr zu einem sich selbst verstärkenden und selbst stabilisierenden Prozess: Wir suchen und schaffen uns Umwelten, die zu uns passen und die wiederum dazu führen, dass wir immer mehr Bestätigung erfahren und dadurch in unserer Persönlichkeit gefestigter und resistenter werden.

Unsere Persönlichkeit bleibt zwar wandelbar. Aber der Aufwand, der dafür nötig ist, wird immer größer, und die Methoden, um dies zu erreichen, müssen immer spezifischer werden, so der Professor für Verhaltensphysiologie und Direktor am Institut für Hirnforschung an der Universität Bremen Gerhard Roth.

Das Alter verstärkt diesen Prozess noch einmal: Zum einen haben Menschen nach der Berentung und dem Auszug der Kinder mehr Freiheiten, das zu tun, was sie gerne möchten. Zum anderen erhöht sich das Bedürfnis nach Stabilität noch einmal deutlich: Statt wachsen und uns entwickeln zu wollen, betreiben wir im Alter mit unserer Energie zunehmend, so Greve, «eine stabilisierungs- und verteidigungsorientierte Investitionspolitik». Wir versuchen, den Status quo zu erhalten, und die Offenheit für Neues lässt nach. Dass Gewohnheiten für uns Menschen per se eine Belohnung darstellen, da sie automatisch ablaufen und wir daher nur wenig Energie für ihre Umsetzung bereitstellen müssen, unterstützt diese Entwicklung noch einmal.

Hinzu kommt, dass unsere Lebenszeit knapper wird. Die Aussicht auf den Tod führt dazu, dass wir – wenn auch unbewusst – im Alter unsere Energie bündeln und noch konsequenter darin werden, Dinge, die uns nicht wichtig sind oder die uns nicht guttun, auszusortieren. Ziele, die auf Kompetenzerweiterung oder zukünftigen persönlichen Erfolg gerichtet sind, verlieren an Bedeutung. Statt einen breiten Bekanntenkreis zu pflegen, konzentrieren wir uns auf wenige, dafür intensive Kontakte. Emotionale Themen werden wichtiger, dafür verliert neuartiges Wissen an Attraktivität. In einer Vergleichsstudie an Menschen von 17 bis 82 Jahren aus dem Jahr 2001 fanden die amerikanischen Wissenschaftler Ken M. Sheldon und Tim Kasser heraus, dass die Älteren ihre Ziele vergleichsweise besser auf ihre eigenen Bedürfnisse abstimmen konnten als die jüngeren Versuchsteilnehmer.

Die Folge ist das, was Psychologen «kumulative Stabilität» bezeichnen: Weil wir uns im Alter mehr und mehr in Umwelten aufhalten, die zu uns passen, ähneln sich auch die Situationen, in denen wir unser Verhalten zeigen. Je ähnlicher aber das Verhalten ist, das wir zeigen, umso einheitlicher kommen wir uns vor, und umso markanter wirkt auch unsere Persönlichkeit auf andere. So entsteht der Eindruck, dass der Charakter von Menschen immer deutlicher hervortritt, je älter sie werden.

Doch das ist nur die eine Seite: Schließlich gelingt es uns längst nicht immer, unsere Umwelten reibungslos mehr und mehr unseren Zielen anzupassen.

Das hat damit zu tun, dass sich auch oder gerade im Alter die Umweltbedingungen unvorhersehbar oder plötzlich verändern können: Die Lebenshaltungskosten steigen schneller, und die Rente ist niedriger, als man es erwartet hätte. Die Kinder denken gar nicht daran, in der Nähe wohnen zu bleiben. Oder der Partner, mit dem man jahrzehntelang verheiratet war, wird pflegebedürftig oder verstirbt unerwartet.

Hinzu kommt, dass sich durch den allgemeinen, altersbedingten Abbau oder durch Krankheit die eigenen körperlichen und geistigen Fähigkeiten sowie das emotionale Erleben verändern. Wie gehen wir mit diesen Veränderungen um? Und was geschieht mit unseren Zielen?

PERSÖNLICHKEITSENTWICKLUNG ZWISCHEN LUST- UND REALITÄTS-PRINZIP

«Ich bin ein alter Mann. Und ich will es auch sein. Auch wenn die gesundheitlichen Veränderungen manchmal nur schwer zu ertragen sind», sagt Hermann Schreiber am Telefon. Jahrzehntelang war er einer der bedeutendsten Journalisten Deutschlands. 1929 in Ludwigshafen geboren, war er zunächst ab 1952 Redakteur bei der Stuttgarter Zeitung, wechselte dann zum Spiegel und wurde anschließend 1979 erst Chefreporter von GEO, später Chefredakteur der gesamten GEO-Gruppe. Nebenbei leitete er jahrelang eine Talkshow beim NDR und schrieb zahlreiche Bücher, darunter Biographien über Willy Brandt und Henri Nannen sowie Sachbücher über die Midlife-Crisis, den Wagner-Hügel in Bayreuth oder den Umgang mit dem Tod in der heutigen Gesellschaft. Noch heute, als fast 80-Jähriger, verfasst er regelmäßig eine Kolumne für das Hamburger Abendblatt, der Zeitung seiner Wahlheimat.
Dennoch gab es einen klaren beruflichen Schnitt in seinem

Leben: 1993, mit 64 Jahren, hörte er nicht nur auf, die NDR-Talkshow zu moderieren, sondern er gab auch seinen Posten als GEO-Chefredakteur auf. Gleichzeitig begann er nur wenig später, sich seiner heimlichen Leidenschaft, der Regiearbeit am Theater, zu widmen. Als eine Art Hospitant durfte er bei seinem alten Freund Jürgen Flimm, dem ehemaligen Intendanten des Hamburger Thalia-Theaters, Theaterproben beiwohnen. Er wurde als Licht-Double eingesetzt, übte mit Schauspielern Texte und beriet Flimm bei seiner Inszenierung des Rings in Bayreuth. Gleichzeitig wurde ihm klar, dass für das richtige Erlernen des Regiehandwerks, sodass es für die Arbeit an größeren Häusern gereicht hätte, die Zeit in seinem Leben mittlerweile zu knapp war. Heute beschränkt sich seine Leidenschaft für die Welt des Schauspiels daher vor allem auf regelmäßige, engagierte Besuche als Zuschauer im Theater.

«Ich werde mit dem Alter nicht milder, sondern zorniger. Obwohl ich nicht streitsüchtig bin, sage ich es heute häufiger, wenn ich etwas schlecht finde», so Schreiber. Den Grund für diese Wesensveränderung sieht er darin, dass er nicht mehr so viel Rücksicht nehmen muss wie noch in jungen Jahren. «Ich fühle mich heute unabhängiger und freier.»

Zu spüren bekommen das gelegentlich etwa junge Theaterregisseure. Gefallen Schreiber deren Inszenierungen nicht und er trifft sie zufällig im Anschluss an das Stück, sagt er ihnen ungefragt und unverblümt seine Meinung. Dabei stellt er auch fest, dass er größere Schwierigkeiten als früher hat, mit jungen Leuten zu kommunizieren. Gleichzeitig hat er keine Lust, sich um eine bessere Kommunikation zu bemühen. «Der Habitus, sich auszudrücken, der schlampige Umgang mit der Sprache, das ist für mich manchmal kaum auszuhalten. Ich stelle dann Mentalitätsunterschiede fest, die ich nicht mehr gewillt bin, zu überbrücken.» Seine Frau habe diese Veränderung bemerkt. Sie sei nicht «erfreut» über seinen Zorn und versuche ihn zu bremsen. Allerdings «nicht immer erfolgreich».

Warum verhalten sich Menschen im Alter teilweise offenbar authentischer, ehrlicher und damit eben auch gelegentlich sozial unverträglicher? Wie bereits kurz erwähnt, befindet sich unter den Teilen des Gehirns, die zuerst vom allgemeinen Abbau betroffen sind, unser Frontalhirn. Dies ist der Ort, an dem komplexere kognitive Aufgaben ausgeführt werden. Darunter fällt die Steuerung der Aufmerksamkeit, aber auch die Unterdrückung von Handlungsimpulsen wie das Aussprechen von Gedanken. Dies kann ein Grund sein, warum sich Menschen im Alter gelegentlich weniger sozial angepasst verhalten und gleichzeitig freier fühlen.

Bei Hermann Schreiber konnte es allerdings auch schon in seinem Leben zuvor vorkommen, dass er hin und wieder zornig werden konnte, wenn Dinge fundamental seinen Vorstellungen entgegenliefen. Doch der Wegfall von Situationen und Rollen, in denen er sich beherrschen muss, hat vermutlich dazu geführt, dass dieser Teil seiner Persönlichkeit nun häufiger zutage tritt und eine vergleichsweise prominentere Stellung einnimmt. Hermann Schreiber ist insofern ein gutes Beispiel für jemanden, der sich seine Umwelt immer bewusster auswählen konnte, je älter er wurde, und dessen Persönlichkeit heute vermutlich markanter wirkt als noch vor einigen Jahrzehnten. Gleichzeitig muss er jedoch auch mit Veränderungen zurechtkommen: Sein Gesundheitszustand hat sich im Vergleich zu jüngeren Jahren verschlechtert. Für seinen heimlichen Traum, noch eine Karriere als Regisseur zu starten, fehlte die nötige Zeit. Und er bekommt etwa durch seine Frau zurückgemeldet, dass er gelegentlich zu heftig reagiert und zorniger als früher wirkt. Wie verarbeitet ein Mensch solche Veränderungen, und was bedeutet es für die Entwicklung seiner Persönlichkeit?

Wir Menschen leben, so der Psychologe Greve, nach zwei wichtigen Prinzipien: Da ist zum einen das «Lustprinzip», das beinhaltet, dass wir nach einem möglichst einheitlichen und positiven Selbstbild streben. Und da ist zum anderen das «Realitätsprinzip», das uns davor bewahrt, dass sich unser Selbstbild zu weit von der Wirklichkeit entfernt. Schließlich wäre es fatal, wenn wir uns für viel schlauer, attraktiver, witziger oder sportlicher halten, als wir es eigentlich sind. Denn die Folge wäre, dass wir Situationen falsch einschätzen und an ihnen scheitern. Unser Handeln wäre dann nicht mehr sonderlich effektiv.

Unser Selbstbild muss also vielleicht nicht so genau wie möglich, aber so realistisch wie nötig sein: «So schön es wäre, immer der Gleiche zu bleiben oder gar immer besser zu werden, so wichtig ist es, die sich wandelnden Realitäten auch im weniger erfreulichen Falle zur Kenntnis zu nehmen, wenigstens so weit, dass man nicht ernstlich mit ihnen kollidiert», so Greve.

WIE WIR UNSERE PERSÖNLICHKEIT SCHÜTZEN

Wie lösen wir das Dilemma zwischen Lust- und Realitätsprinzip? Mit Hilfe unserer Assimilations- und Akkommodationsprozesse, ganz ähnlich, wie bereits im vorangegangenen Kapitel beschrieben. Zunächst verteidigen wir mit allen uns zur Verfügung stehenden Mitteln unser positives Selbstbild. Wir «immunisieren» Informationen, die unseren Vorstellungen und Zielen davon, wie wir sind und sein wollen, zuwiderlaufen: Wir schenken ihnen weniger Aufmerksamkeit, erinnern sie schlechter und suchen zudem Situationen auf oder provozieren Reaktionen, die unserem Selbstbild guttun.

Genügt das nicht, um die Gefahr abzuwehren, stellen wir die Seriosität und Glaubhaftigkeit desjenigen in Frage, der uns die Information gegeben hat, oder wir bagatellisieren die Information. Meldet uns beispielsweise jemand zurück, unsere Ergebnisse in einem Gedächtnistest seien schlecht, und halten wir gleichzeitig die Gedächtnisleistung für einen wichtigen Faktor, der etwas über unsere Intelligenz aussagt, denken wir möglicherweise: «Ist der Testleiter überhaupt ausgebildet, eine Gedächtnismessung durchzuführen? Handelte es sich überhaupt um einen wissenschaftlich fundierten Test?» Oder wir vermuten, dass wir «einfach nur einen schlechten Tag» hatten.

Erst wenn die negativen Rückmeldungen auf unsere Merkfähigkeit massiver werden, schalten wir langsam vom assimilativen in den akkommodativen Modus um, der uns hilft, uns von Zielen zu lösen. Aus der Überzeugung «ich habe ein sehr gutes Gedächtnis» wird nun vielleicht «ich habe ein sehr gutes Gedächtnis für mein Alter» oder sogar «ich habe ein sehr gutes Gedächtnis im Vergleich zu den anderen Heimbewohnern». Wir bemühen uns, die Beziehung zwischen dem bisherigen Unterziel (Gedächtnistest) und dem Oberziel (intelligent sein) zu kappen, und sagen: «Wahre Intelligenz im Alter hat nichts mehr mit irgendwelchen Tests zu tun.» Zudem fangen wir an, den Begriff der Intelligenz umzudeuten: «Drückt sich Intelligenz im hohen Lebensalter denn nicht eigentlich in Erfahrung und Weisheit aus?»

Ein eindrückliches kleines Experiment führte in diesem Zusammenhang Greve vor einiger Zeit mit einer Gruppe von Versuchspersonen durch. Er legte ihnen eine Liste von Tätigkeiten wie «Telefonnummern behalten können», «Geburtstage erinnern» oder «Einkaufslisten nicht vergessen» vor. Die Teilnehmer sollten nun angeben, inwieweit ihrer Meinung nach die einzelnen Tätigkeiten etwas über ein gutes Gedächtnis aussagen. In einem weiteren Schritt sagten sie, wie gut sie glaubten, die einzelnen Fähigkeiten zu beherrschen. Wie erwartet zeigte sich, dass die Teilnehmer insbesondere die Tätigkeiten für relevant betrachteten, in denen sie sich selber als besonders kompetent wahrnahmen.

All diese akkommodativen Strategien haben eines gemein: Sie sorgen dafür, dass wir unsere Oberziele, die am engsten mit unserer Identität verknüpft sind, noch nicht aufgeben müssen.

Stattdessen verändern wir die Bedeutung und den Aufbau der Unterziele. Für unsere Persönlichkeit hat das jedoch bereits Folgen: Zwar erscheint uns selbst unsere Identität möglicherweise noch als weitestgehend stabil – schließlich sind ja unsere Oberziele noch erhalten. Wir fühlen uns also, als seien wir noch ganz die Alten. Doch andere bemerken bereits, dass wir uns in unterschiedlichen Situationen anders verhalten. Während man selbst noch immer davon überzeugt sein kann, dass man ein sehr gutes Gedächtnis hat, bemerken Freunde oder Verwandte, wie man sich vor dem Memoryspielen mit den Enkeln drückt, wie man unwirsch reagiert, wenn einen jemand nach einem Restauranttipp aus dem vergangenen Urlaub fragt, oder wie man nur mit Mühe den Namen von Bekannten erinnert. Je mehr Ziele wir besitzen, je weniger starr sie begrifflich gefasst sind und je weniger sie von Dingen abhängen, die nicht unter unserer Kontrolle stehen, umso leichter wird es uns fallen, auch die unangenehmeren Wahrheiten über ein nachlassendes Gedächtnis an uns heranzulassen.

WARUM SICH UNSERE PERSÖNLICHKEIT VERÄNDERT UND WIR TROTZDEM WIR SELBST BLEIBEN

Warum verändert sich also unsere Persönlichkeit im Alter? Zum einen, weil wir immer mehr die Umwelten aufsuchen, die zu unseren Zielen passen. Dadurch tritt unsere Persönlichkeit immer markanter zutage. Zum anderen, weil sich unsere Umwelt und unsere Fähigkeiten verändern. Deshalb sind wir gezwungen, unsere Unterziele zu verändern, was wiederum direkten Einfluss auf unser Verhalten hat.

Deutlich an Schärfe gewinnt dieser Prozess, wenn sich unsere Fähigkeiten oder unsere Umwelt so verändern, dass wir auch wichtige Oberziele nicht mehr erreichen und aufgeben müssen. Dies passiert im Alter etwa, wenn der Lebenspartner stirbt und man aufgrund von Pflegebedürftigkeit aus der eigenen Wohnung ausziehen muss. Aber auch schon weniger dramatische Ereignisse wie die Tatsache, dass man seinen Führerschein abgeben muss, können solche kritischen Lebensereignisse sein. Wenn ein wichtiges Oberziel wegfällt oder aufgegeben werden muss, bricht ein wesentlicher Anteil der Identität weg. Die Folge ist eine Identitätskrise, die auch noch im höchsten Alter stattfinden kann und die teilweise als besonders belastend erlebt wird, da sich die Oberziele über Jahrzehnte entwickelt und stabilisiert haben. Sie kann sich in Form von Unruhe, Grübeln, verschlechterter Stimmung bis hin zu depressiven Störungen bemerkbar machen – Zeichen von akkommodativer Aktivität und damit ein Hinweis darauf, dass der Mensch dabei ist, sein Zielsystem neu zu organisieren und die entstandene Lücke zu füllen. Ist die Identitätskrise überwunden, bedeutet es, dass ein neues Zielsystem entstanden ist, welches zu einem veränderten Verhalten und zu einer veränderten Persönlichkeit führt. Spätestens nach einer solchen Krise haben nicht nur Außenstehende, sondern auch der Betroffene selber das Gefühl, sich verändert zu haben.

Bemerkenswert ist, dass wir trotz solcher tiefgreifenden Identitäts-Veränderungen das Gefühl für uns nicht verlieren: Obwohl wir uns gelassener, zorniger, weniger offen, humorvoller oder ruhiger verhalten, sind wir fest davon überzeugt, dass weiterhin wir selber es sind, die sich verändert haben. Wir, die Person, die irgendwann geboren wurde, dann zur Schule ging, einen Beruf erlernte, heiratete, Kinder bekam und irgendwann in den Ruhestand ging, bleibt für uns die gleiche. Das Ich bleibt, egal, wie sehr sich die Welt, unser Körper oder unser Charakter ändert.

Wie kann das sein? Die Antwort für dieses Phänomen ist in unserem autobiographischen Gedächtnis zu suchen, dem Ort also, wo wir die persönliche Geschichte unseres Lebens verwalten: Egal, wie sehr sich unsere Ziele und damit unsere Identität und Persönlichkeit wandeln – all diese Veränderungen werden im selben großen Speicher abgelegt und dort miteinander verknüpft. Ohne unser autobiographisches Gedächtnis würden wir das Gefühl von Kontinuität und einem Ich, das uns immer begleitet, verlieren.

Zerfällt unser autobiographisches Gedächtnis, zerfallen auch unsere Identität und Persönlichkeit, so wie es eindrücklich bei Demenzkranken zu beobachten ist. Doch was bedeutet es – im Gegenzug –, wenn Menschen im Alter immer häufiger über ihre eigene Vergangenheit berichten?

ERINNERN UND ERINNERUNG
ODER: WIE DAS
AUTOBIOGRAPHISCHE
GEDÄCHTNIS FUNKTIONIERT

Im Alter beginnen wir, uns häufiger
und intensiver zu erinnern.

Warum jetzt?
Warum überhaupt?
Und was ist Erinnerung,
was Erfindung?

«Wie man es erzählen kann, so ist es nicht gewesen.»
(Christa Wolf, heute 80 Jahre alt, in ihrem Roman
«Nachdenken über Christa T.»)

«Oma ging sonnabends mit 20 Mark zum Fleischer und kaufte fürs Wochenende ein. *Da war ein Braten dabei und reichlich Aufschnitt – das geraspelte viereckige Rindfleisch aus der Konservendose, in Scheiben geschnitten, war für Oma «Cordinett Beff». Corned Beef wollte sie nicht sagen, das war ihr zu englisch! Schmeckte früher auch anders als heute. Übrigens, 20 DM reichten damals – 1953 – für einen Einkauf aus!»*

Für einen Moment ist es jetzt still im rechteckigen Gemeinschaftsraum des Deutschen Roten Kreuzes Norderstedt, einem Vorort von Hamburg. Fritz Schukat, Mitgründer und Leiter der Erinnerungswerkstatt Norderstedt, lässt sein Manuskript sinken, dann schaut er in die Runde: Sieben Männer und vier Frauen zwischen 56 und 88 Jahren sitzen an einem großen Tisch. An der Wand hängt ein Gruppenfoto von einem Seniorenausflug. Kekse stehen in der Mitte. Es gibt Kaffee. «Ja, so war das», sagt einer, seufzt kurz. «20 Mark, unglaublich», sagt eine andere. Es klingt behaglich. Allgemeines Nicken. Für einen Moment scheint jeder in seinen eigenen Erinnerungen zu schwelgen.

Auch Schukat wirkt zufrieden. Zufrieden durchs Erinnern. Gut vier Jahre ist es her, da hatte er, selbst Mitglied des Seniorenbeirats der Stadt Norderstedt, vorgeschlagen, im Rahmen des staatlich geförderten Projekts «Norderstedt lernt» eine Erinnerungswerkstatt zu eröffnen. Bis dato hatte er seine Gedanken an vergangene Jahrzehnte privat in einer Kladde aufgeschrieben. «Einfach so, zum Spaß.» Doch Schukat verspürte immer mehr das Bedürfnis, sich mit anderen auszutauschen, über die Vergangenheit zu sprechen. Die Idee hinter der Schreibwerkstatt lautete daher: Ältere Menschen, die wie er Spaß am Erinnern hätten, treffen sich und tragen sich gegenseitig ihre schriftlich verfassten Berichte über die Vergangenheit vor, vornehmlich aus ihrer Jugend während des und nach dem Zweiten Weltkrieg. Wer Schwierigkeiten mit dem Schreiben hat, dem helfen die anderen Teilnehmer der Werkstatt. Ziel ist es, gemeinsam etwas «Angenehmes» zu machen, so Schukat.

Seit 2004 treffen sich nun zwischen fünf und zwölf Senioren vormittags an jedem zweiten Dienstag im Monat und tauschen zwei Stunden lang ihre Erinnerungen aus. Die Texte werden anschließend im Internet veröffentlicht. Zudem werden einige von ihnen in dem vierteljährlich erscheinenden Heft «Erinnerungen» abgedruckt sowie von dem 74-jährigen SWR-Moderator Heinz Siebeneicher aus Baden-Baden auf Hörbücher gesprochen. So sollen auch diejenigen, die noch keinen Zugang zum Internet haben, an den Erinnerungen teilhaben können. Über 8500 Besucher hat der 59-jährige Frührentner Hartmut Kurken, der für die Internetseite der Erinnerungswerkstatt verantwortlich ist, gezählt. Die Leser kommen bis aus Venezuela und Argentinien. Und zwischen 85 000 und 90 000 Seitenabrufe verzeichnet die Seite monatlich. Das gedruckte Heft liegt in Arztpraxen aus, zudem fordern Altenheime, etwa aus Duisburg, Exemplare für ihre Bewohner an.

Selbstverständlich sind die liebevoll geschriebenen Texte, die bunte Mischung von Themen und die professionelle Aufbereitung der Geschichten gute Gründe für den beachtlichen Erfolg der Erinnerungswerkstatt. Doch es scheint noch einen Faktor zu geben, der die Nachfrage beflügelt: Die Norderstedter liegen mit ihren persönlichen Erzählungen aus der Vergangenheit voll im Trend: In der ganzen Republik kann man auf Gruppen von Menschen jenseits der 60 stoßen, die sich bewusst an ihre Vergangenheit erinnern wollen. In den Altenheimen und unter Gerontologen ist das Thema «Biographiearbeit» längst ein geflügeltes Wort. Es gibt immer mehr Menschen, die anlässlich eines hohen runden Geburtstags ihr «Lebensbuch» erstellen. Und jeder, der einmal mit älteren Menschen zu tun hat, beobachtet, *dass viele beginnen, sich intensiver mit ihrer Vergangenheit zu beschäftigen: Plötzlich erzählen sie von ihrer Zeit als junge Soldaten, berichten von längst vergessen geglaubten Erlebnissen aus ihrer Kindheit oder fragen sich, ob die Trennung vom Partner mit Ende 30 wirklich die richtige Entscheidung war. Nicht immer sind die Erinnerungen, die sich nun wieder ins Bewusstsein schieben, erwünscht oder angenehm.*

Warum kommen sie plötzlich im Alter? Wo waren sie all die Jahre dazwischen?

Welche Funktionen erfüllt das Erinnern im letzten Drittel des Lebens, und wie genau geht es vonstatten?

Kann man sich zu viel oder zu wenig erinnern? Gar richtig oder falsch?

WAS IST TYPISCH FÜR DAS ERINNERN IM ALTER?

«Als ich über 60 war und Zeit hatte, da fing es bei mir plötzlich an: Immer wieder erinnerte ich mich an meine Kindheit und Jugend», so Ingrid von Hussen, Jahrgang 1934, die seit einiger Zeit regelmäßig zur Erinnerungswerkstatt Norderstedt kommt. Einmal die Tagesschau anzuschalten und einen Bericht über den Irak zu sehen, genüge seither, um sie wieder in die Zeit während und nach dem Zweiten Weltkrieg zu versetzen. Ihr Sitznachbar, der 88-jährige Hinrich Hermann Harms, sagt: «Je älter ich werde, umso besser werden die Erinnerungen an meine Jugend, umso präziser werden die Bilder.»

Es ist sehr schwierig und aufwendig, Beobachtungen wie die von Harms und von von Hussen mit wissenschaftlichen Methoden zu überprüfen: Werden unsere Erinnerungen an die Jugend tatsächlich genauer, wenn wir älter werden? Ab welchem Alter genau fangen wir vermehrt an, uns zu erinnern? Welche Rolle spielt das Mehr an Zeit, das uns zur Verfügung steht? Zwar gilt es unter Hirnforschern und Psychologen als Tatsache, dass sich das Erinnern im Alter verändert. Doch erst in jüngster Zeit haben Wissenschaftler verschiedener Fachrichtungen damit begonnen, mit Hilfe von breiten, über viele Jahre angelegten Längsschnittstudien und bildgebenden Verfahren Veränderungen an dem Ort, an dem unsere persönliche Geschichte gespeichert ist, zu beobachten: unserem autobiographischen Gedächtnis.

«Bei alten Menschen scheint es so zu sein, dass länger zurückliegende Ereignisse stabiler und auch intensiver erinnert werden als kürzer zurückliegende», so die Professoren für Psychologie und Gedächtnisexperten Harald Welzer und Hans J. Markowitsch. Besonders aus der Zeit des frühen Erwachsenenalters verdichten sich in der Regel die Erinnerungen. Forscher sprechen daher auch von dem sogenannten «Reminiscence-Bump», der Auftürmung der Erinnerungen aus diesen Jahren des Lebens. Erlebnisse, die kürzer zurückliegen und stattfanden, als Menschen 40 oder 50 Jahre alt waren, haben hingegen kaum eine Bedeutung. Sie nehmen nur einen geringen Platz in den Erzählungen älterer Menschen ein – ganz im Gegensatz zu Geschichten aus der Kindheit und der Jugend.

Viele alte Menschen tendieren zudem dazu, ihre Erinnerungen mit starken Gefühlen, insbesondere positiven, zu verbinden. Mit anderen Worten: Die persönliche Vergangenheit wird im Alter immer angenehmer – was durchaus verständlich und sinnvoll ist, wie noch deutlich werden wird. In einer vor kurzem abgeschlossenen Untersuchung verglichen Welzer und Markowitsch die Erinnerungen einer Gruppe von 62- bis 74-jährigen mit denen einer Gruppe von 38- bis 42-jährigen Versuchspersonen. Sie fanden heraus, dass bei den Älteren deutlich mehr Bewertungen in ihre

Erinnerungen einflossen. Dies galt sowohl für die mündlichen Berichte als auch für die Hirnaktivitäten in den für Bewertung zuständigen Arealen, die die Forscher mit bildgebenden Verfahren beobachteten. Bemerkenswert war zudem, dass die Gehirne der älteren Versuchspersonen verhältnismäßig wenig aktiv waren, wenn sie aus ihrer Kindheit erzählten. Für die Forscher deutet dies auf eine «zunehmende Semantisierung» der Erinnerungen hin, was so viel heißt wie: Weil die Älteren ihre Geschichten aus der Kindheit schon so oft erinnert haben, bekommen sie zunehmend den Charakter von Faktenwissen. Der Zugriff auf sie ist daher mit zunehmendem Alter mit immer weniger Gedächtnisaufwand möglich.

Niemand kann derzeit sagen, ob die Wichtigkeit des jungen Erwachsenenalters in den Erinnerungen älterer Menschen nur ein vorübergehendes Phänomen einer Generation ist oder ob es ein biologisches Programm gibt, in dem festgelegt ist, dass Menschen ihre frühen Jahre mehr erinnern als ihre späteren. Für die heutige ältere Generation ist das junge Erwachsenenalter die Periode gewesen, in der sie das Elternhaus verlassen, eine Beruf gewählt und einen Partner fürs Leben gefunden haben. Auch die oft mit intensiven Erlebnissen verbundene Zeit vor und nach dem Krieg fällt in diese Spanne. Im Gegensatz dazu ist es heute eher üblich, auch im späteren Leben noch einmal den Beruf, den Wohnort oder den Partner zu wechseln. Interessant wird es daher zu beobachten sein, ob sich die Erinnerungen künftiger Generationen noch immer auf die jungen Erwachsenenjahre konzentrieren werden oder ob vielmehr besonders die Perioden im Leben gut erinnert werden, in denen es wichtige Entscheidungen oder Richtungswechsel gab.

In jedem Fall scheint es ganz offensichtlich so zu sein, dass sich unser Erinnern im Alter verändert. Bevor wir uns jedoch näher mit der Frage beschäftigen, welche Funktionen dieser verstärkte Rückblick in die eigene Vergangenheit hat, macht es Sinn, sich zunächst vor Augen zu führen, wie unser persönliches Erinnerungssystem überhaupt arbeitet. Denn unser autobiographisches Gedächtnis ist nicht mit der Festplatte eines Computers zu vergleichen, wo Informationen abgelegt und nicht mehr verändert werden. Vielmehr ist es ein eigenwilliger, sehr dynamischer Speicher, dessen Arbeitsweise bereits etwas über den Sinn des Erinnerns verrät.

WIE SICH DAS AUTOBIOGRAPHISCHE GEDÄCHTNIS ENTWICKELT

Das autobiographische Gedächtnis ist eine der kompliziertesten, wenn nicht sogar die komplizierteste Struktur in unserem Gehirn, an der etliche Teilsysteme beteiligt sind. So sorgt beispielsweise unser Frontalhirn, das hinter unserer Stirn sitzt, für den Abruf der eingespeicherten Informationen. Die kleine, tief in unserem Gehirn vergrabene Amygdala (Mandelkern) spielt für die emotionale Färbung der Gedächtnisinhalte eine entscheidende Rolle. Das Zwischenhirn und der Hippocampus sind für die Übertragung von Informationen vom Kurzzeit- ins Langzeitgedächtnis verantwortlich.

Gemeinsam sind allen Erinnerungen, die im autobiographischen Gedächtnis gespeichert sind, drei Merkmale: Sie haben alle einen Ich-Bezug. Sie sind immer jeweils mit einer positiven oder negativen Emotion verknüpft. Und sie sind «autonoetisch», was bedeutet, dass derjenige, der sie erinnert, sich des ablaufenden Erinnerungsprozesses bewusst ist. Wenn Ingrid von Hussen sich also während der Tagesschau an Geschichten aus ihrer eigenen Jugend im zerstörten Hamburg erinnert, so bedeutet das, sie selbst war gedanklich und gefühlsmäßig hautnah dabei; sie verbindet mit den Geschichten ein starkes Gefühl; und wenn sie an ihre

Vergangenheit denkt, ist ihr klar und bewusst, dass sie sich gerade erinnert. Das autobiographische Gedächtnis, so glauben Wissenschaftler, unterscheidet den Menschen vom Tier, insbesondere aufgrund der Merkmale der Bewusstheit und des Ich-Bezugs. Unser autobiographisches Gedächtnis entwickelt sich erst sehr spät, zudem braucht es deutlich länger als andere Gedächtnissysteme, bis es seine volle Funktionsfähigkeit erreicht: Zwar fängt ein Kind ungefähr mit 24 Monaten an, über Dinge, die ihm begegnet sind, zu sprechen. Doch erst in der weiteren Entwicklung reift das Ich-Gefühl des Kindes voll heran. Dieses ist notwendig, damit sich ein Mensch überhaupt in Zeit und Raum verorten kann. «Das autobiographische Gedächtnis ist erwacht, wenn ein dreijähriges Kind davon berichten kann, dass es gestern im Kindergarten vom Stuhl gefallen ist und sich dabei wehgetan hat», so Welzer. Doch das Erwachen bedeutet nicht, dass das autobiographische Gedächtnis bereits voll funktionsfähig ist: Viele Gedächtnisforscher vertreten die These, dass das eigentliche autobiographische Gedächtnis erst mit dem Schuleintrittsalter bereitsteht und sich sogar noch danach deutlich weiterentwickelt, bis es erst im jungen Erwachsenenalter seine volle Leistungsfähigkeit erreicht. Große Einigkeit herrscht unter Wissenschaftlern, dass persönliche Erlebnisse, die vor der Zeit um den dritten Geburtstag stattgefunden haben, nicht und nie mehr zugänglich sind. «Kindliche Amnesie» heißt der Fachbegriff für dieses Phänomen. Es hat damit zu tun, dass das Gehirn von Zweijährigen einfach noch zu wenig entwickelt ist, um die komplexen Funktionen des autobiographischen Gedächtnisses zu übernehmen. Dennoch bedeutet es keinesfalls, dass wir all das, was vor unserem dritten Geburtstag passiert, vergessen und es daher keinen Einfluss auf unsere Entwicklung hat. Im Gegenteil: Gute wie negative Erfahrungen während des Säuglingsalters und sogar schon während der Embryophase können sich tief einprägen und die Hirnentwicklung empfindlich beeinflussen. Nur können wir sie eben nicht als persönliche Geschichte erinnern.

Als mitentscheidend für die Entwicklung des autobiographischen Gedächtnisses gilt die Fähigkeit zur Sprache. Erst durch sie ist der Austausch mit anderen Menschen möglich. Dies wiederum ist die Voraussetzung, sich selbst im Verhältnis zu anderen zu erleben, persönliche Ziele zu formulieren und damit letztlich ein Gefühl von Identität zu entwickeln.

WELCHE FUNKTIONEN UNSER AUTOBIOGRAPHISCHES GEDÄCHTNIS HAT

Im autobiographischen Gedächtnis legen wir unsere Lebensgeschichte ab. Es ist der große Speicher, in dem alle für uns persönlich relevanten Erfahrungen gesammelt werden. Ohne unser autobiographisches Gedächtnis würden wir daher nicht nur unsere Identität verlieren, sondern, noch grundlegender: Wir hätten weder ein Gefühl von Kontinuität in unserem Lebenslauf noch von uns als Personen. «Es ist das autobiographische Gedächtnis, was den Menschen zum Menschen macht, also das Vermögen, ‹ich› sagen zu können und damit eine einzigartige Person zu meinen, die eine besondere Lebensgeschichte, eine bewusste Gegenwart und eine erwartbare Zukunft hat», so Markowitsch und Welzer. Wer nach 30 Jahren auf ein Klassentreffen geht, der hat das Gefühl, dass hinter dem Schüler von damals und dem erwachsenen Menschen von heute ein und dieselbe Person steckt. Auch wenn man nicht nur anders aussieht, sondern auch ein ganz anderes Leben führt und einen andere Ansichten, Gefühle und Charaktereigenschaften als noch in jungen Jahren auszeichnen. Menschen ohne ein autobiographisches Gedächtnis wäre es weder möglich, sich zeitlich einzuordnen, noch genau zu wissen, wo sie sich befinden, oder ihre Umwelt sinnvoll auszuwerten. Es braucht den

Vergleich mit der Vergangenheit, um sich in der Gegenwart verorten zu können. Wer bin ich? – Diese Frage beantwortet das autobiographische Gedächtnis.

Doch das ist noch nicht alles. In ihrem Leben nehmen Menschen sehr unterschiedliche Rollen ein: Mal sind sie in erster Linie Tochter, dann vielleicht Angestellte, beste Freundin, Mutter, Tennisspielerin oder Teilnehmerin an einem Volkshochschulkurs. In jeder dieser Rollen verhalten sie sich unterschiedlich, und teilweise bewerten sie die gleichen Dinge sogar unterschiedlich, je nachdem, ob ihre Meinung als beste Freundin oder Mutter gefragt ist.

Das klingt selbstverständlich, ist aber tatsächlich etwas sehr Besonderes: Egal, als wer wir auftreten, haben wir immer den Eindruck, dass sich hinter unseren verschiedenen Rollen das gleiche «Ich» verbirgt. Diese verblüffenden Leistungen vollbringt das autobiographische Gedächtnis. Es ist dabei stets im Hintergrund aktiv und sorgt dafür, dass unsere Rollen und Erlebnisse zu einem sinnvollen Ganzen miteinander verbunden werden. So entsteht nicht nur ein Gefühl von Einheitlichkeit, sondern so können wir uns überhaupt erst flexibel in unterschiedlichen Rollen bewegen. Da wir heute im Vergleich zu früher in immer vielfältigeren Beziehungen stecken, nimmt die Komplexität dieser Aufgabe stetig zu. Manche Wissenschaftler glauben, dass sich deshalb die ohnehin sehr lange Entwicklungszeit unseres autobiographischen Gedächtnisses in Zukunft noch verlängern wird.

WAS DIE FUNKTIONSWEISE UNSERES AUTOBIOGRAPHISCHEN GEDÄCHTNISSES FÜR UNSERE ERINNERUNGEN BEDEUTET

In einem Experiment, das die kalifornische Psychologin Elisabeth Loftus 1995 durchführte, legte man Versuchspersonen Kindheitserlebnisse vor, die Verwandte zuvor den Versuchsleitern berichtet hatten. Diesen wahren Geschichten mischte man eine frei erfundene Episode unter – es handelte sich um eine Geschichte, in der die Versuchsperson als junges Kind angeblich in einem Supermarkt verloren gegangen war. Immerhin 29 Prozent der Versuchspersonen «erinnerten» sich in einer anschließenden Befragung an diese, «ihre» Supermarkt-Geschichte. Besonders beeindruckend war, dass sich dieser Anteil mit jedem weiteren Versuchsdurchlauf erhöhte.

Das Experiment deutet bereits eindrücklich darauf hin, was heute gängige Lehrmeinung ist: Keineswegs funktioniert das autobiographische Gedächtnis als fotografischer Speicher, auf dem objektiv die persönlichen Erlebnisse aus der Vergangenheit festgehalten werden. Im Gegenteil: Das autobiographische Gedächtnis ist ein Ort, an dem Erlebnisse nicht nur sehr selektiv eingespeichert werden. Die Erinnerungen werden auch permanent verändert, umgedeutet und überschrieben. Wie aktiv das autobiographische Gedächtnis den Erinnerungsprozess lenkt, wurde etwa deutlich bei einer Auswertung von Erlebnisberichten aus dem Zweiten Weltkrieg, die eine Forschergruppe 2002 vornahm. Ehemalige Kriegsteilnehmer hatten sich in den Berichten Jahrzehnte nach dem Ende des Krieges an ihre persönlichen Erlebnisse erinnert und sie aufgeschrieben. Bei der Lektüre der Berichte fiel den Forschern auf, dass bestimmte Elemente in den Berichten sich wiederholten, obwohl die einzelnen Zeitzeugen nichts miteinander zu tun hatten. Eine Erklärung bot der 1959 im Kino ausgestrahlte Nachkriegsfilm «Die Brücke». Dessen Autor und

Regisseur Bernhard Wicki war nicht nur selbst Teil der Kriegsgeneration, sondern mit seinem Film identifizierten sich auch Ende der 50er Jahre etliche der letzten Kriegsteilnehmer, Hitlersoldaten, Flakhelfer und jungen Wehrmachtssoldaten. Obwohl sie es anders wahrnahmen, hatten die Zeitzeugen offensichtlich unbewusst Szenen aus dem Film in ihre eigene Biographie eingebaut. Wie konnte ihr autobiographisches Gedächtnis die ehemaligen Kriegsteilnehmer so täuschen?

Entscheidend für die Einlagerung und den Abruf von Erlebnissen im autobiographischen Gedächtnis ist nicht der «objektive Wahrheitsgehalt» von Ereignissen. Wichtig ist die Frage, wie die Ereignisse zu unseren Vorstellungen über uns selbst passen: «Das autobiographische Material ist möglicherweise im Detail nicht korrekt, aber es muss die Integrität des eigenen Lebens aufrechterhalten», so der Kölner Psychotherapeut Philipp Hammelstein. In den vorangegangenen Kapiteln wurde beschrieben, wie unsere persönlichen Ziele unsere Identität bilden. Diese Ziele gelten als zentral für die Art und Weise, wie wir Erfahrungen verarbeiten. Sie sorgen dafür, dass «das, was erinnert wird, kompatibel ist mit dem bereits existierenden Wissen über sich selbst», so Hammelstein. Am liebsten nehmen wir von Ereignissen oder Gesprächen nur die Aspekte wahr und speichern sie ab, die zu uns passen.

Doch wir speichern Erlebnisse nicht nur einmalig derart ab, dass sie zu dem Bild, das wir über uns haben, passen. Nach jedem neuen Abruf passen wir unsere Erinnerungen wieder dem aktuellen Bild von uns selbst an. Nun kann zwischen dem Einspeichern eines Erlebnisses und dem Abruf einige Zeit vergehen, manchmal Jahre. Gleichzeitig befindet sich unsere Identität jedoch im Wandel. In dieser Zeitspanne zwischen Einspeichern und Abruf hat sich das Bild, das wir von uns selbst haben, oft verändert. Die Folge: Jedes Mal, wenn wir ein Ereignis aus der Vergangenheit erinnern, speichern wir es verändert wieder ab. Dabei passen wir nicht nur unsere Erinnerung an unser momentanes Selbstbild an, sondern es fließen auch Aspekte des Kontextes wie die aktuelle Stimmungslage mit ein.

Was heißt das konkret? Nehmen wir an, ein Mann hatte in seiner frühen Jugend eine Affäre mit einer Frau. Damals war er noch schüchtern und hat sich eher unbeholfen angestellt, als er seine Geliebte küsste. Nun, 50 Jahre später, erinnert er sich wieder an diese Zeit. Doch weil er mittlerweile ein reifer Mann mit vielen Erfahrungen ist, der sich im Lauf seines Lebens immer mehr als guter Liebhaber wahrgenommen hat, passt er das Erlebnis aus seiner Jugend an sein heutiges Selbstbild an. Möglicherweise erinnert er sich kaum noch an die Unsicherheit, die er einst verspürt hat, sondern deutet seine damalige Liebschaft als ersten Hinweis auf sein gutes Gespür für das andere Geschlecht. Beim Wiedereinspeichern der Information schreibt er deshalb – unbewusst – das Geschehen aus der Vergangenheit um: Vielleicht kommt ihm der Kuss nun länger, intensiver oder auch unbedeutender vor.

Unser autobiographisches Gedächtnis befindet sich so permanent im Wandel, wobei die Beziehung zwischen unserer Identität und dem Erinnern eine wechselseitige ist: Genau so, wie unsere Identität die autobiographische Erinnerung formt, so speist sich unsere Identität aus unserer Erinnerung. Beide können wiederum durch Ereignisse von außen verändert werden. Das klingt verwirrend, bedeutet jedoch ganz praktisch nichts anderes als: Der erste Kuss im Leben eines Mannes kann seine Identität verändern – vielleicht nimmt sich der Geküsste nun reifer, erwachsener oder männlicher wahr. Gleichzeitig verändert jedoch auch das Bild, das der einst geküsste Mann 60 Jahre später von sich hat und das sich aus seinem autobiographischen Gedächtnis speist, die Erinnerung.

Unser autobiographisches Gedächtnis übernimmt also zwei Aufgaben: eine stabilisierende, weil es dafür sorgt, dass Dinge so erinnert und eingespeichert werden, dass sie zu unserer Identität passen. Und eine motivierende, weil es uns antreibt, mögliche Unterschiede zwischen unserem Selbstbild und unseren Erfahrungen zu verringern. Es unterstützt damit die zwei grundlegenden Mechanismen, über die wir bereits einmal im vorherigen Kapitel gesprochen haben: Wir Menschen wollen so einheitlich wie möglich wirken. Und wir wollen uns so positiv wie möglich sehen. So gesehen ist es kein Wunder, dass die ehemaligen Kriegsteilnehmer Elemente aus dem Film «Die Brücke», die gut zu ihrem Leben passten, in ihre eigene Biographie integriert hatten.

Unmöglich ist es für uns dabei, Ereignisse ohne Gefühle einzuspeichern. Jede autobiographische Erinnerung ist mit einer Emotion verknüpft. Dabei gilt: Je emotionaler das Ereignis, umso besser erinnern wir uns an das Erlebte. Eine spannende Beobachtung in diesem Zusammenhang machte der Direktor der Abteilung für Neurophysiologie am Frankfurter Max-Planck-Institut für Hirnforschung Wolf Singer. In Experimenten zeigte er, dass Versuchspersonen beim Abruf von Erinnerungen besonders dann sehr emotional reagieren, wenn diese im Zusammenhang mit Lebenszielen standen. Je stärker eine Erinnerung die Erreichung eines solchen Ziels beinhaltete, umso positiver waren die Gefühle. Je mehr sie ihm widersprach, umso negativer die Reaktionen. Hat also eine Frau das Ziel, «eine gute Angestellte zu sein», wird sie sich mit angenehmen Gefühlen an die Situationen erinnern, in denen ihr Chef sie gelobt hat. Unangenehm werden ihr Erinnerungen sein, in denen sie zum Beispiel zu spät kam – ganz abhängig davon, was für sie überhaupt eine gute Angestellte kennzeichnet.

Emotionen bewirken also nicht nur, dass wir bestimmte Ereignisse besonders gut einspeichern. Sie können auch eine Signalfunktion haben: Treten beim Erinnern Gefühle auf, kann man so Rückschlüsse auf Lebensziele ziehen.

Nehmen wir bestimmte Erinnerungen hingegen nie in Anspruch, war die Situation für uns von geringer Bedeutung. Die Erinnerungen verblassen dann nicht nur, sondern sie verschwinden für immer. Der Grund dafür ist, dass sich die Verbindungen zwischen einzelnen Nervenzellen, in denen normalerweise unsere Erinnerung gespeichert ist, zurückbilden.

Auch wenn es sich befremdend anfühlt: Wir müssen vermutlich akzeptieren, dass unsere Erinnerungen hochselektiv und störungsanfällig sind. Die meiste Arbeit, die unser autobiographisches Gedächtnis verrichtet, geschieht, ohne dass wir es bemerken. Deshalb ist die Vorstellung, dass Menschen willentlich das Vergangene verbiegen, auch nicht richtig. Dabei scheint zu gelten: Je weniger stabil unsere Identität ist, umso fehleranfälliger sind auch unsere Erinnerungen. Zudem steigen die Anforderungen an das autobiographische Gedächtnis mit der Anzahl unterschiedlicher Rollen, die ein Mensch im Leben erfüllen muss.

Unser autobiographisches Gedächtnis hat viel weniger mit der Vergangenheit zu tun, als die meisten erwarten. Sein Sinn liegt vielmehr darin, uns bei der Bewältigung der Gegenwart zu helfen, indem es unsere Identität beschützt, uns ein Gefühl von Kontinuität gibt und uns dazu befähigt, verschiedene Rollen anzunehmen. Warum verändert sich unser Erinnern jenseits der 60?

WARUM SICH DAS ERINNERN IM ALTER VERÄNDERT

In Norderstedt greift Günther Matiba zu seinem Text «Ein wirksames Wissen gegen Rheuma oder warum ich beinahe Imker geworden wäre». Die Geschichte stammt aus seiner Kindheit in den letzten Kriegsjahren und handelt von seinem Pflegevater, einem Imker, und davon, wie genau ein Bienenstock funktioniert. Es ist eine sehr informative und lustige Geschichte. Immer wieder lachen die anderen Teilnehmer der Erinnerungswerkstatt. Als Matiba fertig ist, blickt er in die Runde und fragt: «War das auch nicht zu langweilig?»

Zum regelmäßigen Erinnern sei er wie die Jungfrau zum Kind gekommen, sagt Matiba später. Beiläufig und bei einer ganz anderen Gelegenheit habe er vor einiger Zeit seinem Bekannten Schukat eine Geschichte aus seiner Vergangenheit erzählt. Der forderte ihn gleich auf, diese doch aufzuschreiben. Nun erscheint der 75-jährige Matiba regelmäßig in der Erinnerungswerkstatt. «Mit der Vergangenheit hatte ich eigentlich nie groß etwas am Hut», sagt er. Doch jetzt, beim Aufschreiben und beim Zuhören der Geschichten der anderen, tauchten plötzlich immer mehr Erinnerungen in ihm auf. Teilweise käme er kaum noch mit dem Verschriftlichen hinterher. Er schreibe das Vergangene weder aus wissenschaftlichen noch aus politischen Gründen auf. Auch hege er nicht die Illusion, mit seinen Erinnerungen berühmt zu werden. Er wolle sie schlicht und ergreifend festhalten. «Einfach so. Aus Spaß.»

Bereut habe er es bisher nicht, dass er mit dem Aufschreiben seiner Erinnerungen begonnen habe: «Schlechter geht es mir dadurch auf keinen Fall.»

Aber ob es ihm bessergehe? Oder er dadurch ein anderer Mensch geworden sei?

Während Matiba noch unsicher über die Auswirkungen des Erinnerns auf sein Leben ist, verbinden andere Teilnehmer der Erinnerungswerkstatt konkrete Ziele mit der Beschäftigung mit der Vergangenheit: «Für mich hat das Erinnern fast etwas Therapeutisches», sagt etwa Matibas Sitznachbarin. Sie fängt an diesem Vormittag beim Thema «Nachkriegs-Hamburg» an zu weinen: «Eine Sirene oder ein muffiger Geruch genügen, schon sehe ich mich wieder als kleines Mädchen in den Trümmern.»

Ein anderer Teilnehmer berichtet, er habe leider erst begriffen, wie wenig er vom Leben seiner Eltern wisse, als sie beide bereits tot waren. Deshalb schreibe er jetzt schon seine Erinnerungen auf, auch wenn sich seine Kinder noch nicht für sie interessierten: «Später werden sie einmal dankbar sein.» Schukat hingegen sagt: «Was die Fettschicht für den Bären im Winterschlaf ist, das *ist für mich heute im Alter die Erinnerung an meine Vergangenheit.»*

Spaß. Therapie. Weitergabe von Erfahrung und Wissen. Bereicherung des eigenen Lebens. Die Gründe für die vermehrte Beschäftigung mit der Vergangenheit, die ältere Menschen berichten, sind vielfältig. Wissenschaftler fassen sie dennoch zusammen und unterteilen sie in zwei große Bereiche.

WIE UNS ERINNERUNGEN IM UMGANG MIT ANDEREN MENSCHEN HELFEN

Da ist zum einen das Erinnern, das aus sozialen und erlebnisorientierten Gründen geschieht. Selbst wenn im Alter der eigene Alltag keine großen Abwechslungen mehr bereithält, haben Menschen dank ihrer Erfahrungen aus der Vergangenheit Stoff für Gespräche. Das Mehr an Zeit und das Weniger an Erlebnissen werden durch Erinnerungen gefüllt. Ältere Menschen können so Interesse an ihrer Person wecken, sich ablenken, Gemeinsamkeiten mit anderen entdecken oder auch empathische, wohltuende Reaktionen bei den Zuhörern hervorrufen. Gleichzeitig bietet sich auf diesem Weg die Möglichkeit, an die nachfolgenden Generationen Erfahrungen aus dem eigenen Leben weiterzugeben.

Alte Menschen sind zudem häufig negativen Stereotypen ausgesetzt: Zumindest unterschwellig wird ihnen immer wieder unterstellt, sie seien jammerig, krank oder anstrengend. Erinnerungen sind eine gute Möglichkeit, diesen (oft unberechtigten) Vorurteilen etwas Positives entgegenzusetzen, um das eigene Selbstwertgefühl zu schützen. Berichten ältere Menschen davon, was für eine erfolgreiche Verkaufsleiterin, was für ein guter Vater oder was für ein tapferer Soldat sie waren, wehren sie sich auch gegen die Stigmatisierung des Alters. «Ältere Menschen sind dadurch besser in der Lage, ihre Identität zu kontrollieren und in sozialen Interaktionen zu verhandeln», so die Professorin für Entwicklungspsychologie der Universität Bern Pasqualina Perrig-Chiello.

WAS UNS PERSÖNLICH DAS ERINNERN NÜTZT

Doch das Erinnern erfüllt noch eine zweite Aufgabe. Diese ist womöglich noch wichtiger als die erste und hat weniger mit anderen Menschen als vielmehr mit dem Erinnernden selber zu tun.

Je älter wir werden, umso mehr nähern wir uns unserem Lebensende, und umso knapper wird unsere Zeit. Die Spielräume für zukunftsgerichtetes Planen und Handeln, das unserem bisherigen Leben Bedeutung gegeben hat, werden dadurch enger. Das bedeutet nicht nur, dass wir immer mehr von unseren Zielen aufgeben müssen, sondern auch, dass wir einen Sinnverlust erleiden. Dies hat Folgen: War unsere Identität im bisherigen Leben vor allem durch unsere Ziele bestimmt, so fangen wir nun verstärkt an, sie durch unsere zurückliegende Lebensgeschichte zu definieren. «Die Zukunftsperspektive verliert im höheren Alter an Wertigkeit; zugleich nimmt die gedankliche Beschäftigung mit der Vergangenheit zu», so der Trierer Entwicklungspsychologe Jochen Brandtstädter. Weil wir beim Erinnern unser Leben bilanzieren, wird die persönliche Lebensgeschichte so zu einer «Sinnressource». Mit anderen Worten: Je älter wir werden, umso mehr wenden wir uns von zukünftigen Zielen ab. Stattdessen erinnern wir unser Leben und suchen dabei nach einem roten Faden. Denn dieser kann unserem Leben und damit auch uns einen Sinn und eine Bedeutung verleihen.

Glücklicherweise hilft uns dabei die Funktionsweise unseres autobiographischen Gedächtnisses. Schließlich speichert es Informationen so ab, dass sie möglichst zu uns und unserer Sicht auf die Welt passen. Je öfter wir also Informationen aus unserem Gedächtnis hervorholen und wieder einspeichern, umso einheitlicher werden die Inhalte des autobiographischen Gedächtnisses; umso runder, sinnhafter und auch positiver wird die Geschichte, die wir über unser Leben erzählen können.

Erinnerungen sind so gesehen eine sich selbst verstärkende Aktivität und erfüllen damit eine wichtige Funktion für das Wohlbefinden im Alter: Je öfter man sich erinnert, umso angenehmer erscheint die Vergangenheit, was wiederum dazu führt, dass das Erinnern selber immer angenehmer wird. Ganz abgesehen davon, dass auch der Zugriff auf Vergangenes offensichtlich immer weniger Energie kostet, je routinierter man es betreibt.

«Das Alter hat die Entwicklungsaufgabe des Bilanzierens», sagt Andreas Maercker, Inhaber des Lehrstuhls für Psychopathologie und Klinische Intervention an der Universität Zürich. Ziel des Erinnerns ist das, was der bereits verstorbene, deutschamerikanische Psychoanalytiker Erik H. Erikson «Integrität» genannt hat: «Dies bedeutet die Annahme seines einen und einzigen Lebenszyklus und der Menschen, die in ihm notwendig da sein mussten und durch keine anderen ersetzt werden können. Er bedeutet eine neue, andere Liebe zu den Eltern, frei von dem Wunsch, sie möchten anders gewesen sein, als sie waren, und die Bejahung der Tatsache, dass man für das eigene Leben alleine verantwortlich ist.»

Erinnern erfüllt also im Alter eine Menge positiver Funktionen. Dabei ist es nicht nur die zusätzliche Zeit im Alltag, die ältere Menschen veranlasst, sich verstärkt mit ihrer Vergangenheit zu beschäftigen, sondern auch das relativ nahe Lebensende. Dennoch sind die Erinnerungen von älteren Menschen längst nicht immer nur angenehm. Und zuweilen kommt es sogar vor, dass sich im Alter plötzlich traumatische Erlebnisse nach Jahrzehnten im Bewusstsein zurückmelden, von denen man angenommen hatte, sie seien längst vergangen.

Wie kann das möglich sein?

WARUM UNSERE ERINNERUNGEN IM ALTER NICHT NUR ANGENEHM SIND

Wir können uns viele Leben für uns vorstellen, allerdings können wir nur eins leben. Im Alter erinnern wir dieses eine Leben nicht nur, wir bilanzieren und bewerten es auch. Fällt die Bilanz positiv aus, weil wir glauben, dass unser Leben auch leicht hätte schlechter verlaufen können, verspüren wir Zufriedenheit, Erleichterung oder Stolz. Fällt die Bilanz hingegen negativ aus, ärgern wir uns und bedauern wir und spüren womöglich Reue.

Was bedeutet diese Reue? Zunächst, dass wir es bedauern, bestimmte Entscheidungen getroffen oder Handlungen unternommen zu haben, die wir aus heutiger Sicht gerne anders gemacht hätten. In dem Bedauern steckt dabei der Hinweis, dass wir noch an Zielen hängen, die wir allerdings derzeit nicht mehr verfolgen. Die Reue hat dabei zwei unterschiedliche Funktionen: Sie kann uns entweder motivieren, die Fehler der Vergangenheit noch rückgängig zu machen. Wir würden also Anstrengungen unternehmen, um das Ziel doch noch zu erreichen. Dazu müssten wir in den assimilativen Modus schalten, der uns hilft, ein Ziel zu fixieren. Oder aber die Reue kann dazu führen, dass wir uns mit Hilfe unserer akkommodativen Fähigkeiten von unserem Ziel lösen.

Denken wir zum Beispiel an einen älteren Herrn, der es bereut, dass er in seinem Leben nie Klavierspielen gelernt hat, obwohl er es immer wollte. Dass er diese Tatsache bedauert, zeigt, dass ihm das Ziel, Klavier zu spielen, noch immer wichtig ist. Das Gefühl von Reue könnte nun entweder dazu führen, dass er sich trotz seines fortgeschrittenen Alters doch noch in der Musikschule anmeldet. Oder aber, dass er lernt, sich von der Idee, jemals in seinem Leben Klavier zu spielen, verabschiedet.

Je älter wir werden, umso weniger Möglichkeiten haben wir, Dinge, die wir bereuen, noch rückgängig zu machen. Gleichzeitig handelt es sich längst nicht immer um solch relativ harmlose Dinge wie das Klavierspielen. Reue kann dann quälend sein und sich im schlimmsten Fall zu einer depressiven Störung ausweiten. Bedauern Menschen im Alter etwa, dass sie sich in jungen Jahren haben scheiden lassen oder dass sie nicht Medizin studiert haben, ist es nicht mehr möglich, die vergangenen Entscheidungen rückgängig zu machen. Umso entscheidender ist es in solchen Momenten, dass die Betroffenen sich klarmachen, an welchen Zielen genau sie noch hängen und welche Oberziele sie mit ihnen verfolgen wollen. Trauern sie der gescheiterten Ehe nach, weil sie das Ziel haben, «geliebt zu werden»? Oder aber löst die Scheidung noch immer Schuldgefühle aus, die im Widerspruch dazu stehen, dass sie eigentlich «un-schuldig sein» wollen? Unter Umständen ist es möglich, diese Oberziele auch auf anderem Weg zu realisieren und sie – notfalls mit der Hilfe Dritter – so umzudeuten, dass es leichter fällt, sich von ihnen zu lösen.

Dass dabei die gezielte Beschäftigung mit der eigenen Biographie helfen kann, zeigte 1997 der Psychologieprofessor der University of Texas James W. Pennebaker. Er lud Versuchspersonen ein, an einem Schreib-Experiment teilzunehmen. Er teilte dabei die Freiwilligen in eine Experimental- und eine Kontrollgruppe ein. In beiden Gruppen sollten die Teilnehmer an drei bis fünf aufeinanderfolgenden Tagen jeweils 15 bis 30 Minuten lang Texte schreiben. Die Teilnehmer der Experimentalgruppe sollten dabei als Thema ihr schmerzhaftestes Erlebnis aus der Vergangenheit wählen, diejenigen aus der Kontrollgruppe mussten über ein oberflächliches Thema wie das Aussehen des Versuchslabors schreiben. Das Ergebnis war, dass die Stimmung der Teilnehmer aus der Experimentalgruppe im Anschluss deutlich schlechter war, sich dieser Effekt jedoch zwei Monate nach der Untersuchung drehte: nicht nur, dass diejenigen, die über ihre schlimmste Erinnerung geschrieben hatten, halb so oft beim Arzt waren. Sie fühlten sich nun auch gesünder, hatten eine bessere Stimmung und blickten optimistischer in die Zukunft.

Pennebakers Ergebnisse über die positiven Effekte des gezielten Erinnerns sind mittlerweile in zahlreichen wissenschaftlichen Studien bestätigt worden. «Ältere Menschen, die sich bewusst mit ihren autobiographischen Erinnerungen beschäftigen, sind seltener depressiv und geistig gesünder als Altersgenossen, die kein solches Interesse zeigen», so Perrig-Chiello, die Schweizer Psychologin. Allerdings: Nicht jede Form des Erinnerns hat die gleiche Wirkung. Neue Forschungsergebnisse deuten darauf hin: Erinnerungen, die der Glorifizierung der Vergangenheit dienen, führen ebenso wenig zu einer nachhaltigen Verbesserung der Stimmung wie Erinnerungen, die genutzt werden, um schlechtes Befinden in der Gegenwart zu erklären. Nützlich ist hingegen eine Auseinandersetzung mit Lebensentwürfen, -plänen und -entscheidungen, die immer mehr zu einem roten Faden führt, der das Leben sinnvoll erscheinen lässt. Je runder, umfassender und stimmiger die Geschichte ist, die man über sich selbst erzählen kann, umso größer ist das Gefühl von (Selbst-)Sicherheit.

Doch was, wenn die Vergangenheit uns nicht deshalb einholt, weil wir uns noch nicht von alten Zielen lösen können. Sondern wenn sie plötzlich auftaucht, unkontrollierbar, in Form von Albträumen oder Gedankenflashs, verbunden mit Angst und Panik?

WAS PASSIERT, WENN TRAUMATA EINEN NICHT MEHR LOSLASSEN

Die Frau, die plötzlich wieder jede Nacht unter Albträumen an ihre Begegnung mit den französischen Soldaten leidet; oder der Mann, der seit seiner Vertreibung aus Ostpreußen nie mehr in der Lage war, ein Haus zu kaufen, und heute noch jedes Mal erschrickt, wenn er einen Menschen Polnisch sprechen hört – während man umgangssprachlich schnell von einem Trauma spricht, ist dieser Begriff im klinischen Sinne eng umgrenzt: «Unter Trauma wird ein kurz oder lang anhaltendes Ereignis oder Geschehen von außergewöhnlicher Bedrohung mit katastrophalem Ausmaß aufgefasst, das bei nahezu jedem tiefgreifende Verzweiflung auslösen würde», so der Traumaspezialist Andreas Maercker von der Universität Zürich. Beispiele für Traumata sind sexuelle oder körperliche Gewalterlebnisse, Kriegserlebnisse, Naturkatastrophen oder Verkehrsunfälle, bei denen entweder das eigene oder das Leben anderer bedroht war.

Kommt es nach dem Erlebnis eines solchen Traumas zu einem bestimmten Muster an Reaktionen, spricht man von einer Posttraumatischen Belastungsstörung (PTBS). Typisch für diese psychische Störung sind die sogenannten «Intrusionsphänomene», sprich wiederkehrende Albträume oder Bilder vom Trauma, die plötzlich und scheinbar ohne Anlass vor dem geistigen Auge auftauchen. «Vermeidungssymptome», die etwa dazu führen, dass man bestimmte Orte oder Situationen nicht mehr aufsucht. «Emotionale Betäubtheitssymptome», die sich derart zeigen, dass Menschen über das Ereignis wie eine dritte, unbeteiligte Person berichten. Aber auch «physiologische Übererregungssymptome» – scheinbar unerklärliche Angstzustände, Nervosität, Panikattacken, die insbesondere bei einer Konfrontation mit einem Reiz auftauchen, der die Betroffenen manchmal unbewusst an das traumatische Ereignis erinnert.

98

Man geht heute davon aus, dass ein nicht verarbeitetes Trauma im Zuge einer solchen Belastungsstörung als eine Störung im Einlagerungsprozess des Ereignisses im autobiographischen Gedächtnis verstanden werden kann. Die Überführung ins permanente, explizite Gedächtnis wird blockiert. Albträume, so der Professor für Psychiatrie an der Harvard-Universität Daniel J. Siegel, «spiegeln wohl die vergeblichen Versuche des Gehirns wider, Blockaden aufzulösen und Erinnerungen zu konsolidieren». Die Folge: Betroffene haben nicht das Gefühl, das traumatische Ereignis zu erinnern, sondern noch immer mittendrin zu stecken. Deshalb gelingt es ihnen nicht, es in ihre Lebensgeschichte einzufügen.

Speziell für das Alter unterscheiden Wissenschaftler heute drei Arten von Posttraumatischen Belastungsstörungen. Erstens die chronische, unter denen die Betroffenen seit dem Trauma zeitlebens leiden. Zwar kann es durch verschiedene Ereignisse ausgelöst werden, bei den heutigen Alten spielt aber in aller Regel der Zweite Weltkrieg eine große Rolle. Aufgrund nicht repräsentativer Studien geht man davon aus, dass rund fünf Prozent aller Kriegsbetroffenen in deutschen und englischen Regionen von einer solchen Form der Störung betroffen sind. Zweitens die Störung, die durch ein aktuelles traumatisches Ereignis ausgelöst wird. Speziell im Alter kann es sich dabei vermehrt um schwere Stürze, lebensbedrohliche Erkrankungen oder Gewalt durch Pflegende gegenüber pflegebedürftigen Personen handeln. Und drittens die sogenannte verzögert auftretende Störung. Hiermit sind Reaktionen auf traumatische Situationen etwa aus dem Krieg gemeint, die manchmal erst Jahre oder Jahrzehnte nach dem eigentlichen Ereignis auftreten.

Vor allem über die Gründe für die dritte, verzögerte, fast nur im Alter vorkommende Form weiß man heute erst verhältnismäßig wenig. Da sie häufig erst im Ruhestand oder nach dem Tod des Partners auftritt, ist die Wahrscheinlichkeit hoch, dass ihr Auftreten mit verstärkten Erinnerungs- und Bilanzierungspro-

zessen zusammenhängt. Auch der Verlust der identitätsstiften-
den Berufstätigkeit und die Freisetzung aus sozialen Rollen und
Verpflichtungen scheinen eine wichtige Rolle zu spielen.

Hirnforscher vermuten heute zudem, dass durch den altersbedingten Abbau von Nervenzellen auch die Netzwerke, die bisher
alte Erinnerungen überdeckt, verdrängt oder gehemmt haben,
immer lockerer werden. So kann längst vergangen Geglaubtes
wieder ins Bewusstsein dringen. Die Folge: Menschen haben
nicht nur den Eindruck, schöne Erlebnisse aus ihrer Kindheit so
deutlich wie nie vor Augen zu haben. Auch traumatische Erlebnisse etwa aus Kriegstagen können wieder zutage treten. Dies kann
insbesondere dann der Fall sein, wenn Gefühle in der Kindheit
nicht erlebt und verarbeitet werden konnten oder durften – so wie
in der Nachkriegszeit.

Was man allerdings weiß: Ältere gehen mit Posttraumatischen
Belastungsstörungen anders um als Jüngere, und sie empfinden
die Störung oft als weniger gravierend. Manchmal hat es damit zu
tun, dass Ältere die Symptome wie Schlafstörungen als normale
Folgen ihres Alters ansehen. In anderen Fällen ist der Grund, dass
ein Vermeidungsverhalten nicht mehr so stark ins Gewicht fällt,
da der Alltag ohnehin schon eingeschränkter ist. Und wieder andere relativieren ihr eigenes Leiden – entweder weil sie aufgrund
von Einsamkeit niemanden mehr haben, mit dem sie ihr Befinden
vergleichen könnten. Oder weil alle anderen auch unter Belastungen wie Krankheiten oder Trauer leiden. «Ältere erleben solche
Störungen oft eher wie einen traurigen Schicksalsschlag», so
Maercker. Das Vermeidungsverhalten wird ohne große Angstge-
fühle fortgeführt, genau wie depressive Stimmungen häufig nicht
in Verbindung mit dem traumatischen Erlebnis gebracht werden.
Statt therapeutische Hilfe in Anspruch zu nehmen, ertragen die
Älteren ihre Symptome – dabei könnte den meisten geholfen werden.

In der Erinnerungswerkstatt in Norderstedt hat sich mittlerwei-
le eine rege Diskussion darüber entwickelt, in welchem Krieg
die Zivilbevölkerung wohl am meisten gelitten hat. Jeder redet
nun mit jedem. Argumente und persönliche Anekdoten werden
ausgetauscht. Dabei wandert die Keksdose über den Tisch, und
die Kaffeetassen werden immer wieder aufgefüllt. Schließlich
einigt man sich darauf, dass alle Kriege schrecklich gewesen sei-
en und es die Frauen waren, die häufig die größten Leistungen
vollbracht haben. «Man müsste ihnen ein Denkmal setzen», sagt
einer. Die anderen nicken.

Anschließend beginnt der 84-jährige, gebürtige Argentinier Er-
nesto Potthoff seine Geschichte «Feuer an Bord» vorzulesen. In
ihr beschreibt der ehemalige Journalist, wie in den 60er Jahren
auf einem Pan-Am-Flug von Buenos Aires nach Boston Feu-
er im Flugzeug ausbrach. Manche der Teilnehmer haben sich
zurückgelehnt, andere haben ihren Kopf auf ihre Ellbogen ge-
stützt. Alle lauschen gebannt den Worten Potthoffs. Manchmal
hört man ein «Unglaublich». Immer wieder wird gelächelt. Ein
Gefühl von Wohlbehagen und Gemütlichkeit macht sich beim
Erinnern an Potthoffs Vergangenheit breit.

«Je mehr wir uns im Alter erinnern, umso reicher erscheint das
eigene Leben», sagt Professor Maercker. Die eigene Biographie
kann so zu einem guten Kommunikationsmittel werden, das uns
im Alter hilft, soziale Kontakte zu pflegen und aufzubauen, was
wiederum zu mehr Lebenszufriedenheit führt.

Doch gibt es im Alter überhaupt noch genügend Menschen in
unserer Nähe, die uns zuhören wollen? Wie verändern sich unsere
Partnerschaften und sozialen Beziehungen, wenn wir uns selbst
wandeln? Wird man sich fremder? Oder beeinflusst man sich gegenseitig und entwickeln sich Menschen mit immer ähnlicheren
Ansichten und Interessen?

NEUVERHANDLUNGEN
ODER: WIE UNS UNSERE
BEZIEHUNG HERAUSFORDERT

Niemals zuvor wurden so viele Paare
gemeinsam alt. Niemals war die Scheidungsrate
unter alten Menschen höher. Jenseits der 60 erleben
Paare oft ihre wahrhaftigsten Momente.

Wie verändert sich unser Beziehungsleben,
wenn wir alt werden?

«Was ist das Geheimnis einer so langen Beziehung?
Dass man sich einig ist und alles miteinander bespricht und
die gleichen Ideale hat. Und dass man sich streitet und rauft und schlägt!
Früher haben wir schon heftig gezankt; heute weniger, weil wir
schwächer geworden sind.
Aber es ist wichtig, dass man nichts in sich hineinfrisst.»
(Die italienische Astrophysikerin Margherita Hack, 84 Jahre alt,
davon 62 Jahre mit dem gleichen Mann verheiratet,
2006 im Interview mit der Schweizer Zeitschrift «Die Weltwoche»)

Draußen ist es bereits dunkel an diesem Abend in Düsseldorf, drinnen sitzt Ernst-Walter Busch* an einem Tisch mit sieben Frauen und fünf Männern im Café «Schau-mal-rein» im «zentrum plus» des Deutschen Roten Kreuzes beim «Single-Treff für Senioren». Das Durchschnittsalter liegt bei rund 67 Jahren. Busch, dessen Frau vor vier Jahren verstorben ist, kommt regelmäßig zu der Veranstaltung, die alle zwei Wochen stattfindet. Rund zwei Stunden sitzen sie – Geschiedene, Junggesellen, Verwitwete – in einem hellerleuchteten Gemeinschaftsraum zusammen, trinken Apfelsaftschorle oder Bier und planen Aktivitäten: Museumsbesuche, Osterfrühstücke, Theaterabende. In erster Linie soll es darum gehen, sich gemeinsam zur Aktivität zu motivieren und nicht allein zu sein, doch «wenn zwei sich finden, ist das natürlich in Ordnung», so Busch. Im Single-Treff hat er bisher noch keine neue Partnerin gefunden, seit einiger Zeit schaltet der 72-Jährige daher Kontaktanzeigen in regionalen Zeitungen. Besonders als Mann erhalte man viel Resonanz. Nicht nur, weil viele ältere, alleinstehende Männer träge seien und ihre Zeit vorm Fernseher absäßen. «Es gibt in meinem Alter einen deutlichen Frauenüberschuss», so Busch. Ohne Probleme bekäme er daher bis zu 30 Zuschriften auf seine Annoncen, auch, weil ältere Frauen Kontaktanzeigen von Männern oft an ihre Freundinnen weiterleiten. Gefunkt hat es dennoch bisher nicht. «Der Wunsch, sich noch einmal zu binden, ist bei vielen vorhanden. Was fehlt, ist der Wille und die Fähigkeit, sich noch einmal auf jemand anderen einzulassen.» Manche Männer würden bereits beim ersten Treffen erklären, wie sie gerne ihr Ei beim Frühstück gekocht hätten, hat Busch sich von Frauen berichten lassen.

Single-Treffs für Senioren? Noch ist das eher die Ausnahme. Oder besser: Es ist die Ausnahme, dass eine Veranstaltung auch explizit so genannt wird. Denn überall in Deutschland gibt es mittlerweile Orte, an denen sich alleinstehende Ältere treffen. Und auch im Internet boomt der Markt der Menschen, die sich jenseits der 60 neu verlieben möchten. Es ist gleichsam bezeichnend, wie man in Düsseldorf im Single-Treff die Partnersuche eher als Nebensache darstellt. Viele Ältere fremdeln noch mit dem Thema, nicht zuletzt, da ein Single-Leben insbesondere bei den jüngeren Alten bis 75 Jahre heute noch immer eher die Ausnahme ist.

Der Single-Treff in Düsseldorf und die Beobachtungen von Busch sind daher vor allem ein Zeichen dafür, dass Beziehungen im Alter nicht unbedingt unkomplizierter werden und dass ihre Gestaltung längst nicht mehr so selbstverständlich wie noch vor wenigen Generationen ist. Dafür gibt es sehr verständliche Gründe: Verließ vor 100 Jahren das letzte Kind das Elternhaus, blieben Vater und Mutter meist nur noch wenige Jahre als Paar allein, bis einer von beiden verstarb. Die Zeit der sogenannten «nachelterlichen Gefährtenschaft» betrug zu Beginn des letzten Jahrhunderts in etwa ein bis zwei Prozent der Gesamtlebensdauer. Selbst wenn die Partnerschaft noch so schlecht war – in der Regel ließ sich dieses knappe Jahr irgendwie überstehen. Wie es um die Zufriedenheit in der Partnerschaft im Alter bestellt war? Und was danach passierte, wenn einer der Partner, meist die Frau, verwitwet war? In der öffentlichen Wahrnehmung spielten diese Themen keine Rolle. Was Sehnsüchte und das Beziehungsleben anging, wurden Menschen jenseits der 65 behandelt wie Neutren. Sexualität im Alter war lange Zeit weitestgehend ein Tabu.

Ganz so einfach ist es heute nicht mehr: Die Phase eines Paares, in der es im Alter nach dem Berufsleben Zeit miteinander verbringt, beträgt heute oft gut 30 Prozent der Gesamtlebenszeit. Nicht selten geht es um 20 bis 30 Jahre. Und auch wenn heutzutage immer häufiger alte, unverheiratete Paare oder Singles anzutreffen sind: Die deutliche Mehrheit der über 55-jährigen Frauen und über 60-jährigen Männer in Deutschland ist verheiratet, die meisten in erster Ehe. So waren laut dem 2005 veröffentlichten «Fünften Bericht zur Lage der älteren Generationen in der Bundesrepublik Deutschland» von den 65- bis 69-jährigen Männern 83,5 Prozent verheiratet, 7 Prozent verwitwet und nur 9,6 Prozent ledig oder geschieden. Bei den Frauen waren es 64,5 Prozent Verheiratete, 25 Prozent Verwitwete und 10,5 Prozent Geschiedene oder Ledige. «Noch nie hat es eine so große Zahl langjährig verheirateter Menschen gegeben. Die große Zahl der Menschen in sogenannten ‹Alt-Ehen›, die mit der Entpflichtung aus Familienaufgaben, Kindererziehung und beruflicher Verantwortung zum Teil noch ein Drittel ihrer Partnerschaften vor sich haben, ist beeindruckend», sagt Insa Fooken, Professorin für Entwicklungspsychologie an der Universität Siegen. Die Paartherapeutin und Privatdozentin an der Uni Heidelberg Astrid Riehl-Emde, die sich auf die Beziehungen älterer Menschen spezialisiert hat, schreibt: «Die Chance, als Paar hochbetagt alt zu werden, ist gegenwärtig höher denn je.»

Zunächst einmal scheint das eine sehr gute Nachricht zu sein: Zahlreiche Forschungsergebnisse belegen heute die Bedeutung einer Beziehung als soziales Stützsystem im Alter. Wer in einer Partnerschaft lebt, bleibt aktiver und hat ein geringeres Erkrankungsrisiko und – im Falle einer Erkrankung – bessere Genesungschancen als Personen ohne Partnerschaft. Lässt man sich scheiden oder stirbt der Partner, erhöht das umgekehrt die Wahrscheinlichkeit einer eigenen Erkrankung oder gar des Todes. In einer US-amerikanischen Längsschnittstudie konnten die Wissenschaftler zeigen, dass Frauen in langjährigen Beziehungen günstigere Blutdruck-, Cholesterin- und Gewichtswerte hatten und weniger depressiv, ängstlich und ärgerlich waren als ihre ledigen, geschiedenen oder verwitweten Altersgenossinnen. Gerade nach dem beruflichen Ruhestand, im Übergang vom zweiten zum dritten Lebensabschnitt, kann eine Partnerschaft sich für die Beteiligten zudem als wertvolle Ressource erweisen, um die zahlreichen Veränderungen gemeinsam zu meistern.

Das Problem ist nur: All diese günstigen Effekte einer Partnerschaft gelten nur, wenn sie als zufriedenstellend erlebt wird. Wie hoch das Maß an Zufriedenheit in langjährigen Beziehungen ist, darüber gibt es noch keine Einigung unter Experten.

In Befragungen bewerten zwar über 90 Prozent der verheirateten Paare zwischen 60 und 85 Jahren ihre Beziehung als «gut bis sehr gut». Diese steigende Güte der Beziehung im höheren Alter zeige sich unter anderem an einer höheren Freude an gemeinsamen Aktivitäten, einer geringeren Konflikthäufigkeit, mehr gemeinsam verbrachter Zeit sowie einem höheren Maß an Zärtlichkeiten. Zudem sinkt mit dem Alter die Lust an Auseinandersetzungen in der Beziehung und Paare gehen insgesamt verträglicher miteinander um. Gleichzeitig gaben jedoch in anderen Untersuchungen nur drei Prozent der Teilnehmer an, der Ruhestand sei ein Gewinn für ihre Beziehung. Paartherapeuten und Eheberatungsstellen stellen eine deutlich steigende Nachfrage älterer Paare nach Beratung fest. Und viele alte Paare, so die Experten, geben sich extrem viel Mühe, den Schein einer intakten Ehe zu wahren. Doch es brodelt nicht nur unter der Oberfläche, auch die harten Fakten belegen, dass in Beziehungen im Alter nicht nur Harmonie vorherrscht: Bei etwa neun Prozent aller Scheidungen, die in Deutschland vollzogen werden, geht es mittlerweile um Ehen mit einer Dauer von mehr als 25 Jahren. Die Anzahl der Ehescheidungen nach der Silberhochzeit hat sich seit 1975 verdreifacht. Und laut Scheidungsstatistik gibt es einen zweiten Scheidungsgipfel bei Paaren, die 20 bis 25 Jahre verheiratet sind. Die einstige Formel «Je länger eine Partnerschaft, umso unwahrscheinlicher eine Trennung, gilt nicht mehr», so Fooken.

Was bedeutet es, wenn immer mehr Menschen sich nach Jahrzehnten, die sie gemeinsam miteinander verbracht haben, trennen? Schließlich gehört nicht nur in den Augen von Wissenschaftlern eine Scheidung zu den besonders belastenden Lebensereignissen, die einem Menschen im Leben widerfahren können.

Ganz nüchtern betrachtet erst einmal nicht mehr, als «dass Scheidung mittlerweile auch von älteren Paaren weitaus häufiger als eine Form der Konfliktlösung bei Beziehungsproblemen praktiziert wird», so Fooken. Doch die Statistiken sagen noch mehr: Egal, wie viele Jahre Lebensgemeinschaften bereits Bestand haben, im Alter werden Paare offensichtlich noch einmal mit neuen Herausforderungen konfrontiert: sei es, weil sich die Rahmenbedingungen des Lebens derart ändern, dass manche nun den Mut finden, längst überfällige Entscheidungen zu realisieren. Sei es, weil Probleme und Situationen auftauchen, mit denen ein Paar bis dato nie konfrontiert war.

Unzufriedenheit in ihrer Partnerschaft zu ignorieren oder die Probleme nur unbefriedigend zu lösen, fällt den Beteiligten angesichts von vielen möglichen, noch verbleibenden gemeinsamen Jahren dabei zunehmend schwerer. Wohl auch, weil sich der Blick der Gesellschaft auf Partnerschaften verändert hat: «Früher war eine Ehe, mit der man unzufrieden war, noch lange kein Grund, sich zu trennen», sagt Fooken. «Heute ist es genau umgekehrt: Läuft eine Ehe schlecht, muss man sich erklären, warum man dennoch an ihr festhält. Das gilt auch fürs Alter.»

WAS DIE NEUEN HERAUSFORDERUNGEN FÜR BEZIEHUNGEN IM ALTER SIND

Fest steht: Im Alter müssen wir in Beziehungen mit einer Vielzahl von neuen Herausforderungen klarkommen. Diese reichen von der veränderten finanziellen Situation über mögliche Krankheiten, der Pflegebedürftigkeit der eigenen Eltern, dem Verlust von Anerkennung aus dem Berufsleben bis hin zu Kränkungen und

Verletzungen aus dem Beziehungsleben, die plötzlich wieder zum Thema werden. «Die Organisation des Alltags – Wer saugt Staub? Wer macht die Wäsche? – ist dabei in aller Regel das geringste Problem», sagt Fooken. Gemeinsam ist all den unterschiedlichen Herausforderungen erst einmal eines: Sie müssen erkannt und benannt werden, bevor gemeinsam nach einer Lösung gesucht wird. Das klingt banal, ist aber in Wirklichkeit eine komplizierte Aufgabe. Schließlich fehlt nicht selten zunächst schlicht das Wissen, um Probleme richtig einschätzen zu können: Wie genau wirkt sich das fortgeschrittene Alter auf die Erektionsfähigkeit des Mannes aus? Kann der Partner mit Arthrose wirklich nur aufgrund seiner Krankheit nicht mehr mit in den Segelurlaub fahren? Wie entwickelt sich das Lustempfinden der Frau nach der Menopause? Hinzu kommt: Viele Paare haben die nötigen kommunikativen Kompetenzen, die zur Überwindung der neuen Herausforderungen nötig sind, nie ausgebildet; oder sie haben sie während der geschäftigen Jahrzehnte zwischen Karriere und Kindern mit ihren zahlreichen Anforderungen von außen verlernt.

Robert Bolz, Münchener Paar- und Sexualtherapeut, hat sich auf das Beziehungsleben ab dem dritten Lebensabschnitt spezialisiert. Er kennt etliche Paare, bei denen sich die Kommunikationsfähigkeit im Verlauf der Beziehung zurückentwickelt hat: «Da haben beide Partner immer anspruchsvolle Aufgaben gehabt und waren abends meist so erschöpft, dass sie nur noch das Familienmanagement besprechen konnten. Unterhaltungen darüber, ‹Wie geht es dir? Wie geht es mir?›, haben in aller Regel nur noch selten stattgefunden», so Bolz. Am Wochenende hingegen hätten sich beide erholen wollen. «Belastende Themen wurden dann, wenn irgendwie möglich, vermieden.» Zwar gebe es in Beziehungsratgebern genügend Hinweise wie «Nehmt euch in der Woche wenigstens einen Abend Zeit!», sagt Bolz. «Doch viele Paare, die solche Tipps umsetzen wollen, sitzen dann auf dem Sofa und fragen sich: Was sollen wir jetzt machen? Wir haben doch beide noch so viel anderes zu tun.»

Das Problem ist: Im Alter, wenn das Gerüst von Aufgaben und vielen, oft beruflichen Kontakten wegfällt, wird die Unfähigkeit zu kommunizieren plötzlich offenkundig und die Sprachlosigkeit zu einem Problem: Lange gab es ausreichend Ablenkungen oder Ausreden, mit denen man grundsätzliche Auseinandersetzungen in der Beziehung verhindern konnte. Jetzt sind die Paare im Alter auf sich selbst gestellt – ohne Kinder, ohne Job. Selbst wenn die Beziehung bereits seit Jahrzehnten dauert, ist das für die meisten eine neue Situation. Gleichzeitig existiert nun mehr Zeit, sich möglicher Unzufriedenheit in der Partnerschaft bewusst zu werden. Die Hoffnung mancher Paare, dass sich die eheliche Zufriedenheit im Ruhestand von selbst verbessert, ist dabei – laut unterschiedlichen wissenschaftlichen Studien – vergebens.

Es genügt also nicht, es nur irgendwie zu zweit bis in den Ruhestand zu schaffen. «Beziehungen erleben im Alter häufig ihre wahrhaftigsten Momente», sagt Bolz. Er meint, dass Menschen in ihren Partnerschaften selten so wenig äußere Ablenkung erfahren wie im Ruhestand und sich fast nie zuvor im Leben so ehrlich betrachten konnten oder mussten. Gleichzeitig müssen sie gemeinsam zahlreiche Herausforderungen bewältigen. Gelingt es den Partnern, die Veränderungen in ihrer Beziehung positiv zu gestalten, können diese «wahrhaftigen Momente» zu einer beeindruckenden Zunahme der Liebe führen, und viele Paare finden sich neu. Gelingt dies nicht, sinkt die Zufriedenheit. Manche unglücklichen alten Paare landen bei Bolz in der Praxis und suchen Rat – in der Regel, wenn das letzte Kind das Haus verlassen und der Ruhestand begonnen hat. «Wir haben uns als Paar über die Jahre verloren», hört der Therapeut dann häufig. Oder aber alte Wunden und Verletzungen, die während der Partnerschaft entstanden sind und die lange keine Rolle spielten, sind wieder ein Thema geworden und vergiften die Beziehung. «Wenn der Anforderungsdruck von außen zurückgeht, dann kommen die Binnengeschichten hoch», sagt Bolz.

Noch weiß man kaum etwas über die «Transformationsprozesse der Liebe» (Bolz) nach langjährigen Beziehungen. Doch mit welchen Veränderungen ältere Paare zurechtkommen müssen, darüber gibt es mittlerweile immer mehr Erkenntnisse.

WAS DIE AUFGABE ALTER ROLLEN FÜR UNSERE BEZIEHUNG BEDEUTET

Als ihr Mann den Anzug aus dem Schrank nahm, ihn ihr vor die Füße warf und sagte: «Da ist ja ein Fleck drin», da war die Berlinerin Gisela Schmidt* bereits so erschöpft, dass sie nicht einmal mehr weinen konnte. Gut 41 Jahre war sie zu dem Zeitpunkt verheiratet. Ihr Mann hatte Karriere in verschiedenen internationalen Unternehmen gemacht, sie war die Frau an seiner Seite gewesen. Sie hatten in Frankreich, Italien und China gelebt. Während er häufig bis spätabends arbeitete, hatte sie sich um die drei gemeinsamen Kinder gekümmert, die jeweiligen Wohnungen eingerichtet und die sozialen Kontakte gepflegt. Zwar hatten Arbeitskollegen ihres Mannes Gisela Schmidt immer wieder berichtet, dass der Umgang mit ihm im Beruf nicht immer einfach sei. Er sei ungeduldig, könne Kritik nicht gut vertragen und neige dazu, schnell zu explodieren. Für Schmidt waren das Berichte aus einer anderen Welt: Während ihr Mann bei seiner Arbeit der Chef war, überließ er zu Hause ihr die Entscheidungen, liebte es harmonisch und übte fast nie Kritik an ihrer Art, den Haushalt zu führen, die Wohnung einzurichten oder die Kinder zu erziehen. «Ich habe ihn sehr geliebt», sagt die gepflegte, attraktive 65-Jährige. Nach einem Karriereknick habe sich ihr Mann jedoch verändert – da sei er Mitte 50 gewesen. Doch unerträglich sei die Situation erst geworden, als er berentet wurde und plötzlich rund um die Uhr zu Hause gewesen sei.

Wie ein autoritärer Chef führe er sich seither in den eigenen vier Wänden auf. Täglich habe er etwas an Dingen zu beanstanden, die er jahrzehntelang geschätzt habe. Er beobachte und kontrolliere plötzlich ihre Hausarbeit, konfrontiere sie mit seinen perfektionistischen Ansprüchen und werde laut und aggressiv, wenn sie diese nicht erfülle. Immer wieder werfe er ihr nun «Faulheit» oder «Schlampigkeit» vor, zudem, dass sie einfach «nicht logisch» an ihre Arbeit herangehe.

«Mein Mann ist überzeugt, er tut genau das Richtige», sagt Schmidt. Auf sein verändertes Verhalten von ihr angesprochen, reagiere er verständnislos: «Ich tue doch immer alles für dich!» Seit fast drei Jahren gibt es keine körperlichen Annäherungen mehr zwischen ihnen. Wenn sie gemeinsam Zeit verbringen, herrscht meist Schweigen – es sei denn, sie befinden sich in Gesellschaft: Dann ist ihr 68-jähriger Mann plötzlich charmant und gibt sich weltmännisch. Freundinnen, denen sie von ihrer desolaten Beziehungssituation erzählt, reagieren verwundert: «Ihr seid doch so ein wunderbares Paar. Jetzt reißt euch mal zusammen.» Vor zehn bis 15 Jahren, als ihr Mann seinen Karriereknick gehabt und sich negativ verändert habe, hätte sie sich trennen sollen. Doch damals habe sie «zu wenig Mumm gehabt», um ihn zu verlassen. Jetzt fehlen ihr die körperliche Kraft und das Selbstvertrauen für eine Trennung. Besonders fürchte sie sich vor den Veränderungen in ihrem langjährigen Freundes- und Bekanntenkreis. «Wahrscheinlich werde ich ihn erdulden lernen», sagt Gisela Schmidt.

Keine Frage: Der Fall Schmidt ist ein extremer. Dennoch wird an ihm deutlich, was sich als Erstes in Beziehungen verändert, wenn wir als Partner alt werden: die gewohnten Rollen. Zunächst trifft es meist denjenigen, der bisher Vollzeit gearbeitet hat (also bis heute in den meisten Fällen den Mann), und zwar besonders hart dann, wenn er bis zuletzt alle Energien in den Beruf gesteckt hat, stark auf seine beruflichen Aufgaben fixiert war und es versäumt hat, sich auf die Phase danach vorzubereiten. Nicht nur, dass er plötzlich über viel frei gewordene Zeit verfügt. Ihm fehlt in den meisten Fällen auch eine wichtige Quelle der Selbstbestätigung, die er etwa in Form von Lob von Vorgesetzten, Anerkennung durch Kollegen, Macht über Angestellte, Dankbarkeit von Kunden oder den Ruf als Experte für eine bestimmte Tätigkeit bezogen hat. Hinzu kommt, dass mit dem Eintritt in den Ruhestand oft ein Großteil der selbstverständlichen sozialen Kontakte wegbricht und negative Selbstbeurteilungen wie «Ich leiste nichts mehr» vermehrt auftreten können. Wichtige Oberziele wie «machtvoll sein», «leistungsstark sein», «respektiert werden» kommen plötzlich ins Wanken – und mit ihnen die Identität.

Eine schwierige Situation, die besonders heikel ist, wenn die Wertschätzung durch den Partner zu einem Großteil auf dem beruhte, was man beruflich darstellte. Auf den Wegfall der Berufsrolle folgt dann fast unweigerlich eine Ernüchterung. Diese werde häufig noch einmal dadurch verstärkt, dass «die Spuren des Alters schonungsloser sichtbar werden, wenn sie nicht mehr durch den Weichzeichner von Erfolg und Prestige gemildert werden», so die Autorin Bettina von Kleist, die für ihr Buch «Wenn der Wecker nicht mehr klingelt – Partner im Ruhestand» 13 Paare und sechs Singles um die 65 Jahre intensiv zu ihrem Beziehungsleben befragt hat. Dabei seien es häufig die Frauen, die nun die Lahmheit ihres Partners beklagen und sich plötzlich fragen würden: «Hat er sich so verändert? Oder habe ich ihn falsch wahrgenommen?»

Doch selbst wenn der bisher Berufstätige nicht vor allem für das geliebt wurde, was er im Beruf dargestellt hat: Er muss sich auf die Suche nach neuen Rollen machen, die das, was der Beruf bisher befriedigte, ersetzen. Das können Ehrenämter, Hobbys oder die oft gerade für Männer besonders befriedigende, aber wenig planbare Rolle als Großvater sein. Mit Sicherheit wird er jedoch auch dort, wo nun sein Lebensmittelpunkt ist, nach seinem neuen Platz suchen: zu Hause. Egal, ob der andere Partner noch weiterhin arbeitet oder nicht: Allein durch seine bloße Präsenz stellt der neue Ruheständler dort nun die bisherigen Ordnungen in Frage. Nirgendwo sonst wird dies deutlicher als beim Thema Hausarbeit.

Mehrfach schon war die Haushalts-Aufgabenverteilung im Ruhestand Gegenstand wissenschaftlicher Untersuchungen. Mit widersprüchlichen Ergebnissen: Mal wurde festgestellt, dass sich (in traditionellen Partnerschaften) durch die Berentung des Mannes im Grunde nichts daran ändert, wie sehr er sich beim Kochen oder Putzen engagiert. Mal wurde herausgefunden, dass sein Engagement im Haushalt deutlich zunimmt. Was jedoch auffiel: In den meisten Untersuchungen stellte sich heraus, dass diejenige, die sich bisher um den Haushalt gekümmert hatte, nicht unbedingt erfreut war über die neue Unterstützung. Die Beteiligung des Mannes an der Hausarbeit war häufig nicht erwünscht oder wurde stark kritisiert. Und mehr noch: Rechtfertigte lange Jahre die Berufstätigkeit des Mannes die entstandenen Geschlechterrollen in der Partnerschaft, fehlte durch seinen Eintritt in den Ruhestand nun dafür die Legitimation. Einige Frauen erlebten diese Veränderung als bedrohlich für ihr Selbstbild – unabhängig davon, ob sie selber neben ihren Aufgaben als Hausfrau auch arbeiten gingen oder nicht. Die Konsequenz: Sie bemühten sich um eine Abgrenzung zum Ehemann, etwa indem sie ihm die Kompetenz beim Kochen, Putzen oder Aufräumen absprachen oder ihm per Zettel Anweisungen für den Tag hinterließen. «Die Frau beansprucht zwar häufig die Hilfe des Mannes, untersagt ihm dabei jedoch jede Mitgestaltung des Haushalts», ist in der Studie «Das Paar beim Übergang in den Ruhestand» zu lesen, die die Psychologin Sabine Buchebner-Ferstl 2005 im Auftrag des Österreichischen Instituts für Familienforschung erstellt hat und für die sie etliche ältere Paare und Singles befragt hat.

Die Folgen: Dauerstreit im Haushalt, der entweder wie im Fall von Gisela Schmidt in der Zermürbung eines der Partner endet oder aber zum Rückzug des Mannes von den «femininen Aufgaben» führt. Im Haushalt verstärkt er dann höchstens seine Aktivitäten hinsichtlich «maskuliner» Tätigkeiten wie Reparaturen oder Rasenmähen.

«Frauen tun sich mit der beruflichen Entthronung ihres Mannes häufig schwer», so von Kleist. Deshalb lehnten einige Frauen die Mithilfe ihres Mannes ab, weil die aus ihrer Sicht banalen Haushaltstätigkeiten an seinem durch den Beruf erworbenen Image kratzen würden, an dem sie weiterhin partizipieren möchten. «Dass sie ihm so regelrecht vorenthalten, neue Lebensbereiche für sich zu entdecken, ist ihnen oft nicht bewusst.» Gleichzeitig ist jedoch auch der umgekehrte Fall nicht ganz ungewöhnlich: Geht die Frau noch arbeiten, fühlen sich manche Männer vernachlässigt und tun sich sehr schwer damit, dass ihre Frau sie beruflich überrundet. Aus Protest verweigern sie dann die Mithilfe im Haushalt. Oder sie reagieren mit psychosomatischen Beschwerden, um der Partnerin zu signalisieren, dass ihnen ihre Eigenständigkeit nicht passt.

Deutlich wird: Der Wegfall oder die Veränderung einer Rolle betrifft niemals nur einen der Partner allein. Nicht nur, dass sich fast automatisch das Bild verändert, das der eine vom anderen hat, etwa wenn der einst beruflich stark eingebundene Mensch nun die Tage am Küchentisch verbringt. Auch die eigene, bisher als selbstverständlich geglaubte Rolle muss zuweilen gegen den Partner verteidigt werden. Und immer wieder müssen Aufgaben neu verteilt werden. Da das Alter eine Phase ist, in dem beide Partner viele ihrer langjährigen Rollen zunächst verlieren, können sich so die Machtstrukturen innerhalb der Beziehung empfindlich verschieben – oft lange, bevor mögliche Krankheiten die Kräfteverhältnisse in der Partnerschaft ohnehin neu mischen.

WAS UNTERSCHIEDLICHE
ERWARTUNGEN AN DEN RUHESTAND
BEWIRKEN

«Im Ruhestand spannen die Frauen die Flügel, die Männer wollen zurück ins Nest», sagt der Paartherapeut Robert Bolz. Was er meint, ist das, was er und etliche seiner Kollegen immer wieder bei älteren Paaren beobachten: Frauen wollen im Ruhestand endlich anfangen zu leben, Männer hingegen wollen sich endlich erholen, sich häuslich einrichten und ansonsten den eingeübten Freizeitstil fortsetzen. «Während sie davon träumt, mit ihm gemeinsam auf Reisen zu gehen, neue Hobbys auszuprobieren, die sozialen Kontakte zu intensivieren oder sich kulturell weiterzubilden, ist sein Ideal, sich in den Garten zu setzen, ein Bier zu zischen oder mal spazieren zu gehen», sagt Bolz. Frauen wünschen sich zudem mehr Autonomie innerhalb der Partnerschaft, Männer hingegen suchen nun verstärkt den Kontakt zu ihrer Frau.

In einer Untersuchung US-amerikanischer Wissenschaftler wurden Paare, bei denen der Mann noch berufstätig war, nach ihren Erwartungen an gemeinsame Aktivitäten im Ruhestand befragt. 80 Prozent beider Partner waren überzeugt, dass sie deutlich mehr Freizeit gemeinsam verbringen und ihre Aktivitäten steigern werden. Ein paar Jahre später interviewte man die Paare erneut. Es stellte sich heraus, dass nur die Hälfte der Paare über ein gesteigertes gemeinsames Freizeitprogramm berichtete. In den Fällen, in denen die Frau nach dem Ruhestand ihres Mannes noch weiter arbeitete, waren es sogar noch weniger. Stattdessen gaben viele der Männer und Frauen an, große Teile ihrer Freizeit unfreiwillig allein zu verbringen.

Dass die unterschiedlichen Erwartungen an den Ruhestand die Stimmung in der Partnerschaft nicht heben, ist nachvollziehbar. Verschärft wird das Konfliktpotenzial allerdings noch durch eine weitere Verhaltenstendenz älterer Paare: «Anstatt nach guten Kompromissen für die gemeinsame Freizeitgestaltung zu suchen, investieren sie viel Energie in die Betonung der Differenzen», sagt Bolz. Dabei müssten viele Freizeitaktivitäten nicht gänzlich aufgegeben werden, nur weil beide nicht exakt das Gleiche wollen: «Wenn sich eine Frau auf einer Reise sämtliche Kirchen angucken will und sich ihr Mann allenfalls für zwei interessiert oder ihm die Puste ausgeht, löst sich der Konflikt, wenn er sich derweil ins Café setzt. Deswegen getrennte Urlaube zu machen wäre falsch.»

WIE SICH DIE SEXUALITÄT IM ALTER VERÄNDERT

Mitte der 90er Jahre, Robert Bolz arbeitete als Paar- und Sexualtherapeut in einer Pro-Familia-Beratungsstelle in München, kam ein Herr jenseits der 80 zu ihm in die Sprechstunde. Zunächst zögerte er, sein Anliegen zu nennen, doch dann erzählte er, dass er seit einiger Zeit eine neue Partnerin habe. Das Problem sei: Sie sei erst 62, gut 20 Jahre jünger als er, und er habe den Eindruck, ihre sexuellen Bedürfnisse nicht mehr befriedigen zu können.

Alter und Sexualität?

Zwar war der Besuch des älteren Herrn für Bolz die Initialzündung, sich fortan auf Partnerschaften jenseits der 65 zu spezialisieren. Doch für die meisten ist das Thema auch heute noch ein Tabu, trotz Kinofilmen über das Beziehungsleben älterer Paare wie z. B. «Wolke 9». Das Bild vom asexuellen alternden Menschen hat sich in der Gesellschaft halten können. Nicht zuletzt, da viele der heutigen Alten noch aus einer Generation stammen, in der man gelernt hat, dass man «über dieses Thema» nicht spricht.

Dass dieses Bild falsch ist, daran besteht heute kein Zweifel mehr: In unterschiedlichen internationalen Studien gaben zwischen 60 und 90 Prozent der Frauen über 60 Jahre an, noch sexuell aktiv zu sein. Auf die Frage von Psychologen der Uni Leipzig «Sind Sie in den letzten 12 Monaten intim gewesen?» antworteten noch ein Viertel der Frauen und ein Drittel der Männer über 80 Jahre mit «Ja». Und im Jahr 2000 präsentierten Schweizer Wissenschaftler die Ergebnisse ihrer interdisziplinären Befragung von 1498 deutschsprachigen Schweizern und Schweizerinnen über 45 Jahre zum Thema Sexualität: In der Gruppe der 70- bis 74-Jährigen gaben 94,7 Prozent der Männer und 77 Prozent der Frauen an, noch immer sexuelles Verlangen zu verspüren, und von den über 75-Jährigen äußerten mehr als die Hälfte ihren Wunsch nach Geschlechtsverkehr. Ein deutlicher Beleg dafür, dass der Sexualtrieb auch im Alter nicht erlischt, bietet zudem das 1999 erschienene Buch «Verschwiegene Lust» der österreichischen Autorin Renate Daimler, in dem 23 Frauen zwischen 60 und 83 Jahren detailliert Auskunft geben über ihr noch immer sehr aktives Verlangen nach Sexualität.

Sexualität spielt also im Leben alter Menschen noch immer eine große Rolle. Gleichzeitig, und das wurde nicht nur in der Studie der Schweizer Wissenschaftler deutlich, gibt es eine Diskrepanz zwischen dem sexuellen Interesse und der sexuellen Aktivität: Bei rund 30 Prozent der älteren Paare findet überhaupt kein Austausch von Zärtlichkeiten mehr statt. Und in Befragungen geben die Hälfte der befragten älteren Männer wie Frauen an, dass sie weniger Sexualität erleben, als sie es sich wünschen.

Schuld daran ist nicht das Alter an sich. Zwar kommt es zu altersbedingten körperlichen Veränderungen beim gesunden Menschen, die das Sexualleben beeinflussen. Durch sie werden bestimmte Sexstellungen mühsamer oder wird ein längeres Vorspiel notwendig. Sie gehen aber längst nicht so weit, als dass Sexualität nicht mehr möglich wäre oder keinen Spaß mehr bereiten könnte.

Wenn jedoch nicht am Alter, woran liegt es dann, dass bei vielen Paaren das Sexualleben für Unzufriedenheit sorgt und ein großer Teil von ihnen gleich ganz darauf verzichtet? «Den meisten Menschen ist nicht bekannt, welche Folgen der Alterungsprozess für die Sexualität eines normalen, gesunden Menschen hat», so die kalifornische Sexualtherapeutin Antonette Zeiss. Zwar ist dieses Nichtwissen selten der alleinige Grund für die sexuellen Schwierigkeiten im Alter. Doch oft genug entstehen aus ihm Missverständnisse, die den Anfang für eine unheilvolle Entwicklung bilden können.

So benötigen ältere Männer mehr direkte Stimulation des Penis als in jüngeren Jahren. Ihr Penis erreicht oft nicht mehr 100 Prozent der Steifheit des früher gewohnten Niveaus. Zudem dauert es häufig deutlich länger, bis sich eine Erektion bildet, die zudem auch noch störungsanfälliger ist, sprich, ihre Steifheit nicht immer gleichbleibend hält. Nach dem Orgasmus, der zum Teil weniger intensiv als früher erlebt wird, klingt die Erregung schneller wieder ab, und die Phase der Erholung, bis erneuter Geschlechtsverkehr möglich ist, kann bis zu einigen Tagen dauern. Gelegentliche Impotenz bei älteren Männern ist zudem normal.

Bei der Frau hingegen bleibt die Erregbarkeit im Wesentlichen bis ins hohe Alter unbeeinträchtigt erhalten. Dennoch gibt es auch bei ihr Veränderungen: Die Haut der Vagina wird nach den Wechseljahren dünner und empfindlicher, was beim Geschlechtsverkehr als unangenehm erlebt werden kann. Außerdem kann der Orgasmus von kürzerer Dauer sein und mit einer kürzeren Beteiligung des Körpers am orgasmischen Erleben sowie schwächeren und weniger vaginalen Kontraktionen einhergehen.

Neben diesen Veränderungen nehmen bestimmte sexuelle Funktionsstörungen im Alter zu: Das häufigste sexuelle Leiden bei älteren Frauen, das etwa jede dritte sexuell aktive Frau über 65 betrifft, ist die sogenannte Dyspareunie, die sich in Form von brennenden oder krampfartigen Schmerzen beim Geschlechtsverkehr äußert. Sie kann auf zahlreiche Ursachen zurückgehen, von denen die häufigste Harnwegsinfektionen sind und die gut behandelbar sind. Allerdings sorgen nicht selten psychische Gründe dafür, dass die Schmerzen auch nach der Behandlung der organischen Erkrankung nur sehr langsam abklingen.

Männer leiden vor allem an Erektionsstörungen, je nach Studie sind davon zwischen 55 bis 95 Prozent aller über 70-Jährigen betroffen. Die Gründe und Auslöser für die Störungen sind zahlreich. So haben viele körperliche Krankheiten, die im Alter gehäuft auftreten, einen Einfluss auf das Sexualleben. Herz-Kreislauf-Probleme können beispielsweise die Erektion beim Mann beeinträchtigen, indem Gefäßverengungen die Durchblutung des Penis vermindern. Diabetes und auch Prostataleiden führen vereinzelt dazu, dass der Samenerguss statt aus dem Penis in die Harnblase heraustritt. Und die im Alter normale Abnahme des Testosteronspiegels bei Frauen und Männern hat ab einem gewissen Niveau eine Abnahme des sexuellen Verlangens zur Folge.

Hinzu kommen psychologische Probleme. Zwar sind sie in nur rund zehn Prozent aller sexuellen Probleme der alleinige Grund; aber auch für die Entwicklung, Aufrechterhaltung und die Behandlungsresistenz bei den restlichen 90 Prozent kommt ihnen eine große Bedeutung zu. «Besonders die Überzeugung, Geschlechtsverkehr sei die einzige ‹normale› sexuelle Aktivität, steht mit den negativen Veränderungen im Zusammenhang, die bei vielen älteren Paaren auftreten», so Zeiss. Vitale Männer mit Erektionsproblemen, die durchaus auf anderen Wegen ihre Partnerin befriedigen könnten, zögen sich aus diesem Grund vollkommen von der Sexualität zurück.

Viele ältere Menschen haben zudem «altersdiskriminierende Klischeevorstellungen» (Zeiss): Männer wie Frauen sind der Überzeugung, mit faltiger Haut oder hängenden Brüsten seien sie generell sexuell nicht mehr attraktiv. Auch das sogenannte «Witwer-Syndrom» ist ein vor allem psychisches Problem: Witwer, die sich noch im Trauerprozess befinden und sich von ihrer neuen

Partnerin zu Sexualverkehr gedrängt fühlen, können Erektionsstörungen entwickeln. Außerdem kann eine Verschiebung der Machtstrukturen innerhalb der Partnerschaft (angestoßen etwa durch die Berentung) oder die «sexuelle Selbstüberforderung» (Bolz) von Männern mit jüngeren Partnerinnen zu sexuellen Störungen führen.

Vor einigen Jahren wurden alternde Paare in einer Längsschnittstudie untersucht: Mit einem Abstand von zehn Jahren wurden sie zweimal zu ihrem Sexualleben befragt. Das häufigste gefundene Muster war, dass Paare ihr sexuelles Aktivitätsniveau beibehalten. Das zweithäufigste, dass es zu einer plötzlichen, sehr deutlichen Abnahme zwischen den Befragungszeitpunkten gekommen war. Der Grund dafür war in den meisten Fällen eine Änderung des Gesundheitszustands des Mannes, die mit Erektionsproblemen einherging. Auffallend daran war, dass der umgekehrte Fall – die Frau hat medizinische Probleme, die ihre sexuelle Aktivität erschweren – nicht zu einer Beendigung des Sexuallebens führte.

«Sobald der Mann nicht mehr kann, erlischt die sexuelle Aktivität», schreibt der Psychotherapeut Wolfgang Schmidbauer. «Nicht selten, weil der alternde, verunsicherte Mann seine Potenzprobleme nicht wahrhaben will.» Im schlimmsten Fall macht er nun die nachlassende Attraktivität seiner Partnerin für seine Schwierigkeiten verantwortlich. «Schon ist ein Klima entstanden, in dem Rückzug und Entmutigung ein bisher zufriedenstellendes Sexualleben blockieren wie verharztes Öl ein Uhrwerk.» Für Schmidbauer ist das Alter dann auch «ein Prüfstein, wie belastbar das erotische Selbstbewusstsein ist».

Das beinhaltet in jedem Fall, dass das alternde Paar Veränderungen im Sexualleben bis hin zu Erektionsproblemen thematisieren sollte. Gelingt dies nicht, schläft der Sex ein. Das ist insofern ein Problem, da die Regel «Wer rastet, der rostet» jenseits der 60 besondere Gültigkeit hat. Zwar kann das Sexualleben auch im Alter nach einer Phase der Enthaltsamkeit wieder reaktiviert werden, aber dies ist ungleich schwerer als in jungen Jahren, denn die Veränderungen durch die Pause sind oft deutlicher, etwa, weil Muskeln sich zurückgebildet haben.

«Sexualität ist in Paartherapien mit älteren Paaren immer ein Thema», sagt Bolz. Er hat beobachtet, dass sich viele Paare dabei geradezu unter Druck setzen, weil sie denken – im krassen Gegensatz zu früher –, ein intensives Sexualleben bis ins hohe Alter sei heute «geradezu ein Muss». Bolz hingegen ist überzeugt, dass körperliches Wohlfühlen oder Zärtlichkeiten die leidenschaftliche Liebe im Alter durchaus ersetzen können. Und er hält es auch für «vollkommen in Ordnung», wenn sich Paare im Alter gegen Sex entscheiden – selbst wenn er selber ihnen empfiehlt, so lange wie möglich körperliche Nähe nicht vollkommen aus ihrer Beziehung auszuklammern.

WARUM DER UMGANG MIT ZEIT UND RITUALE FÜR EINE BEZIEHUNG IM ALTER WICHTIG SIND

Verbringe ich die frei gewordene Zeit mit meinem Partner oder alleine? Gibt es weiterhin nur am Wochenende Brötchen zum Frühstück? Und wann wollen wir unter der Woche morgens aufstehen? Fragen wie diese sind es, die sich Paare stellen müssen, wenn sie in den Ruhestand wechseln. Manche Wissenschaftler glauben sogar, dass die Veränderung der Zeitstruktur und der Umgang mit dem Wegfall von terminlichen Vorgaben von außen die zentrale Herausforderung für Paare im Alter darstellen. Fällt durch den Ruhestand der gewohnte Tagesablauf weg, werden etliche Gewohnheiten in Frage gestellt. Gewohnheiten, die für den Zusammenhalt in Partnerschaften oft von großer und unterschätzter Bedeutung sind. So kann es schnell zu Unzufriedenheit in der Beziehung führen, wenn die Frau es gewohnt war, immer freitagnachmittags das

Bad zu putzen – und der Mann nun gerne genau zu dieser Zeit ein Bad nehmen möchte.

Doch das Infragestellen der Rituale ist nur die eine Herausforderung, die sich aus dem Wegfall einer eingespielten Zeitstruktur ergibt: In Interviews betonen alte Paare immer wieder die Wichtigkeit der Aussage «Jeder Partner sollte weiterhin seinen eigenen Freiraum haben». Darin steckt die Angst, ohne die Begrenzung von außen einen wichtigen Teil der Eigenständigkeit zu verlieren – schließlich könnten die Partner nun theoretisch rund um die Uhr Zeit miteinander verbringen. Oft zum ersten Mal stellt sich nun die Frage: Wie viel Nähe beziehungsweise Distanz will ich eigentlich zum anderen? Wie viel Zeit möchte ich mit ihm verbringen? Und vor allem: Wie kann ich dem anderen meine Wünsche mitteilen, ohne ihn zu kränken? Besonders schwierig wird die Situation, wenn nun plötzlich sehr unterschiedliche Bedürfnisse nach gemeinsam verbrachter Zeit deutlich werden. Oder sich einer der Partner devot in die Pläne des anderen fügt. Insbesondere Frauen, die häufig schon in der Zeit vor dem Ruhestand «ein größeres Terrain von Interessen, Kontakten und Möglichkeiten» (von Kleist) entwickelt haben, empfinden diese Situation als belastend.

WIE KRANKHEIT DIE BEZIEHUNG BEEINFLUSSEN KANN

«Männer neigen bei Krankheit zum inneren Rückzug, Frauen verleugnen eher ihre Krankheit und stellen ihre Bedürfnisse zurück, um ihn zu schonen», sagt Bolz. Dabei wäre ein ehrlicher und offener Umgang mit der Situation mehr als hilfreich. Schließlich stellen die vermehrt auftretenden Krankheiten eine besondere Herausforderung für eine Beziehung im Alter dar. Zum einen, weil der Betroffene selbst erst einmal mit seinem veränderten Gesundheitszustand zurechtkommen muss. Zum anderen, weil eine Krankheit immer auch die Partnerschaft verändert: «Was macht die Krankheit mit uns als Paar? Wie können wir trotz der Krankheit gut miteinander leben?» Fragen wie diese sind es, mit denen sich Paare nun auseinandersetzen müssen.

Oft geht es dabei nicht «nur» darum, wie man etwa mit den eingeschränkten Hör- und Gedächtnisleistungen eines Partners umgehen will (dabei kann diese Frage allein schon Herausforderung genug sein). Durch eine Krankheit verschieben sich auch die Kräfte innerhalb einer Beziehung: Der Erkrankte hat möglicherweise verstärkt Angst vor dem Verlassenwerden und versucht daher, den gesunden Partner zu kontrollieren. Beim gesunden Partner können hingegen plötzlich Schuldgefühle sowie Wut oder Aggression gegenüber dem Partner entstehen. Wird aus dem einst dominierenden Partner plötzlich ein hilfebedürftiger Mensch, kehren sich die Machtverhältnisse und Rollen nicht selten komplett um. Im schlimmsten Fall wird das Krankheitsthema plötzlich als eine Art Waffe eingesetzt, etwa wenn in Konflikten der eine Partner die Ansichten des anderen abwertet, indem er ihm Demenz unterstellt.

Das Alter birgt also eine Fülle neuer Herausforderungen. Die gute Nachricht lautet: Den meisten Paaren gelingt es, diese zu meistern. Viele hoffen und freuen sich zu Recht darauf, im Alter mehr Zeit füreinander zu haben und eine neue Intimität zu entwickeln. Doch was, wenn die Hoffnungen und Erwartungen an den gemeinsamen Ruhestand enttäuscht werden? Wenn die Unzufriedenheit in der Beziehung einen Punkt erreicht, an dem zumindest einer der Partner das Gefühl hat: «Ich muss etwas tun»?

WANN SICH PAARE IM ALTER
SCHEIDEN LASSEN

Rund 30 Jahre hatte die 55-jährige, aus Süddeutschland stammende Elenore Bethge-Schinzel ihre Jugendliebe nicht mehr gesehen, als sie ihn zufällig an einem Bahnhof wiedertraf. Weil sie beide das Bedürfnis verspürten, dem anderen von den letzten Jahrzehnten zu erzählen, tauschten sie ihre Telefonnummern aus. Nach den ersten Treffen kam das Gefühl des Verliebtseins. Ein Jahr lang sahen sie sich daraufhin heimlich – schließlich waren sie beide seit Jahrzehnten verheiratet und hatten jeweils mehrere Kinder. Endlich sagten Freunde zu Bethge-Schinzel: «Wenn ihr euch sicher seid, dass ihr füreinander bestimmt seid, zögert nicht. Viel Zeit bleibt euch vielleicht nicht mehr.» Kurz darauf machten sie ihre Beziehung offiziell, reichten die Scheidungen ein und heirateten – da war Bethge-Schinzel bereits 60.

Was passiert wäre, wenn sie ihre Jugendliebe nicht wiedergetroffen hätte? Für die Antwort muss die heute 72-jährige Bethge-Schinzel einen Moment überlegen: «32 Jahre war ich mit meinem Ex-Mann verheiratet. Zwar lebten wir nur noch nebeneinanderher, unsere Ehe war schlecht, es bestand keine Hoffnung auf Besserung. Doch ich hatte meine Mutter zur Pflege in die Wohnung genommen. Hätte ich mich scheiden lassen, hätte ich aus finanziellen Gründen wieder arbeiten und meine Mutter in ein Heim geben müssen. Ohne die Aussicht auf eine neue Beziehung weiß ich nicht, ob ich den Mut gehabt hätte, mich zu trennen. Wenn überhaupt, dann vermutlich erst nach dem Tod meiner Mutter. Wahrscheinlicher ist aber, dass wir eine unglückliche Versorgungsgemeinschaft geblieben wären.»

Seit gut zwölf Jahren ist Bethge-Schinzel mittlerweile neu verheiratet. Noch immer sei sie verliebt. Und obwohl sie etliche Freundschaften durch die Trennung verloren hätte, sagt sie: «Ich habe die Entscheidung nie bereut. Ich bin keine Befürworterin

von Scheidungen, aber denjenigen, die unglücklich sind, möchte
ich Mut machen, sich zu verwirklichen und auch die Konsequen-
zen durchzustehen.»

Angetrieben durch die Feststellung «Wir wissen fast nichts über
Trennungen im Alter» initiierte die Wissenschaftlerin Insa Fooken
Ende der 90er Jahre eine «Erkundungsstudie». Über die Presse
ließ sie bundesweit verbreiten, sie suche Teilnehmer, die sich nach
langjähriger Ehe im Alter geschieden hatten und die bereit wären,
über ihre Erfahrungen Auskunft zu geben. Fooken selbst zweifel-
te zunächst, ob man die anvisierte Menge von 125 Personen finden
würde. Die Bereitschaft Älterer, über ihr Beziehungsleben Auskunft zu geben, galt als nicht besonders ausgeprägt. Umso über-
raschter war sie, als sich bereits innerhalb der ersten Tage allein
aus der Hunderttausend-Einwohner-Stadt Siegen, ihrem For-
schungsstandort, über 100 Interessierte meldeten. Viele der Ge-
trennten zeigten sich extrem dankbar, dass sich endlich jemand
für ihre Situation interessierte.

Fooken und ihre Mitarbeiter wählten in den kommenden Monaten aus den Interessenten bundesweit 66 Teilnehmer aus, die
1930 geboren waren, 56 Teilnehmer, die 1940 geboren waren,
und 46 Teilnehmer, die 1950 geboren waren. Gemeinsam hatten
sie alle, dass sie sich nach einer mindestens 20 Jahre dauernden
Ehe von ihrem Partner getrennt hatten und dass diese Trennung
nicht mehr als fünf Jahre zurücklag. Durch die Aufteilung auf verschiedene Geburtsjahrgänge wollte Fooken herausfinden, ob die
Gründe für eine Scheidung sich je nach Generation unterschieden. Allein eineinhalb Jahre dauerte das Abhören der oft sehr aus-
führlichen Gespräche mit den Teilnehmern.

Fooken stellte fest, dass es etliche Gemeinsamkeiten zwischen
den Befragten gab. Geburtsjahrgangsübergreifend berichteten
die Geschiedenen, dass ihre Ehen häufig bereits von Anfang an
unbefriedigend gewesen seien. Bei allen drei Jahrgängen hatten
zudem die Wertvorstellungen aus den Kriegs- und Nachkriegsjah-

ren verhindert, dass sie deutlich früher an eine Trennung gedacht hatten. Und: Es waren vor allem die Frauen, die ihre Ehen schon längere Zeit als besonders unbefriedigend empfunden hatten.

Besonders bemerkenswert war der Zeitpunkt, den vor allem die beiden jüngeren Gruppen, die 1940 und die 1950 Geborenen, für ihre Scheidung gewählt hatten: Sie hatten nicht etwa gewartet, bis die Kinder volljährig waren oder der Ruhestand gekommen war. Entscheidend für die Umsetzung ihrer Trennungspläne war der Tod der eigenen Eltern gewesen, denen man die Schande einer Scheidung ersparen wollte.

Ob sich Paare in unbefriedigenden Beziehungen tatsächlich trennen, unterliegt also gesellschaftlichen Wertvorstellungen und hängt von der Erziehung und dem persönlichen Umfeld ab. Warum sie es tun, bleibt hingegen ähnlich: Im Kern geht es immer um eine tiefe Unzufriedenheit.

Manchmal hat sich diese Unzufriedenheit über Jahre entwickelt. «Rutschiges Gefälle» («slippery slope») nennen Psychologen das Phänomen, wenn Menschen für ein Ziel viele kleine Opfer bringen, die einzeln betrachtet vielleicht akzeptabel erscheinen, sich jedoch zu einem großen Verlust aufrechnen können. «Verluste», so Brandtstädter, «wachsen oft schleichend und in kaum merklichen Schritten.»

Manchmal entsteht die Unzufriedenheit mit der Beziehung jedoch auch erst mit dem Alter. Dies hat dann häufig damit zu tun, dass sich einer der Partner verändert und neue Ziele für sich definiert: die Frau, die plötzlich verstärkt ihr Leben in die eigene Hand nimmt, oder der Mann, der nach seinem Berufsleben keine neue Rolle findet. Manche Paare stellen auch fest, dass die Kränkungen aus dem bisherigen Beziehungsleben, die nun im Alter wieder «hochkommen», doch zu tief sitzen. Und wieder andere ziehen unmittelbar nach dem Eintritt in den Ruhestand Bilanz. Einige merken dann, dass sie dem anderen im Verlauf der Partnerschaft so fremd geworden sind, dass sie keine Basis mehr für eine gemeinsame Zeit im Alter sehen.

Trotz Unzufriedenheit halten viele Paare an ihrer Beziehung fest. Gründe dafür können Gewöhnungseffekte, der Mangel an attraktiven Alternativen, die mit einer Trennung verbundenen Kosten und Nachteile sowie religiöse Vorbehalte sein, so Brandtstädter. In den anderen Fällen reichen in zwei Drittel der langjährigen, unbefriedigenden Ehen die Frauen die Scheidung ein. Von der Tatsache, dass viele Männer anschließend feststellen: «Damit hätte ich nie gerechnet. Ich bin aus allen Wolken gefallen», sollte man sich jedoch nicht täuschen lassen. «In der Mehrzahl der Trennungen gilt die Regel: Männer schaffen die Umstände für eine Scheidung, Frauen vollziehen sie», so Fooken.

Frauen leiden im Anschluss an eine Trennung im Alter häufig kürzer als die Männer, selbst wenn nicht wie bei Elenore Bethge-Schinzel gleich ein neuer Partner bereitsteht. «Frauen trauern zwar heftig, aber nach circa zwei Jahren starten sie einen Neuanfang», sagt Fooken. Dabei hilft es ihnen, dass sie oft sozial besser eingebettet sind. Männer hingegen gestehen sich die Trauer oft nicht zu. «Manche sitzen in der verwahrlosten Wohnung und sagen noch immer: Mir macht das nichts», so Fooken.

Dass Scheidungen im Alter gesellschaftlich noch nicht so salonfähig und selbstverständlich sind wie Scheidungen in jungen Jahren, spüren die Betroffenen häufig in ihrem direkten Umfeld. Von dort bekommen sie den Vorwurf zu hören, dass es besonders unanständig sei, den anderen «jetzt, wo die Gebrechlichkeiten anfangen», alleinzulassen. Bethge-Schinzel, die zum Zeitpunkt ihrer Scheidung stark ins christliche Gemeindeleben ihrer Heimatstadt integriert war, verlor etliche ihrer Bekannten. Alte gemeinsame Freunde riefen sie nicht mehr an und reagierten nicht mehr auf Kontaktversuche. Auf Feiern, auf denen sie nun allein erschien, hielten «viele Frauen ihre Männer fest». Auch dauerte es einige Jahre, bis ihre und die Kinder ihres neuen Mannes die neue Beziehung akzeptierten.

WAS ZUFRIEDENE BEZIEHUNGEN IM ALTER KENNZEICHNET

«Wir haben uns gegen ein Haus im Grünen und für das Reisen entschieden», sagt Otto Krämer*. Der 84-jährige Kasseler ist seit fast 62 Jahren mit seiner Frau verheiratet. Nach seinem offiziellen Ruhestand als Einkaufsleiter eines Technikunternehmens hat er noch einige Jahre mit einem Beratervertrag mit reduzierter Stundenzahl für die Firma weitergearbeitet. Gleichzeitig hätten er und seine Frau sich überlegt, wie sie ihr Alter verbringen möchten. Bewusst hätten sie dazu einen längeren Wanderurlaub unternommen. Fast drei Wochen liefen sie in den österreichischen Bergen von Hütte zu Hütte. Auf dieser Wanderung unterhielten sie sich intensiv darüber, wie sie sich jeweils ihren Ruhestand vorstellten, welche Dinge sie noch erleben wollten und was sie vom anderen erwarteten.

Da sie beide immer gerne unterwegs gewesen seien und auch seine Frau zwei Fremdsprachen spreche, hätten sie sich entschieden, weiter in ihrer Mietswohnung in der Stadt zu bleiben und gleichzeitig so lange wie möglich die Welt zu erkunden. «Es hat sich durch meine Berentung fast nichts verändert, außer dass wir nun endlich mehr Zeit füreinander haben», sagt Krämer. Ihre Ehe habe sich im Alter noch einmal deutlich verbessert.

Verwundern sollte einen das nicht. Schließlich handelt es sich bei langjährigen Partnerschaften ganz nüchtern und wissenschaftlich betrachtet um «Entwicklungsräume». Diese sind durch zwei sehr unterschiedliche Funktionen gekennzeichnet: Da ist zum einen die Möglichkeit, eigene Ziele mit Hilfe der Unterstützung des Partners besser oder schneller zu erreichen. Zudem können bestimmte Ziele überhaupt erst gemeinsam erreicht werden: Ein «guter Ehemann» zu sein ist ohne eine Partnerschaft nur schwer zu realisieren. Ebenso hätten viele der heutigen Männer ohne ihre

Frauen nicht eine Familie und eine Karriere miteinander vereinen können. Diese zusätzlichen sozialen Rollen verbessern nicht nur das Selbstwertgefühl. Sie können einen auch in Krisen auffangen und erleichtern Neuanfänge. Auf der anderen Seite muss ein Mensch jedoch in einer Beziehung auch Kompromisse eingehen, und er wird in seinen Entwicklungsmöglichkeiten beschränkt.

Aus zahlreichen Untersuchungen weiß man heute, dass die Qualität einer Beziehung am stärksten davon abhängt, ob man das Gefühl hat, vom Partner in der Verfolgung persönlicher Ziele unterstützt zu werden. Gleichzeitig werden Beziehungen vor allem dann brüchig, wenn man das Zusammenleben als unvereinbar mit den eigenen Lebens- und Entwicklungsentwürfen empfindet.

Ob eine Partnerschaft stabil und zufrieden bleibt, hängt also stark damit zusammen, inwieweit die Partner ähnliche Ziele verfolgen. Tun sie dies nicht, ist entscheidend, wie sie mit diesen Unterschieden und der einschränkenden Seite ihrer Beziehung umgehen. «Ein wesentlicher Aspekt für die Qualität einer Beziehung ist das von den Partnern gezeigte Interesse an der psychischen Entwicklung des anderen sowie die Bereitschaft, diesen bei der Verwirklichung seiner Entwicklungsmöglichkeiten zu unterstützen», so Andreas Kruse, Professor am Institut für Gerontologie der Universität Heidelberg.

Mit anderen Worten: Wollen beide Partner das Gleiche, haben sie vermutlich wenig Probleme. Wollen sie Unterschiedliches, hängt viel davon ab, inwieweit sie sich gegenseitig Freiheiten gewähren, um ihre Unterschiede ausleben zu können, und inwieweit sie Einschränkungen durch den Partner überhaupt als belastend empfinden. Das wiederum hat viel damit zu tun, was Menschen überhaupt von einer Beziehung erwarten: eher partnerschaftliche Intimität oder eher die Entfaltung der eigenen Persönlichkeit.

Selbstverständlich sind das Mechanismen, die nicht nur in Beziehungen im Alter greifen. Doch Paare jenseits der 60 werden vor vielfältige, neue Herausforderungen gestellt. Diese stellen bisherige wichtige Entwicklungsziele teilweise in Frage. Es ist in dieser Phase des Lebens daher besonders wichtig, eigene Ziele und den Umgang mit den Zielen des anderen neu zu verhandeln. Eine Reise, wie die Krämers sie unternommen haben, kann dabei sehr hilfreich sein. Wobei nach Ansicht von Bolz bereits ein intensives gemeinsames Wochenende, das man nutzt, um sich über die jeweiligen Vorstellungen für den Ruhestand auszutauschen, ausreichen kann. Allerdings mache es Sinn, wenn dieses Wochenende auch schon deutlich vor dem 60. Lebensjahr stattfindet, so Bolz.

Warum dieser Austausch darüber hinaus auch wichtig sein kann, machte eine wissenschaftliche Befragung deutlich, an der Ende der 90er Jahre 55 Männer und 146 Frauen, die im Durchschnitt 36,2 Jahre lang verheiratet waren, teilnahmen: Paare, die ihren bevorstehenden Ruhestand in etwa gleich positiv oder auch negativ beurteilten, berichteten über ein höheres Wohlbefinden und eine höhere Ehezufriedenheit als diejenigen, die unterschiedliche Erwartungen an ihren Ruhestand hatten.

«Ein Paar ist lernfähig bis ins hohe Alter. Wenn beide es wollen, ist eine deutliche Steigerung der Beziehungszufriedenheit möglich», sagt Bolz. Die Neuverhandlungen über die Ziele sind dabei die Grundlage für vieles, was sich generell als nützlich für Paare im Alter erwiesen hat: das Austarieren der Aufgaben, sodass es zu einer gleichen Verteilung von Lasten kommt. Die Bewahrung von Kontinuitäten im Alltag. Das Schaffen von gemeinsamen Erlebnissen. Das Treffen klarer Vereinbarungen, wer für welche Aufgaben zuständig ist. Das Führen von Gesprächen über das näher rückende Lebensende. Die Kommunikation über die veränderte Sexualität.

Wer einen Partner hat, hat also die Chance auf eine erhöhte Zufriedenheit im Alter.

Doch was ist, wenn wir im Alter alleinstehend sind, so wie die Teilnehmer des Düsseldorfer Single-Treffs? Bedeutet das automatisch Unglück? Gar Einsamkeit?

132

Was passiert jenseits der 60 mit unseren Freundschaften? Welche Rolle spielen Verwandte?

Und wie verändert sich das Verhältnis zu den eigenen Kindern?

DAS GROSSE ZUSAMMENRÜCKEN ODER: WAS AUS UNSEREN SOZIALEN BEZIEHUNGEN WIRD

Je älter wir werden, umso kleiner
werden unsere sozialen Netzwerke.

Warum?
Welche Beziehungen pflegen wir?
Wer fällt weg?
Und bedeuten weniger Freunde, Bekannte und
Verwandte automatisch mehr Einsamkeit?

Was ist das Wichtigste?
«Jemanden zu haben, der einem zuhört.
Dass man einen Kaffeeklatsch haben kann.»
(Hanna Merke, 100, im Winter 2007 im Interview
mit dem Nachrichtenmagazin «Der Spiegel»)

Für einen Moment herrscht gespannte Ruhe im AWO-Alten-
pflegeheim Ernst-Grass-Haus in Düsseldorf. In einem Halbkreis
sitzen sechs Herren, fünf Damen, der Geschäftsführer, die Pfle-
geleiterin, einige Zivildienstleistende, zahlreiche Bewohner und
das Pflegepersonal hinter Gisela Beckums* Rollstuhl. Mit dem
Rücken zur Gruppe fixiert die 82-Jährige die große Leinwand
vor sich. Mit ihrer rechten Hand hält sie eine Nintendo-Wii-
Spielekonsole umklammert, die mit einer Schlaufe an ihrem
Handgelenk befestigt ist. Dann schiebt sie ihren rechten Arm
seitlich neben dem Rollstuhl ein Stück zurück, schwingt ihn mit
einer schnelleren Bewegung nach vorne und lässt einen Knopf
auf der Konsole los. Auf der Leinwand sieht man nun, wie eine
virtuelle Bowling-Kugel auf die Bahn fliegt, losrollt, sich den Ke-
geln nähert und schließlich acht von ihnen umreißt.
Ein Applaus bricht los. Man hört es lachen und jubeln. Ein
Heimbewohner ruft: «Die alte Klasse kommt doch durch.» Noch
für ein paar Sekunden schaut Gisela Beckum auf die Leinwand,
dann ergreift Josef Kiener die Griffe ihres Rollstuhls und fährt die
Dame wieder zu ihrem Platz. Dort klopft ihr eine Sitznachbarin
anerkennend auf die Schuler, hinter ihr sind bereits zwei Bewoh-
ner im Gespräch über ihre aktive Zeit im Kegelverein vertieft.
Es ist der 41. Termin der 1. Wii-Sports-Bowling-Seniorenmeis-
terschaft Deutschland 2008. Schon seit Monaten fahren der
33-jährige Josef Kiener und der 25-jährige Markus Deindl durch
die Altenheime, Seniorenresidenzen und Pflegeeinrichtungen
der gesamten Republik. Während die meisten ihrer Kommili-
tonen im Kurs Erlebnispädagogik der Fakultät für angewand-
te Sozialwissenschaften der Hochschule München Projekte mit
Kindern oder Jugendlichen initiierten, entschlossen sich die bei-

den Studenten, eine ältere Zielgruppe ins Visier zu nehmen. Weil Deindl bemerkt hatte, wie viel Spaß seinen Großeltern der Umgang mit seiner Wii-Konsole machte, beschlossen die beiden, Bewohnern von Alteneinrichtungen das virtuelle Sporttreiben näherzubringen. Ihr Ziel: Sie wollten unter anderem untersuchen, ob sich das Gemeinschaftsgefühl der älteren Heimbewohner durch die Aktivität steigern und ob sich ihre sozialen Beziehungen verbessern ließen. Schließlich führt ein gefühlter Mangel an Nähe, emotionaler Unterstützung und Aufmerksamkeit nicht nur zu einer sinkenden Lebenszufriedenheit, sondern auch zu einer Verschlechterung des gesundheitlichen Zustands. Zunächst ist die Skepsis der Heimbewohner häufig groß: Viele der Alten haben Berührungsängste gegenüber einem Computerspiel, zudem ist es für die meisten ungewohnt, noch einmal derart im Fokus der Aufmerksamkeit zu stehen. Nicht wenige haben Sorgen, sich vor den Augen der anderen Heimbewohner zu blamieren. Doch erleben sie, wie behutsam die beiden Studenten sie unterstützen, und hat die Erste es geschafft, eine virtuelle Kugel auf die Bahn zu werfen, siegt die Neugier über die Angst.

Der besondere Reiz des virtuellen Bowlings – neben der Tatsache, dass fast alle an dem Spiel teilnehmen können: Es bietet einen Aufhänger für Erinnerungen etwa an die eigene Zeit im Kegelverein. Gleichzeitig haben die Bewohner während des Spiels genügend Freiraum, um dem Sitznachbarn Persönliches zu erzählen – eine wichtige Voraussetzung, damit sich Menschen überhaupt näherkommen.

Noch läuft die wissenschaftliche Auswertung der standardisierten Fragebögen, mit denen die beiden Studenten am Ende jeder Veranstaltung die Teilnehmer befragten. Doch klar ist schon jetzt: Die Wii-Sports-Bowling-Seniorenmeisterschaft ist ein Ereignis, das weit weg ist vom Alltag der meisten Menschen im Alter. Eins, das den Teilnehmern offensichtlich Spaß macht und gleichzeitig nachdenklich stimmt, weil es grundsätzlich Fragen nach unseren sozialen Beziehungen im Alter aufwirft:

Ist die Bowling-Meisterschaft in erster Linie eine Gaudi? Oder brauchen wir im Alter tatsächlich solche Anregungen von außen, damit wir überhaupt mit anderen Menschen in Kontakt kommen?

Kennen wir womöglich nicht mehr genügend Leute, wenn wir alt sind?

Sehnen wir uns nach mehr Beziehungen?

Verlernen wir es, auf andere zuzugehen?

Oder bleiben wir bis ins höchste Alter eingebettet in unser soziales Netzwerk aus Freunden, Bekannten, Nachbarn, der Familie und Verwandten? Und ist das Thema Einsamkeit ein Schreckgespenst, das höchstens eine Minderheit in Altenheimen betrifft?

WARUM WIR SOZIALE WESEN SIND

Zunächst: Der Mensch ist ein soziales Wesen. Diese kaum umstrittene Aussage bedeutet in erster Linie, dass Beziehungen zu anderen Menschen für uns aus einer Vielzahl von Gründen sehr wichtig sind: Gemeinsam mit anderen Menschen können wir emotionale Nähe erfahren. Wir erhalten durch den kommunikativen Austausch neue, für uns oft wichtige Informationen. Zudem hängen die Entwicklung unserer Identität, unserer Ziele und Pläne maßgeblich von anderen Menschen ab. Zeit unseres Lebens pendeln wir zwischen unserem Streben nach Unabhängigkeit und dem Wunsch nach Zugehörigkeit zu anderen Menschen. Auf der einen Seite wollen wir als Individuen wahrgenommen werden und einzigartig sein, auf der anderen Seite wollen wir jedoch auch nicht allein sein. Deshalb suchen wir immer wieder den Schutz von sozialen Gruppen und die Akzeptanz und Anerkennung, die wir als Gruppenmitglieder bekommen. Diese sozialen Gruppen können ganz klassisch die Familie, ein Freundeskreis oder ein Verein sein. Es können aber auch übergeordnete Kategorien wie das Geschlecht, eine Vorliebe und das Alter sein, die Menschen zusammenbringen. So kann man sich beispielsweise als Teil der Gruppe der Frauen, der Vegetarier oder der alten Menschen definieren.

Teil einer Gruppe zu sein hat dabei einen Preis, der sich vor allem darin ausdrückt, dass wir uns den (oft ungeschriebenen) Regeln der Gruppe unterordnen müssen. Zudem werden wir von anderen Menschen als Teil dieser Gruppe wahrgenommen, und die typischen Gruppenmerkmale werden so auch uns zugeschrieben. Dies wiederum beeinflusst, wie andere Menschen auf uns reagieren. Wer in einem Golfverein ist, muss sich also nicht nur den Vereinsregeln und dortigen Verhaltenskodizes unterordnen; er wird auch von anderen als Golfspieler wahrgenommen und durch diese spezielle Brille betrachtet und behandelt – mit all den Klischees und Vorurteilen, die über Golfspieler existieren. Manch einer hält einen vielleicht für elitär und arrogant, ein anderer für stilvoll und ausgeglichen. «Soziale Identität» nennen Wissenschaftler dieses Bild, das wir durch unsere Gruppenzugehörigkeit erlangen. Sie prägt und verändert die Ziele, die wir im Leben verfolgen. «Unser Leben scheint dadurch charakterisiert zu sein, dass wir ständig entscheiden müssen, wie viel unserer persönlichen Identität wir der sozialen Identität opfern wollen», so die Professorin für Pädagogische Psychologie an der Universität Hamburg Rosemarie Mielke. Diese Entscheidung gleicht einem Balanceakt: Auf der einen Seite müssen wir aufpassen, nicht zu sehr wie alle anderen zu werden. Auf der anderen Seite dürfen wir aber auch nicht so individuell werden, dass wir uns mit unseren Mitmenschen nicht mehr verständigen können.

WELCHE SOZIALEN BEZIEHUNGEN
WIR IM ALTER PFLEGEN

Bis ins höchste Alter brauchen und suchen wir daher Beziehungen zu anderen Menschen, die uns teilweise wie ein «Konvoi» ein Leben lang begleiten. Allerdings verändert sich die Zusammensetzung dieses Konvois, sowohl was die Anzahl als auch was die Qualität der Beziehungen zu den Teilnehmern betrifft.

Die Veränderung der Größe unseres sozialen Netzwerks gleicht dabei, über unser Leben betrachtet, einer Glocke: Streng genommen fangen wir als Säugling mit einer einzigen direkten Bezugsperson – unserer Mutter – an, unser Netzwerk erweitert sich dann bis ins Alter von ca. 40 Jahren auf eine Größe von durchschnittlich 30 Personen und verkleinert sich ab diesem Zeitpunkt nach und nach, je älter wir werden.

In der Berliner Altersstudie pflegten die 70- bis 100-jährigen Teilnehmer im Durchschnitt 10,9 regelmäßige Kontakte. Allerdings war die Spannbreite der Antworten sehr hoch: Manche gaben an, noch mit 49 Menschen regelmäßig im engeren Kontakt zu stehen, wohingegen andere im Interview berichteten, niemanden mehr zu kennen. Im Schnitt nahm die Anzahl der Kontakte mit dem Alter kontinuierlich ab: Während die 70-Jährigen noch rund 14 Beziehungen benannten, waren es bei den 100-Jährigen nur noch rund fünf. Allerdings zeigte sich, dass die Beziehungen zu Familienangehörigen weitestgehend stabil blieben. Die Kontakte, die verschwanden, waren vor allem die zu Freunden und Bekannten, insbesondere bei den Männern.

Mit Sicherheit spielt dabei eine Rolle, dass es vor allem die Frauen sind, die im Alter partnerlos sind und daher verstärkt soziale Beziehungen zu Freunden suchen. Da Frauen in aller Regel ältere Männer heiraten, diese jedoch im Schnitt eine kürzere Lebenserwartung haben, steigt der Anteil verwitweter Frauen im Alter steil an, während die Männer in der großen Mehrheit bis zu ihrem Tod verheiratet sind. Wissenschaftler sprechen daher auch von einer «Feminisierung des Alters». Waren im Jahr 2002 laut dem Statistischen Bundesamt von den 70- bis 74-jährigen Männern nur 11,4 Prozent verwitwet, waren unter den Frauen bereits 38,8 Prozent Witwen. Unter den 75- bis 79-Jährigen stieg dieser Anteil bei den Männern auf 17,9 und bei den Frauen auf 52,5 Prozent. Und unter den über 80-Jährigen waren schließlich 28,8 Prozent der Männer Witwer. Von den Frauen waren es mit 72,9 Prozent hingegen fast drei von vier Frauen. Hochrechnungen für das Jahr 2030 gehen sogar davon aus, dass der Anteil der Witwen noch einmal ansteigen wird auf 76 Prozent unter den über 80-jährigen Frauen. Im Alter zwischen 75 und 84 Jahren kommen deshalb derzeit auf einen alleinstehenden Mann drei Frauen, bei den über 85-Jährigen liegt das Verhältnis sogar bei eins zu vier. Je älter wir werden, mit umso höherer Wahrscheinlichkeit leben wir dabei alleine: Von den über 80-Jährigen führen heute 31 Prozent der Männer und etwa 75 Prozent der Frauen einen Ein-Personen-Haushalt.

Eine besonders wichtige Rolle im sozialen Netzwerk älterer Menschen nehmen neben den Verwandten wie Onkeln, Tanten oder den Geschwistern die eigenen Kinder und die Enkel ein. Im «Alterssurvey» aus dem Jahr 2002, einer repräsentativen Untersuchung an einer rund 3100 Personen umfassenden Stichprobe der 40- bis 85-jährigen Bevölkerung Deutschlands, gaben über 40 Prozent der 55- bis 85-Jährigen an, täglich Kontakt mit ihren Kindern zu haben. Weitere 50 Prozent sagten, sie würden mindestens einmal pro Woche etwas von ihren Kindern hören oder sie sehen. Dazu passt, dass die überwältigende Mehrheit der Kinder allen Unkenrufen von der Vereinsamung in der Gesellschaft zum Trotz heute noch immer in relativer Nähe zu ihren über 55-jährigen Eltern wohnt: Fast 70 Prozent leben entweder im selben Haus, in der Nachbarschaft oder zumindest im gleichen Ort. Nur ein kleiner Teil von rund acht Prozent wohnt weiter als zwei Autostunden entfernt, wobei gilt: Fast in jeder Familie gibt es ein Kind, das weiterhin am Wohnort der Eltern lebt. Weil Eltern und Kinder nah beieinander wohnen, allerdings oft nicht mehr im gleichen Haus, sprechen Forscher von «Intimität auf Distanz» sowie von «multilokalen Mehrgenerationenfamilien». Damit beschreiben sie auch die Tatsache, dass es aufgrund der gestiegenen Lebenserwartung immer mehr Drei- oder Vier-Generationen-Familien gibt, sprich Familien, die aus Kindern, Eltern, Großeltern und oft sogar noch den Urgroßeltern bestehen. Über 75 Prozent der 70- bis 85-Jährigen leben heute in einer Drei- oder Vier-Generationen-Konstellation.

Bei so viel Nähe verwundert es nicht unbedingt, dass mit über 80 Prozent die überwältigende Zahl der Älteren ihre Familienbeziehungen als «gut» oder «sehr gut» beurteilt. Dabei begleiten die älter werdenden Eltern ihre erwachsenen Kinder in aller Regel nicht nur mit großem Interesse, sondern zwischen den Generationen findet auch eine hohe Unterstützungsleistung statt. Der Großteil der pflegerischen Arbeit, die zu Hause vollbracht wird, wird durch Familienangehörige erledigt. Ebenso kümmert sich rund die Hälfte der Großeltern regelmäßig um ihre Enkel. Forscher fanden in diesem Zusammenhang heraus, dass das Vorhandensein von älteren Menschen den Familienzusammenhalt intensiviert. Großeltern halten die Verbindung zur Vergangenheit aufrecht und haben dadurch eine identitätsstiftende Funktion für die jüngeren Familienmitglieder. Hinzu kommt, dass sie aus evolutionspsychologischer Sicht durch ihren Einsatz für die jüngeren Nachkommen die «Gesamtfitness», sprich die Widerstands- und damit Überlebensfähigkeit der Familie und damit ihrer eigenen Gene, erhöhen.

Langjährige und enge Freundschaften gehören zu den stabilsten Beziehungen im Lebenslauf. Dies gilt insbesondere für Frauen, die ihre Freundschaften insgesamt als vertrauensvoller und enger erleben als Männer. Neben der Familie gehören daher selbstverständlich auch Freunde und Bekannte zu unserem sozialen Netzwerk. Allerdings nimmt deren Anzahl mit zunehmendem Alter ab.

Fast zwei Drittel der älteren Menschen geben an, mindestens einen engen Freund zu haben, wobei rund 60 Prozent davon diesen einmal pro Woche sehen. Allerdings bedeutet das im Umkehrschluss auch: Ein gutes Drittel der heute über 65-Jährigen pflegt überhaupt keine engen Freundschaften.

WIE WIR VON SOZIALEN BEZIEHUNGEN PROFITIEREN

Beziehungen zu anderen Menschen bewahren uns nicht nur vor dem Alleinsein. Sie bieten uns auch informative, emotionale und ganz praktische, sogenannte «instrumentelle» Unterstützung. Diese ermöglicht es uns zum Teil erst, unsere persönlichen Ziele zu verfolgen und umzusetzen. Vor allem gelingt es uns mit Hilfe dieser Unterstützung, belastende Ereignisse besser zu überstehen. Wissenschaftler sprechen in diesem Zusammenhang von einer «Pufferfunktion» sozialer Beziehungen in Krisen, insbesondere, da sie uns helfen, unsere Emotionen zu regulieren: Dank des Kontaktes zu anderen Menschen erleben wir Trauer, Ängste oder Unruhe als weniger belastend. Diese positiven Wirkungen von sozialen Beziehungen wurden in zahlreichen wissenschaftlichen Studien belegt. Unter anderem fand man heraus, dass das Sterberisiko von Menschen mit niedriger sozialer Unterstützung zwei- bis dreimal so hoch ist wie das von Menschen mit einem gutfunktionierenden sozialen Netzwerk. Die Nichtexistenz von sozialer Unterstützung ist damit ein genauso großer gesundheitlicher Risikofaktor wie das Rauchen oder hohe Cholesterinwerte. In einer Studie der Universität Zürich ließ man Versuchspersonen in sogenannten Stressexperimenten Rechenaufgaben lösen. Zunächst mussten sie alleine versuchen, Matheaufgaben zu lösen, für die es keine Lösung gab – was sie jedoch nicht wussten. Die Folge: Der Blutdruck der Versuchspersonen stieg, ihr Herz fing an zu rasen. Diese Symptome sanken erst, als man einen Freund mit zu ihnen ins Versuchslabor ließ. Die bloße Anwesenheit einer vertrauten Person sorgte dafür, dass sich ihr Organismus wieder beruhigte und der Level des energiefressenden Stresshormons Kortisol in ihrem Blut sank. Freunde und andere vertraute Menschen sorgen also dafür, dass wir ausgeglichener und weniger belastet sind.

Die Bedeutung von sozialen Beziehungen für unsere Gesundheit und Lebenszufriedenheit nimmt im Alter sogar noch einmal zu. Forscher konnten zeigen, dass eine aktive Teilnahme am sozialen Leben nicht nur den altersbedingten Rückgang kognitiver Leistungen verringert und die Zufriedenheit steigert, sondern es gab auch deutliche Hinweise darauf, dass der Verlauf von Demenzen verzögert wird. Allerdings standen all diese positiven Effekte nur in sehr geringem Zusammenhang mit der reinen Anzahl der sozialen Beziehungen. Viel entscheidender waren die Qualität der Freundschaften, Bekanntschaften, partnerschaftlichen und verwandtschaftlichen Kontakte.

WIE SICH UNSERE SOZIALEN BEZIEHUNGEN IM ALTER ENTWICKELN

«Man muss in Sachen Freundschaft seine Energie im Alter besser einteilen», sagt Werner Schäfer. Der 91-Jährige sitzt in einem italienischen Restaurant in Kaiserswerth, einem kleinen Ort am Rhein. Sein schütteres Haar hat er streng nach hinten gekämmt. Er trägt Brille, einen Anzug und einen eleganten Mantel. Um besser hören zu können, trägt er an beiden Ohren ein Hörgerät. Beim Laufen stützt er sich auf einen Stock. Genüsslich trinkt er

145

von seinem Viertelliter Weißwein. Es ist bereits Abend, draußen hat sich die Dunkelheit über die Häuser gelegt.

Erst vier Jahre ist es her, dass der studierte und promovierte Chemiker von dem nahe gelegenen Wittlaer in seine kleine Wohnung an den Rhein gezogen ist. Seine ein halbes Jahr jüngere Frau musste aufgrund einer Demenzerkrankung in einem Pflegeheim untergebracht werden. Er wollte in ihrer Nähe bleiben. Fast täglich besucht er sie nun dort. Es ist ein langsamer und schmerzhafter Abschied von seiner Frau, mit der er seit so vielen Jahrzehnten verheiratet ist. Seit einigen Wochen ist er sich nicht mehr sicher, ob sie ihn überhaupt noch erkennt, wenn er sie im Heim begrüßt, und ob sie sich an ihre gemeinsame Zeit erinnert.

Geboren 1917 in Dresden, studierte Werner Schäfer in Göttingen und Detmold und beschäftigte sich zeit seines Lebens mit der Erforschung und dem Anbau von Getreide. Eine Aufgabe, die ihn in fast alle europäischen Hauptstädte führte. Erst vor fünf Jahren, mit 86 Jahren, hörte er auf zu arbeiten. Doch noch bis heute ist er Mitherausgeber einer Aufsatzsammlung zur Getreidechemie im 21. Jahrhundert.

Regelmäßig liest er die Wochenzeitung «Die Zeit» und die «Süddeutsche Zeitung», um sich weiter zu informieren. Seit einiger Zeit besucht er wöchentlich den VHS-Kurs «Philosophische Gesprächsrunde – Ältere philosophieren», wo er und rund zehn weitere ältere Frauen und Männer sich intensiv mit dem Lebenswerk des deutschen Philosophen Hans Jonas auseinandersetzen. Seine beiden Söhne wohnen in Frankfurt und im schweizerischen St. Gallen. Mittags bekommt er «Essen auf Rädern», eine Putzfrau hilft beim Pflegen der Wohnung, und abends geht er häufig zum Italiener essen. Betritt er das Restaurant, wird er von den jungen Kellnern mit Namen und Handschlag begrüßt.

Trotz seiner Aktivität und seiner verhältnismäßig guten Gesundheit gibt es Tage, an denen ihn niemand anruft und er die meiste Zeit nur Richtung Rhein auf die Felder hinausschaut. Gelegent-

*lich fühle er sich dann einsam, «doch von negativen Gefühlen
will ich mich nicht leiten lassen».* Jeden Tag erstellt er sich daher
einen Beschäftigungsplan, vormittags macht er die Wäsche, mittags geht er einkaufen. Jeden Abend lernt er vor dem Schlafen-
gehen ein Gedicht auswendig.

Sehnt er sich nach mehr Gesellschaft? Für einen Moment muss
Werner Schäfer überlegen. Dann sagt er: «Sowohl als auch.»
Zwar sei er nie ein Mensch gewesen, der gerne in Vereine gegangen sei; lediglich seine Frau war Mitglied in einer Turngruppe.
Dennoch hätten sie drei oder vier verschiedene Freundeskreise
gehabt. Runde Geburtstage hätten sie häufig mit 70 Leuten ge-
feiert. Noch heute halte er Kontakt zu Freunden aus der Studi-
enzeit, und erst vor einigen Monaten habe er einen von ihnen
mit dem Zug in Freiburg für einige Tage besucht, ohne fremde
Hilfe, abgesehen vom Kofferverschickungsservice der Deutschen
Bahn. In Kaiserswerth und Düsseldorf hingegen treffe er vor allem noch Freundinnen seiner Frau. Zu Männern habe er in der
Nähe seines Wohnorts kaum noch Kontakt. «Neue Personen
sind schon länger nicht mehr zu meinem Bekanntenkreis hinzu-
gekommen. Insgesamt kenne ich weniger Menschen als früher.»
Dies liege daran, dass viele ehemalige Freunde verstorben seien
– «irgendwann kennt man mehr Tote als Lebendige». Doch er sei
auch «müder» geworden, was die Kontaktpflege anbelangt, sagt
Werner Schäfer. Es ist komplizierter für ihn als früher, andere
Menschen zu treffen. Seinen Führerschein hat er vor einigen
Jahren abgegeben. Und auch Krankheiten und die gestiegene
Gebrechlichkeit machen längere Ausflüge und Besuche für ihn
schwieriger. Deshalb gilt es, die Energie gut zu portionieren und
sich zu überlegen, in welche Kontakte er sie investieren möchte.
Doch es sind nicht nur die Rahmenbedingungen, die sich verändert haben. «Heute verhalte ich mich in Sachen Freundschaft
kompromissloser.» Dabei sind es manchmal für Außenstehende Kleinigkeiten, die sich zwischen ihn und andere Menschen
schieben, ein gutes Beispiel dafür ist das Thema Essen: Werner

Schäfer kocht nie für sich und geht – wenn er kein «Essen auf Rädern» bekommt – gerne in «gute, aber einfache Restaurants». Würden Freunde hingegen bei einem gemeinsamen Treffen sehr aufwendig und kostspielig kochen, empfindet er dies in zunehmendem Maße als «bedrückend», je älter er werde. Gleichzeitig ist es mit anderen Freunden, die nicht in ein Restaurant gehen wollen, immer schwieriger, eine Einigung über einen Treffpunkt zu finden. «Man macht immer häufiger das, was einem selber liegt. Und auch wenn man etwas Neues kennenlernen möchte, hindert einen manchmal die eigene Sturheit daran, es zu tun. Man ist nicht mehr so auf die Meinung anderer Menschen aus. Und man wird insgesamt denkfauler.» Auch um dieser Entwicklung entgegenzuwirken, besuche er den Philosophiekurs. Dass sich seine Rolle innerhalb der Familie verändert hat, beobachtet er hingegen eher passiv. Bis vor zehn Jahren sei er «der Vorsteher», «der Boss der Familie» gewesen und habe die «Meinungsführerschaft» gehabt. Heute würde er gelegentlich eher behandelt wie der Opa. Man mache sich Sorgen um ihn, frage, ob er alleine zurechtkomme und wie er die Wäsche wasche. Am Anfang habe ihn dies manchmal geärgert, auch wenn er es selten offen gesagt habe. Mittlerweile kann er es akzeptieren und sogar genießen: «Es ist ja nicht nur beruhigend, wenn sich andere um einen kümmern. Es wirkt auch in einem gewissen Grad befreiend.»

Werner Schäfer ist nicht nur ein beeindruckendes Beispiel dafür, wie vielseitig interessiert und beschäftigt auch Menschen jenseits der 90 noch sein können. Die Art, wie sich sein Freundes- und Bekanntenkreis entwickelt hat, ist auch in vieler Hinsicht typisch und belegt das, was Wissenschaftler in den letzten Jahren über die Veränderungen von sozialen Beziehungen herausgefunden haben.

Wie erwähnt, werden unsere sozialen Netzwerke kleiner, je älter wir werden. Dies wurde mittlerweile in zahlreichen Längsschnittstudien belegt. Zu einem guten Teil liegt das an Gründen, die wir kaum kontrollieren können. Wer aus dem Beruf aussteigt, erlebt zwangsläufig, dass viele Kontakte zu Kollegen oder Kunden wegfallen. Es findet also eine – wie Wissenschaftler es nennen – «Rollenreduktion» statt. Zusätzlich erleben viele Menschen im Alter, dass nicht nur Freunde, Verwandte und Bekannte versterben, sondern auch der eigene Partner. In der Folge brechen nicht selten ganze «Kontaktsegmente» weg, so die Psychologin und emeritierte Professorin für Pflegewissenschaften Christa Winter-von Lersner. Hinzu kommt, dass manche Ältere aufgrund gesundheitlicher Einschränkungen, beschränkterer finanzieller Mittel oder der Abgabe des Führerscheins an bestimmten sozialen Aktivitäten nicht mehr teilnehmen können. Auch so verringert sich ungewollt die Anzahl an Beziehungen. Doch diese unkontrollierbaren Gründe sind nur das eine.

In der Berliner Altersstudie befragte man die 70- bis 100-jährigen Versuchspersonen vier Jahre nach der ersten Erhebung erneut und erkundigte sich unter anderem auch danach, wie sich ihre sozialen Beziehungen in dem zurückliegenden Zeitraum verändert hatten. Die erste Feststellung war, dass es eine sehr hohe Stabilität gab, was die Zusammensetzung und die Qualität der Kontakte betraf. Die zweite, dass sich die Anzahl der sozialen Kontakte zum Teil deutlich verringert hatte.

Als man die Studienteilnehmer näher nach den Gründen für die Beendigung der Beziehungen befragte, war das bemerkenswerte Ergebnis, dass nur rund ein Drittel aus unkontrollierbaren Gründen abgebrochen worden war. Fast die Hälfte der Kontakte hatten die Älteren aktiv, selbständig und freiwillig beendet. Und an ungefähr ein Fünftel der Beziehungen, die sie vier Jahre zuvor genannt hatten, konnten sie sich nicht mehr erinnern. Mit anderen Worten: Es ist keineswegs so, als würden unsere sozialen Netzwerke im Alter ausschließlich ungewollt kleiner. Wir scheinen auch Beziehungen bewusst zu beenden. Und das, obwohl Studien gezeigt haben, dass soziale Unterstützung zu einem höheren Wohlbefinden und zu einer besseren Gesundheit beiträgt. Warum ist das so? Gibt es einen Grund dafür, dass sich Ältere offensichtlich freiwillig von anderen Menschen lösen? Haben sie keine Angst zu vereinsamen?

WARUM WIR BEZIEHUNGEN IM ALTER FREIWILLIG BEENDEN

Eine der heute anerkanntesten Erklärungen für dieses Phänomen liefert die sogenannte «sozioemotionale Selektivitätstheorie», die von der Professorin für Psychologie an der kalifornischen Stanford University Laura L. Carstensen erdacht wurde und an deren Weiterentwicklung heute unter anderem der deutsche Psychologe und Inhaber des Lehrstuhls für Psychogerontologie an der Universität Erlangen-Nürnberg, Frieder R. Lang, forscht.

Die Kernaussage der Theorie: Die Motive und Ziele, an denen Menschen ihr Handeln ausrichten, verändern sich je nachdem, wie viel Lebenszeit sie noch glauben zu haben: «Wenn Menschen ihre Lebenszeit als unbegrenzt und die Zukunft als offen erleben, so wie es meist in der Jugend der Fall ist, dann sind sie motiviert, neue Informationen zu suchen. Sie bemühen sich darum, ihren Horizont zu erweitern, neues Wissen zu erwerben und neue Beziehungen einzugehen. Im Gegensatz dazu sind Menschen, die ihre Lebenszeit als begrenzt erleben (was meist für das höhere Erwachsenenalter zutrifft), verstärkt motiviert, ein hohes emotionales Wohlbefinden zu erreichen. Sie investieren in Sicherheit, vertiefen vorhandene Beziehungen und genießen das Leben. Unter diesen Umständen verwenden Menschen ihre Ressourcen darauf, ihre eigenen Gefühle zu regulieren», so Lang.

Die Folge dieser veränderten Motivlage ist, dass Menschen, die ihrem Lebensende näher kommen, ihre Beziehungen – oft unbewusst – neu und anders bewerten. Und dass sie Beziehungen, die keine Sicherheit oder emotionales Wohlbefinden versprechen, mit höherer Wahrscheinlichkeit auslaufen lassen oder aktiv abbrechen. Emotional bedeutsame Beziehungen werden hingegen intensiviert. Dadurch verringert sich zwar insgesamt die Anzahl unserer «Netzwerkpartner» im Alter, die Qualität der einzelnen Beziehungen nimmt hingegen zu. Bemerkenswert ist, dass Wissenschaftler in verschiedenen Untersuchungen Belege dafür fanden, dass diese Thesen nicht nur für ältere Menschen, sondern auch für jüngere Menschen gelten, die unter einer tödlichen, unheilbaren Krankheit leiden. Zudem passen diese Ergebnisse zu der Beobachtung, dass wir im Zuge unserer Persönlichkeitsentwicklung unsere Umwelt – und damit auch unsere sozialen Kontakte – immer mehr so gestalten, dass sie zu uns, unseren Stärken, Interessen und unseren Zielen passt.

Mit anderen Worten: Wir sind sehr geschickt darin, mit zunehmendem Alter die Wahrscheinlichkeit für das Erleben positiver Gefühle zu erhöhen. Den meisten von uns gelingt es immer besser, «die eigenen Interessen zu fokussieren», so Lang. Wissenschaftler wie er oder seine Kollegin Carstensen nennen die Strategie, gezielter nach angenehmen Gefühlen zu suchen und dementsprechend auch das soziale Umfeld zu gestalten, eine vorausschauende, eine «antezedente Emotionsregulation». Sie scheint zu einem großen Teil mitverantwortlich dafür zu sein, dass ältere Menschen ihre Lebenszufriedenheit in Untersuchungen immer wieder als sehr hoch angeben.

Dass wir Kontakte auslaufen lassen, die uns entweder nicht guttun oder die uns mit Informationen und Anregungen versorgen, die wir gar nicht mehr brauchen, ist so gesehen verständlich. Wir wollen die Energie, die wir für die Pflege von Beziehungen aufwenden können, lieber für die Menschen nutzen, die uns wichtig sind. Im Alter sind das diejenigen, die uns emotional nahestehen und die uns zuverlässig erscheinen. Durch die Anpassung an unsere neue Motivlage gelingt es uns so, aus weniger Beziehungen ein Mehr an Beziehungsqualität zu machen.

Doch noch etwas spielt in diesem Zusammenhang eine wichtige Rolle: Die allermeisten Beziehungen gestalten sich nach dem Prinzip der «Reziprozität». Dies bedeutet, dass es ein ausgeglichenes Verhältnis von Geben und Nehmen zwischen zwei Menschen geben muss. Je ähnlicher die Dinge, die ausgetauscht werden, umso besser die Beziehung. Dabei spielen materielle Güter eine Rolle wie auch emotionale oder der Grad der Intimität, den beide zulassen. Stimmt das Gleichgewicht nicht, fühlen wir uns in einer Beziehung unwohl. Kommt es nicht zum Ausgleich, wird sie deshalb früher oder später meist beendet. Ist in einer Freundschaft also immer nur einer derjenige, der den anderen einlädt oder Intimitäten von sich preisgibt oder beim Umzug hilft, hat die Freundschaft aller Voraussicht nach keinen langen Bestand.

Ausnahmen von diesem Prinzip bilden familiäre Beziehungen. Hier sind wir viel eher bereit, über einen längeren Zeitraum mehr als unser Gegenüber zu investieren. Ein Grund kann sein, dass wir unausgesprochen erwarten, zu einem späteren Zeitraum etwas von unserem «Guthabenkonto» zurückzubekommen. So opfern viele Eltern viel Energie und Zeit in die Erziehung ihrer Kinder, wohl auch, weil sie sich erhoffen, dass die Kinder sie im Notfall im Alter pflegen. Eine weitere Erklärung aus evolutionspsychologischer Sicht ist, dass wir durch die Investitionen in die eigene Familie immer auch selber gewinnen – weil wir den Fortbestand der eigenen Gene sichern. Wissenschaftler haben zudem beobachtet, dass wir auch bei sehr engen Freunden offenbar bereit sind, zu einem viel höheren Grad das Prinzip der «Reziprozität» zu verletzen. Unter anderem deshalb wird heute angenommen, dass wir ab einer gewissen Intensität Freundschaften in «quasi-verwandtschaftliche» Beziehungen umwandeln.

Dies würde erklären, warum wir im Alter an engen Freundschaften, vor allem aber an familiären Beziehungen festhalten: Wir erwarten von den Beziehungen emotionale Nähe, vor allem aber auch Zuverlässigkeit und Unterstützung – selbst dann, wenn wir selbst aufgrund von körperlicher Gebrechlichkeit oder Krankheit nicht mehr in der Lage sein sollten, erhaltene Unterstützung je wieder zurückzugeben.

WANN DIE BEZIEHUNG ZWISCHEN ALTEN ELTERN UND ERWACHSENEN KINDERN SCHWIERIG WERDEN KANN

Im Alter verringert sich also die Anzahl unserer sozialen Beziehungen – teilweise unfreiwillig, teilweise freiwillig. Dabei trennen wir uns insbesondere von Freunden, die wir als weniger wichtig einschätzen. Neben dem Partner erhalten dadurch vor allem die Kinder eine verhältnismäßig prominente Rolle. Stirbt der Partner – wie es die meisten Frauen erleben müssen –, nimmt die Wichtigkeit der Kinder sogar noch einmal bedeutend zu. Insbesondere Witwen haben häufig ein sehr enges und vertrautes Verhältnis zu ihren Kindern.

Noch ist nicht wirklich geklärt, worin genau sich die wachsende Bedeutung ausdrückt: Möglicherweise verspüren die älter werdenden Eltern einen Wunsch nach mehr Nähe zu ihren erwachsenen Kindern und erhoffen sich von ihnen verstärkt emotionale Unterstützung: Sie wollen, dass die Kinder ihnen häufiger zuhören und Verständnis zeigen, dass sie sie bei Entscheidungen unterstützen und sie bei Bedarf trösten. Möglicherweise drückt sich die wachsende Bedeutung aber auch darin aus, dass die Eltern ihren Kindern neue zusätzliche Rollen übertragen: Sie sollen nicht nur emotionale Unterstützung leisten, sondern auch in Alltagsdingen helfen, sie pflegen oder für Abwechslung sorgen. «Multiplex» nennen Wissenschaftler es, wenn einer Person viele unterschiedliche Funktionen zugewiesen werden. Wahrscheinlich ist, dass Eltern sich sowohl mehr emotionale Nähe als auch das Erfüllen mehrerer Rollen von ihren erwachsenen Kindern erhoffen.

Natürlich wünschen sich auch die meisten erwachsenen Kinder ein gutes Verhältnis zu ihren älter werdenden Eltern. Dennoch kann es durch die gestiegenen Erwartungen an sie zu Schwierigkeiten und Missverständnissen kommen. Das liegt insbesondere daran, so die Gerontologin und Professorin für Sozialwesen an der FH Wiesbaden Marianne Künzel-Schön, dass die Kinder für die älter werdenden Eltern offenbar eine größere Bedeutung haben als umgekehrt. Besonders trifft das auf diejenigen Kinder zu, die in einer festen Partnerschaft leben. Während in Befragungen rund die Hälfte der älteren Eltern angaben, dass sie sich von ihren erwachsenen Kindern beraten lassen, und 44 Prozent, dass sie von ihren Kindern Trost erhalten würden, antworteten nur rund ein Viertel der Kinder, im Gegenzug auch ihre Eltern um Rat zu fragen oder bei ihnen Trost zu finden.

Mit anderen Worten: Während die Kinder von der Geburt bis ins junge Erwachsenenalter ihre Eltern meist mehr brauchten als umgekehrt, dreht sich dieses Verhältnis im Alter um. Einigen Eltern fällt das Eingeständnis, dass sie nun ein höheres Kontaktbedürfnis als ihre Kinder haben, nicht leicht. Manche empfinden es geradezu als kränkend. Zudem müssen sie nun damit zurechtkommen, dass ihre Besuche oder ihre Anrufe auch einmal ungelegen kommen können und dass dies kein Zeichen ist, dass die Kinder sie nicht genügend lieben. Studien zeigen, dass die Kontaktaufnahme durch die älteren Kinder eher durch Normen bestimmt ist. So rufen sie etwa wöchentlich immer zu einer bestimmten Zeit an oder besuchen die Eltern an Feiertagen. Die Eltern hingegen melden sich häufig spontaner, je älter sie werden.

Und noch etwas kann die neue Situation zwischen Eltern und Kindern verkomplizieren: Erwachsene Kinder zählen zwar zu den zuverlässigsten Unterstützern im Alter, allerdings scheinen sich ihre Unterstützungsleistungen nicht selten auf praktische Hilfe – Pflegeleistungen, Fahrdienste oder das Ausfüllen von Steuerformularen – zu konzentrieren. Freunde hingegen erbringen vor allem emotionale Unterstützung, bei praktischen Themen spielen sie eine untergeordnete Rolle.

Erwarten insbesondere zunehmend hilfsbedürftige Eltern trotzdem von ihren Kindern, dass sie neben der Unterstützung und der Pflege auch noch als zentraler Gesprächspartner fungieren, fühlen sich die Kinder schnell überfordert. Die Eltern hingegen sind enttäuscht bzw. sie erhalten nicht in dem Maße die so wichtige emotionale Unterstützung, die sie erwarten und nötig haben. Der Düsseldorfer Sozialpädagoge Christian Carls, der sich jahrelang intensiv mit der Beziehungsgestaltung von Senioren beschäftigt hat, hat zahlreiche Interviews mit älteren Frauen und Männern geführt. Immer wieder hat er es dabei erlebt, dass die Älteren sich zu sehr auf ihre Familie und ihre Kinder fixiert hatten. «Ich habe doch meine Familie», hörte Carls häufiger zu Beginn der Gespräche, wenn er sich nach Freundschaften erkundigte. Zwar erhielten die meisten seiner Interviewpartner tatsächlich in ausreichendem Maße praktische Unterstützung, doch wenn es in den Gesprächen um das Thema Nähe und Geborgenheit ging, fingen viele der Älteren an zu weinen. Sie vermissten emotionale Unterstützung in Form von Bestätigung, Mitgefühl, Geborgenheit, Zugehörigkeit, Orientierung, Vertrauen, Offenheit und Anerkennung,

In der Verringerung der sozialen Kontakte im Alter verbirgt sich noch ein weiteres Risiko: Durch die Verdichtung der unterschiedlichen Funktionen, die Beziehungen erfüllen, auf weniger Personen werden die sozialen Netzwerke «krisenanfälliger», so Winter-von Lersner. Fällt eine Person aus – weil sie krank wird, berufsbedingt wegziehen muss oder verstirbt –, kann eine Lücke entstehen, die unter Umständen Gefühle von Einsamkeit und Hilflosigkeit mit sich bringt. In Befragungen von über 60-Jährigen gaben unter den Verheirateten 91 Prozent der Männer und 86 Prozent der Frauen an, es gebe in ihrem sozialen Netzwerk einen Menschen, an den sie sich bei Niedergeschlagenheit wenden könnten. Von den älteren Alleinstehenden konnten dies nur 51 Prozent behaupten. Mindestens einem Sechstel der kinderlosen Paare und der Alleinstehenden fiel zudem niemand ein, mit dem sie schwerwiegende persönliche Probleme besprechen könnten. Dazu passt, dass Wissenschaftler davon ausgehen, dass Kinderlosigkeit im Alter vor allem dann ein soziales Risiko wird, wenn man mit kritischen Lebensereignissen wie einer Heimübersiedlung, einer schweren Krankheit oder dem Tod eines Partners konfrontiert wird.

WELCHE ROLLE EINSAMKEIT
IM ALTER SPIELT

Doch daraus schon zu schließen, dass Vereinsamung für viele Menschen im Alter ein großes Problem darstellt, wäre falsch. Wie groß das Problem tatsächlich ist, darüber herrscht unter Experten noch keine Einigkeit. Im Durchschnitt bezeichnen sich in Untersuchungen mit älteren Menschen zehn Prozent der Befragten als «sehr einsam» und weitere 24 Prozent als «gelegentlich einsam», wobei die Zahlen je nach Untersuchungen extrem schwanken. Zu einem guten Teil liegt dies daran, dass es schwierig ist, einen Begriff wie Einsamkeit wissenschaftlich zu untersuchen, und dass die Trennung zwischen Isoliertheit und Einsamkeit nicht immer sauber vorgenommen wird: Unter Einsamkeit versteht man, so Künzel-Schön, «das subjektive Gefühl, mit weniger Menschen Kontakt zu haben, als man möchte» – sprich, ein Mensch kann viele Kontakte haben, fühlt sich aber dennoch einsam, weil er nicht die Kontakte hat, die er braucht. «Demgegenüber bedeutet Isolation, dass eine Person quasi objektiv – aus der Sicht Außenstehender – sehr wenige, zu wenige Sozialkontakte hat.» Erschwerend kommt hinzu, dass manche der älteren Befragten offensichtlich unter Alleinsein und Einsamkeit das Gleiche verstehen und mit beidem keine übermäßig negative Bedeutung verbinden. Viele Wissenschaftler wie beispielsweise Frieder R. Lang sind daher sehr skeptisch, ob die Anzahl Einsamer unter den Älteren überhaupt höher ist als im Rest der Bevölkerung. Denn: «Die klinisch auffällige Einsamkeit nimmt im Alter nicht zu.»

Unbestritten bleibt jedoch, dass es Ältere gibt, die sich einsam fühlen. Und dass viele sich vor allem nach mehr Gemeinschaft und Nähe sehnen. Praktische Hilfeleistungen, so fand man in der Berliner Altersstudie heraus, verringern die Einsamkeitsgefühle hingegen kaum.

Ein wichtiger Grund für das Entstehen von Einsamkeit im Alter: Auch wenn wir unsere Beziehungen sehr aktiv gestalten, darf nicht vergessen werden, dass wir im Alter noch immer rund die Hälfte der Menschen, die uns nahestehen, ungewollt verlieren. Hinzu kommt, so Lang, dass es nicht allen Menschen im Alter gelingt, «im positiven Sinne kompromissloser in ihrer Beziehungsgestaltung zu werden und sich klar zu Kontakten zu bekennen. Sie schaffen es nicht, die Beziehungen, die ihnen guttun, zu intensivieren, und die, die ihnen nicht mehr guttun, fallenzulassen.»

Eine besondere «Problemgruppe» stellen in diesem Zusammenhang ältere, geschiedene, vom Partner getrennt lebende oder verwitwete Männer da. Unter ihnen ist die Quote der Einsamen besonders hoch. Manche von ihnen scheinen geradezu ihre misanthropische Weltsicht und ihre Einsamkeit zu pflegen. «Über sich und ihre Gefühle nachzudenken, stellt für diese Gruppe eine Überforderung dar», so Winter-von Lersner, die gerade unter älteren Männern immer wieder «eine große Abwehr» feststellt, wenn sie sich im Zuge ihrer Studien mit ihnen über das Thema Einsamkeit unterhält.

WIE WIR UNS VOR EINSAMKEIT SCHÜTZEN KÖNNEN

Auch wenn es Einsamkeit im Alter gibt, so scheint doch insgesamt zu gelten: Viele Menschen reduzieren im Alter ihr Netzwerk und scheinen sich dabei durchaus sehr wohl zu fühlen. Dies gilt auch für die Alleinstehenden. Hans-Werner Wahl, Professor für Psychologische Altersforschung sowie Leiter der Abteilung für Psychologische Altersforschung an der Universität Heidelberg, konnte zeigen, dass ältere Singles mit ihrem Freizeitverhalten nicht nur zufriedener als jüngere Singles sind, sondern auch zufriedener als andere Befragungsteilnehmer mit Partner, egal in welchem Alter. Auch mit ihren Angaben zur allgemeinen Lebenszufriedenheit lagen sie über denen der jüngeren Singles und nur leicht unterhalb der Angaben von Teilnehmern mit Partner. «Dieses Ergebnis bestätigt die gute soziale Einbindung von zumeist älteren Witwen, die nach einer Phase der Anpassung über eine hohe soziale Einbindung, wenig Einsamkeit und hohe Freizeitzufriedenheit verfügen», so Wahl und seine Kollegen.

Eine Folge ist, dass viele verwitwete ältere Frauen, die häufig ihren Partner bis zum Tode gepflegt haben, oft kaum mehr Interesse an einer neuen Partnerschaft zeigen, insbesondere nicht an einer neuen Ehe – ganz im Gegensatz zu vielen älteren Männern. Viele der Frauen lernen ihre neue Freiheit offenbar besser zu schätzen als die Männer, wohl auch, weil viele der heutigen älteren Frauen ihre eigenen beruflichen und privaten Bedürfnisse häufig noch hinter die der Familie und des Partners zurückgestellt haben.

Den meisten Älteren geht es also mit der Art und Weise, wie sie ihre Beziehungen führen, gut. Gleichzeitig birgt die Verkleinerung der Netzwerke jedoch gewisse Gefahren: Man kann einzelne Mitglieder des Netzwerkes überfordern. Zudem können Lücken entstehen, wenn von den weniger gewordenen Beziehungen weitere wegfallen, in denen sich Einsamkeit und Unzufriedenheit breitmachen können. Auch gelingt es nicht allen, ihr Netzwerk optimal an ihre Bedürfnisse anzupassen. Experten raten daher, sich diese Risiken bewusstzumachen. «Welche Art von Beziehungen sind wichtig für mich? Was brauche ich im Alter?» Menschen sollten sich nicht scheuen, ihre Beziehungen mit Hilfe solcher Fragen näher zu beleuchten, sagt Winter-von Lersner. Da viele Menschen im Alter insbesondere emotionale Unterstützung und Nähe vermissen und beides vor allem von Freunden geleistet wird, ist es zudem sinnvoll, Freundschaften schon früh im Leben zu pflegen und zu intensivieren. Schließlich sind es insbesondere die sehr engen Freundschaften, die sich in quasi-verwandtschaftliche Verhältnisse wandeln und damit Zuverlässigkeit und Nähe im Alter versprechen.

Doch egal, wie gut unsere Netzwerke und wie eng unsere Beziehungen sind, vor schmerzhaften Verlusten naher Menschen sind wir dennoch niemals gefeit. Umso wichtiger kann daher die Fähigkeit sein, auch noch im hohen Alter neue Verbindungen zu anderen Menschen zu knüpfen.

WIE WIR NOCH IM ALTER NEUE BEZIEHUNGEN KNÜPFEN KÖNNEN

«Es ist doch ganz einfach: Wenn ich heute zu Hause geblieben wäre, hätte ich nicht mit anderen, sondern alleine gefrühstückt», sagt Norbert Schuster* und nimmt einen Schluck Kaffee aus

seiner Tasse. Um ihn herum sitzen an einem Quadrat aus zusammengestellten Tischen zwei Männer und 13 Frauen zwischen 59 und 88 Jahren. Durch große Fenster zur Straße fällt Licht in den hellen Raum. Immer wieder bleiben Passanten stehen und schauen von draußen interessiert auf die bunte Runde im Inneren. Schräg gegenüber von Schuster steht ein Frühstücksbüfett, dass er und die anderen im «zentrum plus» des Arbeiter-Samariter-Bundes im Düsseldorfer Stadtteil Holthausen an diesem Vormittag aufgebaut haben. Nun hört man Teller klappern, Gesprächsfetzen, Fragen nach dem Salz oder der Butter, Lachen und Löffel, die umgerührt werden. Seit ungefähr einem Jahr kommt der 75-jährige, verwitwete, gelernte Schlosser Schuster «regelmäßig unregelmäßig» zu dem Treffen. Er ist einer der wenigen Männer, die sich hierher trauen. Andere, gleichaltrige Männer hätten «oft Hemmnisse oder noch eine Frau», hat er beobachtet. Eine Gruppe männlicher Skatspieler, die sich in den Räumlichkeiten trifft, kommt einmal pro Woche und verschwindet unmittelbar im Anschluss wieder, meist, ohne große Worte an die anderen Besucher zu verlieren.

47 Jahre lang war Schuster verheiratet. Als seine Frau vor einigen Jahren an Krebs erkrankte, sei dies nicht nur eine fürchterliche Zeit für ihn gewesen. Er habe auch miterleben müssen, wie weh es tat, als einige Freunde sich von ihm und seiner Frau abwandten. «Manche konnten mit der Krankheit nicht umgehen. Vielen machte der Krebs Angst.»

Heute, fünf Jahre später, sei er mit seinem Leben wieder zufrieden. Er sei nicht nur reiselustig und besuche seine drei Söhne, die alle weiter entfernt wohnen, einer sogar in Florida. Er sei auch noch Mitglied in einem Pensionärsclub seines ehemaligen Arbeitgebers, bei dem er schon mal die Fotos seiner Reisen per Beamer präsentiere: «Für Freundschaften und Bekannte kann man schließlich nie genug tun», sagt Schuster.

Ihm gegenüber sitzen die 88-jährige Helene Reimer* und ihre Freundin, die 75-jährige Renate Schneider*. Die beiden haben sich vor einiger Zeit im «zentrum plus» kennengelernt. Nun behaupten sie, andere hätten zu ihnen gesagt: «Seit ihr da hingeht, werdet ihr immer jünger.» Allein bei dem Gedanken müssen die beiden lachen. Dabei ging es Helene Reimer, die die älteste Besucherin an diesem Tag ist, eigentlich nur ums Rommé-Spielen. In der Zeitung hatte sie gelesen, dass es im «zentrum plus» einen Rommé-Nachmittag gebe. Ermuntert durch ihre Tochter, beschloss sie, diese Möglichkeit, ihrem Lieblingsspiel nachzugehen, zumindest einmal auszuprobieren.

Mittlerweile kommt sie mindestens zweimal pro Woche und spielt nach dem Frühstück von 12 bis 17 Uhr Rommé. Da sie selber kein Auto mehr fährt und etwas weiter entfernt wohnt, holt sie ein anderer Besucher regelmäßig zu Hause ab und fährt sie am frühen Abend wieder zurück. Längst sei das «zentrum plus» ihr «zweites Wohnzimmer» geworden. Sie fühle sich dort «angenommen und ausgeglichen». Vor allem aber sei sie überrascht davon, dass sie neue Freundschaften geschlossen hätte, dass sie auch an anderen Veranstaltungen teilnehme und sie diese sogar teilweise selber mit organisiere. Allein in den vergangenen Monaten kamen ein Pfarrer, ein Internist und ein Polizist, um den älteren Besuchern des Zentrums Rede und Antwort zu stehen. Es gibt Spanisch-, Englisch-, Handy- und Computerkurse. Im Rahmen der «poetischen Suppenküche» kocht eine ältere Dame Suppe, eine andere liest passend zum jeweiligen Gericht Gedichte. Gemeinsam sammeln sie Geschichten über Holthausen und entwickeln daraus ein Buch. Es gibt Möglichkeiten, sich Wandergruppen anzuschließen, an Museumsbesuchen teilzunehmen oder ins Kino zu gehen. Im Sommer haben sie schon einmal im nahe gelegenen Park eine große Kaffeetafel aufgebaut und dort gemeinsam gegessen und getrunken. Und vor kurzem hat ein Regisseur des Düsseldorfer Schauspielhauses mit Interessierten eine Woche lang Sprachübungen gemacht. Später mussten sie auf der Bühne vor Publikum laut vorlesen, als Vorbereitung für den Job als Lesepaten in Grundschulen.

Reimer wollte schon einmal ihre 63-jährige Tochter ermuntern, mitzukommen. Doch die sagte ihr: «Ich geh doch nicht zu den Alten.» Reimer kann das verstehen. Als ihr Mann noch gelebt hat, wäre sie «aller Wahrscheinlichkeit nach» auch niemals zu einer Veranstaltung im «zentrum plus» gegangen. «Eigentlich ist das verrückt», sagt sie und schüttelt ungläubig den Kopf.

Die Sozialpädagogin und Leiterin des «zentrum plus» in Holthausen, Ute Frank, kennt diese Einstellungen: «Für viele ist es ein großer Schritt, zum ersten Mal ein ‹zentrum plus› zu betreten. Sie halten sich noch für zu jung. Doch wenn sie sich überwinden, sind die meisten überrascht, wie locker es zugeht und wie wenig all das mit dem düsteren Klischee von Altenclubs zu tun hat.»

Die fröhliche und mitreißende 49-jährige Frank sitzt bewusst nicht mit am Frühstückstisch, sondern in ihrem Büro in einem Raum nebenan. Denn ein wichtiges Prinzip hinter dem «zentrum plus» ist, dass sich die Älteren so weit wie möglich selber organisieren. Vor rund 15 Jahren wurde die Idee in Düsseldorf geboren. Es war eine Weiterentwicklung der Begegnungsstätten, die man im Ruhrgebiet für die alten Kumpel eingerichtet hatte, die im Zuge des Zechensterbens oft schon mit 50 frühberentet worden waren und Schwierigkeiten hatten, die freien Tage des Ruhestands zu gestalten. Mittlerweile gibt es nicht nur 19 der Zentren über die Stadt verteilt, das Konzept ist auch ein Exportschlager geworden, das andere Regionen gerne kopieren. «Menschen zusammenbringen, damit sie neue soziale Kontakte knüpfen», ist das Ziel der Zentren. «Die Menschen kümmern sich um ihre Gesundheit und sehen zu, dass sie finanziell im Alter gut abgesichert sind. Aber man muss auch etwas für seine soziale Vorsorge tun», sagt Frank.

Sie kennt einige Ältere, die nach der Pensionierung viele Jahre völlig fixiert auf den Partner oder allein zu Hause verbracht haben, bevor sie sich endlich – oft angeregt durch die eigenen Kinder oder nach dem Tod des Partners – wieder unter Menschen wagten. Bei einigen stellt Frank dann fest, dass sie grund-

legende menschliche Umgangsformen regelrecht verlernt ha-
ben: Sie machen ihre Teller so voll, dass für andere nichts mehr
übrig bleibt. Sie sind unfähig, Kompromisse zu schließen. Und
sie haben insgesamt kein Gespür mehr für Gemeinschaft. Müh-
sam müssen sie sich wieder daran gewöhnen, wie man mit an-
deren Menschen umgeht, wobei das «zentrum plus» als eine Art
«Trainingsplattform» fungiert: Verhält sich jemand unpassend,
unhöflich oder unsolidarisch, weisen ihn die anderen Besucher
in aller Regel darauf hin. Nur extrem selten kommt es vor, dass
Frank einmal eingreifen muss, «schließlich sind ja alle erwach-
sen». Schon eher macht sie Besucher auf Veranstaltungen oder
Seminare aufmerksam, die zu ihrem jeweiligen Lebens- und
Entwicklungsstand passen könnten und in denen sich ihnen die
Möglichkeit bietet, ihre persönlichen und sozialen Fähigkeiten
weiter zu verfeinern.

Tatsächlich kennen Wissenschaftler das Phänomen, dass Frau-
en und Männer im Alter, insbesondere wenn der Partner stirbt,
zunächst aufgeschmissen sind. Nicht wenige haben während der
langen Ehejahre ihre Eigenständigkeit aufgegeben. «Das nicht ge-
lebte Leben setzt sich durch», nennt Winter-von Lersner es, wenn
die so entstandenen Defizite nun plötzlich zutage treten.

Doch dass selbst diejenigen, die längere Zeit isoliert gelebt
haben, in aller Regel ihre sozialen Umgangsformen keineswegs
unwiderruflich verloren haben, diese Erfahrung hat der langjährige Mitarbeiter des Forums Senioren-Arbeit, Christian Carls,
gemacht. «Die Fähigkeiten kann man schnell verlieren, sie können
aber auch schnell wieder aktiviert werden.» Und: «Viele erleben
Freundschaft im Alter ganz neu, wenn man ihnen die richtigen
Angebote macht», so Carls. Dies gelte auch und insbesondere
für Männer. Viele von ihnen hätten während der Phase ihrer Berufstätigkeit außerhalb der Familie oft nur sehr funktionale und
oberflächliche Kontakte zu Kollegen gelebt. Nun bietet sich ihnen
im Alter die Chance, echte Freundschaften zu initiieren. Das Pro-

blem ist: «Diese Aufgabe bedeutet große Anforderungen an die eigene Selbstorganisation. Zudem müssten viele erst lernen, soziale Beziehungen wieder zu genießen», so Carls. Die Angebote zum Kontakteknüpfen für ältere Menschen müssten daher «sehr kleinschrittig und durchdacht» konzipiert werden.

Carls nervt es daher, wenn er immer wieder hört: «Aber es gibt doch so viele Angebote für die Älteren.» Zwar sei das theoretisch richtig, aber oft handele es sich bei den Angeboten um Veranstaltungen, bei denen jeder bereits einen festen Sitzplatz hat und sich die Teilnehmer untereinander schon lange kennen. Als Außenstehender ohne Übung im sozialen Umgang sei es fast unmöglich, an solchen Orten neue Menschen kennenzulernen. «Menschen brauchen die Gelegenheit, etwas Persönliches von sich zu erzählen. Es muss Bewegung in der Gruppe sein. Es braucht Pausen, in denen man sich begegnen kann.» All diese Dinge würden in der Praxis oft kaum bedacht, ganz nach dem Motto: «Der Kontakt muss sich von allein ergeben.»

Hinzu kommt, dass viele Angebote für Ältere sehr für eine weibliche Zielgruppe konzipiert zu sein scheinen. Wohl auch deshalb ist die weibliche Überzahl in fast allen Angeboten für Menschen jenseits der 60 erdrückend. Ein Erlebnis, das ihm zu denken gab, hatte in diesem Zusammenhang vor einiger Zeit der Wissenschaftler Frieder R. Lang. Er betreute eine Forschungsarbeit, bei der neue technische Produkte für ältere Menschen entwickelt werden sollten. Zum Testen suchte er per Zeitungsannonce nach Teilnehmern. Während Lang es aus all seinen vorherigen Studien gewohnt war, dass sich vor allem Frauen meldeten, riefen nun fast ausschließlich Männer an. «Männer sind im Alter eine Minderheit. Viele Angebote gehen an ihnen vorbei», so der Gerontologe.

Auch wenn nicht alle Angebote für die ältere Zielgruppe optimal organisiert zu sein scheinen: Wenn sich unsere sozialen Netzwerke im Alter unfreiwillig verkleinern, wenn wir einen Mangel an emotionaler Nähe verspüren oder wenn wir uns überhaupt erst jenseits der 60 entschließen, Kontakte zu anderen Menschen zu intensivieren, können wir auch im Alter neue Beziehungen knüpfen.

Dazu müssen wir unter Umständen unsere sozialen Fähigkeiten wieder trainieren bzw. neue Fertigkeiten wie das Sich-Öffnen und das Zugehen auf andere lernen. Das gilt insbesondere im Hinblick darauf, dass es im Alter oft schwieriger ist, Interaktionspartner zu finden, die über einen ähnlichen Lebens- und Erfahrungshintergrund verfügen. Dieser erleichtert das gegenseitige Verständnis und das Entstehen empathischer Gefühle. Aus diesem Grund empfehlen Experten älteren Menschen auf der Suche nach sozialen Kontakten, sich zunächst über die eigenen Wünsche und Interessen klar zu werden. Und anschließend möglichst zielgenau nach Gleichgesinnten zu suchen. Dies können dann andere Kulturinteressierte sein, genauso wie eine Trauergruppe, der man sich anschließt.

Bis zu einem gewissen Grad können wir uns also sehr gut vor Einsamkeit im Alter schützen. Und selbst wenn sie aufgrund nicht kontrollierbarer Gründe auftritt, haben wir Möglichkeiten, uns gegen sie zu wehren.

Der großen Mehrheit der älteren Menschen gelingt dies scheinbar gut bis sehr gut, auch dann, wenn sie keinen Partner mehr haben.

Doch was passiert eigentlich, wenn wir krank und zunehmend gebrechlich werden?

Können wir auch dann noch auf unser soziales Netzwerk zählen und mit Unterstützung durch andere Menschen rechnen?

Wie wahrscheinlich ist es überhaupt, dass wir im Alter krank werden?

Und auf welche Gebrechen und Einbußen müssen wir uns einstellen?

DIE GEFÜHLTE GESUNDHEIT
ODER: WARUM WIR ALLE
KRANK WERDEN

Im Alter werden fast alle Menschen
körperlich krank.

Doch während manche sich dennoch
zufrieden fühlen, leiden andere
scheinbar über die Maßen.
Warum?

Darf man Ihnen Gesundheit wünschen?
«Ja sicher, wenngleich in diesem Alter eigentlich niemand mehr
gesund sein kann.
Wir wollen mal so sagen: Wünschenswert ist Schmerzfreiheit.»
(Helmut Schmidt, 90, im Dezember 2008 im Interview
mit der Wochenzeitung «Die Zeit»)

Draußen, auf dem Flur vor dem Besprechungszimmer in der geriatrischen Rehabilitationstagesklinik des St.-Bonifatius-Krankenhauses in Lingen an der Ems, sitzen um kurz vor zehn Uhr bereits die ersten alten Menschen auf Stühlen und warten auf die Visite. Gehwagen stehen herum. Manche halten Krücken in den Händen. Andere sind in Rollstühlen gekommen. Drinnen hat die Frühbesprechung begonnen. Hinter einem großen Schreibtisch sitzen die Oberärztin Dr. E. Egbers und ihre ärztliche Kollegin, schräg davor eine Krankenschwester, ein Physiotherapeut und eine Ergotherapeutin.

Zwischen 48 und 92 Jahre alt sind die Patienten, die im Lauf der nächsten zwei Stunden den Raum mit dem hellen Linoleumboden betreten und sich vor dem Schreibtisch der Ärztinnen niederlassen werden. Alle von ihnen befinden sich im Ruhestand. Ihr Altersdurchschnitt liegt bei rund 75 Jahren, die Mehrheit von ihnen sind Frauen. Einige von ihnen haben einen Schlaganfall oder Herzinfarkt hinter sich. Manche leiden unter Osteoporose und haben sich nach einem Sturz Knochen gebrochen. Und wieder andere kämpfen gegen Arthrose. Ihnen wurden neue Knie-, Schulter- oder Hüftgelenke eingesetzt. Die meisten sind von anderen Stationen oder von anderen Krankenhäusern in der Umgebung in die geriatrische Reha-Tagesklinik überwiesen worden, eine der wenigen ihrer Art in Deutschland. Morgens um neun Uhr werden sie zu Hause abgeholt, nachmittags gegen 16 Uhr machen sie sich per Taxi wieder auf den Rückweg.

Drei bis vier Wochen bleiben die Patienten im Schnitt. Drei bis vier Wochen, in denen die Ärzte, Ergotherapeuten, Physiotherapeuten, aber auch Logopäden oder Neuropsychologen versuchen, die durch die Krankheiten entstandenen Funktions-

einbußen beim Laufen, Sprechen, Sitzen oder Denken so weit wie möglich zu beheben, sodass ein selbständiges Leben möglich bleibt. Für viele Patienten entscheidet sich in dieser Zeit, ob sie wieder Auto fahren dürfen, sich jemals wieder ohne Rollstuhl fortbewegen oder überhaupt noch alleine leben können. Für die meisten ist es eine Zeit zwischen Hoffen und Bangen.

«Die Patientin läuft ohne Rollator mit geringem Hinken ohne Pause 250 Meter, und ihr Gefühl im linken Bein kommt langsam wieder», berichtet der Physiotherapeut den Ärztinnen über eine Patientin. Andere schaffen «60 Treppenstufen ohne Pause», fühlen sich «mit Gehschiene sicher», sind «rollstuhlmobil», haben «verbleibende, irreversible Einbußen im Sprachzentrum» oder zeigen beim Bewegen des Schultergelenks «ein Extensionsdefizit von fünf bis zehn Grad». Nach jeder neuen Information beraten sich die fünf Fachleute, bis zu welchem Grad Verbesserungen bei einem Patienten noch erwartbar sind und welche anderen Therapiemöglichkeiten man noch in Betracht ziehen sollte, um beispielsweise das Sprachvermögen eines Schlaganfallpatienten oder die Sicherheit, auch ohne Rollator gehen zu können, zu erhöhen. Es ist häufig ein Kampf um ein paar entscheidende Grade mehr an Beweglichkeit in einem Gelenk. Nicht selten geht es um schwierige Abwägungen zwischen mehreren Krankheiten, die ein Patient mitbringt: Was macht man, wenn ein Patient ein neues Hüftgelenk bekommen hat und nun das Laufen und Treppensteigen üben müsste, er aber gleichzeitig über ein so schwaches Herz verfügt, dass sein Puls nicht höher als 70 steigen sollte? Und immer wird dabei deutlich: Krankheiten im Alter sind niemals nur ein medizinisches Problem. Es geht um das soziale Umfeld. Um Angehörige. Um Fragen der Lebensqualität. Um Motivation. Und um die Bereitschaft, eine Behandlung mitzutragen, auch wenn das unter Umständen bedeutet, das eigene Leben deutlich zu verändern.

WIE SICH DER KÖRPER IM ALTER VERÄNDERT

Zunächst ist es wichtig zu betonen, dass das Alter per se keine Krankheit ist und bisher auch keine Krankheit bekannt ist, die nur im Alter auftritt. Selbst Demenzen oder grauer Star können schon in jungen Jahren auftreten. Was jedoch stimmt, ist: Die Wahrscheinlichkeit, im Alter eine Krankheit zu bekommen, steigt erheblich. Untersuchungen wie die Berliner Altersstudie zeigen, dass von den über 70-Jährigen 96 Prozent mindestens eine, rund 30 Prozent sogar mehr als fünf Krankheiten haben. Hauptgrund ist, dass der menschliche Körper sich im Zuge des normalen, gesunden Alterungsprozesses verändert und dadurch anfälliger für Krankheiten wird.

Etwa das Herz. Dessen Anzahl an Muskelzellen verringert sich bis zum Alter von 70 Jahren um fast ein Drittel, ebenso verschwinden Herznervenzellen und deren Verbindungsfasern. Die Weiterleitung der elektrischen Impulse, die den Herzrhythmus steuern, wird dadurch erschwert. Gleichzeitig erweitern und verlängern sich aufgrund von Elastizitätsverlusten die Arterien, darunter auch die Aorta, die wichtigste und größte Blutbahn, die vom Herzen abgeht.

Zunächst gelingt es dem Herzen gut, weiterhin die gleiche Menge an Blut in die nun größeren Gefäße des Körpers zu pumpen. Doch ungefähr mit 70 Jahren beginnt das Herz, den Blutdruck langsam zu erhöhen, um die Blutversorgung des Organismus unter den veränderten Bedingungen aufrechterhalten zu können. Das Herz erweitert und verdickt sich nun etwas, und der Blutdruck eines 70-Jährigen steigt von einem Normwert von 120 auf 140 an.

Dennoch kann es nun vorkommen, dass manche Organe nicht mehr ausreichend mit Blut und damit mit Sauerstoff und Nährstoffen versorgt werden. Die Gefäße kleinerer Blutgefäße etwa im Gehirn können hingegen durch den gestiegenen Druck zerstört werden. Das wiederum kann im schlimmsten Fall zu Schlaganfällen und Demenzen führen. Hinzu kommt, dass durch die Verdickung und die Kalkablagerungen die Herzklappen, aber auch die mittelgroßen Arterien, die zu Niere oder Leber führen, weniger flexibel werden. Auf Belastungen, die normalerweise einer Erhöhung des Pulsschlags bedürfen, kann das gesamte Herz-Kreislauf-System nicht mehr so schnell reagieren. Schon kleinere körperliche Anstrengungen können so für einen alten Menschen eine Herausforderung darstellen.

Doch das Herz und die Blutgefäße sind nicht die einzigen Organe, deren Funktionsfähigkeit sich im Zuge des Alterungsprozesses verändert: Im menschlichen Skelett verringert sich schon ab dem 40. Lebensjahr die Anzahl der knochenbildenden Zellen, und die Funktionsfähigkeit der verbleibenden Zellen wird ineffizienter. Hinzu kommt, dass immer weniger Kalzium aus der Nahrung vom Dickdarm aufgenommen und in die Blutbahn geleitet werden kann. In den Nebenschilddrüsen, die für die Konstanz des Kalziumgehalts im Blut verantwortlich sind, wird dieser Mangel bemerkt. Zur Kompensation steigern die Nebenschilddrüsen die Produktion eines Hormons, das dafür sorgt, dass den Knochen das für ihre Stabilität wichtige Kalzium entzogen wird, um es in die Blutbahn zu lenken. In der Folge werden die Knochen eines alternden Menschen immer poröser und brüchiger.

Die Muskeln bilden sich zurück: Zum Teil gehen Muskelfasern verloren, zum Teil verkürzen sie sich und werden durch Fett und Bindegewebe ersetzt. Hinzu kommt, dass sich die Kontraktionskraft deutlich verringert. Dies führt dazu, dass sich zwar erst mit rund 80 Jahren 30 Prozent der Muskelmasse zurückgebildet hat, wir aber bereits mit 65 Jahren fast ein Drittel unserer Dauermuskelkraft und gar 60 Prozent unserer Spitzenmuskelkraft verloren haben. Bei schnellen körperlichen Reaktionen wie bei Stürzen spürt ein alter Mensch diesen Verlust sehr schnell, zumal auch die

Gelenke sich verändern: Die in der Jugend zähe Gelenkflüssigkeit wird wässriger, das Gelenk ist nicht mehr so gut geschmiert und weniger beweglich.

Weil bestimmte Proteine wie Elastin und Stützfasern in immer geringerem Umfang zur Verfügung stehen, wird die Haut im Alter faltiger, weniger elastisch, trockener und dünner. Sie wird so anfälliger für Verletzungen. Wunden verheilen langsamer, was wiederum die Gefahr fürs Wundliegen und für Infektionen erhöht.

Weil auch die Fettschicht unter der Haut dünner wird, die Anzahl der Schweißdrüsen abnimmt und das Blut weniger zirkuliert, funktioniert die Stabilisierung der Körpertemperatur über die Haut nicht mehr so wie in jungen Jahren. Alte Menschen reagieren empfindlicher auf Kälte oder Wärme.

Das Gehirn nimmt ab dem 40. Lebensjahr alle zehn Jahre um rund fünf Prozent seines Gewichts ab. Dabei verliert ein alternder Mensch einen Teil seiner Nervenzellen, von denen es allein im Kortex, der äußeren Schicht des Gehirns, mehr als 30 Milliarden gibt. Sie sind durch über eine Billarde Schaltstellen, sogenannte Synapsen, miteinander verbunden. Dennoch ist die verringerte Anzahl an Nervenzellen vermutlich nicht der Hauptgrund, warum sich Reaktionszeiten erhöhen oder die Aufmerksamkeits- und Konzentrationsfähigkeit nachlassen. Denn zusätzlich zur Abnahme an Nervenzellen sind an den verbliebenen alternden Gehirnzellen teilweise die Stoffwechselvorgänge eingeschränkt, die Nervenleitungen verlangsamt, und die Durchblutung ist um rund 20 Prozent verringert. Nährstoffe und Sauerstoff gelangen so weniger gut an die Nervenzellen, was als Hauptgrund für die kognitiven Einbußen im Alter gilt.

Für viele weitere Körperfunktionen und Organe lassen sich altersbedingte Abbauprozesse festmachen: Weil es den gealterten Muskeln der Augenlinse zunehmend schwerfällt, die Linse auf kurze Entfernungen einzustellen, wird die Sehkraft ab dem 45. Lebensjahr schlechter. Die Anpassungsfähigkeit der Augen an

Dunkelheit lässt nach. Viele ältere Menschen können schlechter hören, besonders in den hohen Frequenzen, da sich der Hörnerv und die Hörorgane im Innenohr zurückbilden und degenerieren. Die Harnblase schrumpft und verliert gleichzeitig Teile ihrer Dehnbarkeit. Koordinationsprobleme zwischen Blasenmuskeln und Schließmechanismus treten vermehrt auf. Die Prostata vergrößert sich und kann dadurch den Harnfluss behindern. Die Nierendurchblutung sinkt um durchschnittlich 50 Prozent. Die Schilddrüse reguliert den Stoffwechsel nicht mehr so häufig wie früher.

Ein Teil der Lungenbläschen wird abgebaut, der Rest wird weniger elastisch, was insgesamt den Gasaustausch und damit das Atmen erschwert. Die maximale Sauerstoffaufnahme sinkt um 60 bis 70 Prozent.

Und auch im Darm kommt es zu zahlreichen Einbußen: Die Muskeln, die den Nahrungsbrei vorantreiben, arbeiten langsamer. Die Nährstoffe werden nicht mehr im gleichen Maß von der Darmwand aufgenommen wie früher, und die Säfte in Magen und Darm bereiten die Nahrung gemächlicher auf.

Dies sind einige der wesentlichen körperlichen Veränderungen, die das Alter mitbringt. Sie machen es nachvollziehbar, wieso es jenseits der 60 zu einer Anhäufung von Krankheiten kommt und warum in Umfragen rund 80 Prozent aller Menschen auf die Frage «Woran merken Sie, dass die Zeit vergeht?» antworten: «An meinem Körper.»

WORAN MENSCHEN IM ALTER
KÖRPERLICH ERKRANKEN

«Zeigen Sie uns doch bitte einmal, wie Sie schon laufen können.»
Die erste Patientin in der Visite in Lingen ist 77 Jahre alt und lebt
ganz in der Nähe der Klinik alleine in einer Wohnung im Erd-
geschoss. Ihr Sohn hilft ihr gelegentlich beim Einkaufen, alles
andere – putzen, sich pflegen, kochen – mache sie noch allein.
Unbedingt möchte sie, dass sich daran nichts ändert. Mühsam
erhebt sie sich deshalb aus dem Stuhl vor dem Schreibtisch von
Dr. Egbers, greift zu ihrem Rollator und läuft einmal in kleinen
Schritten bis zur Tür und wieder zurück. Die Blicke des Ärzte-
und Therapeuten begleiten sie. «Das geht doch schon ganz gut»,
sagt Egbers. «Haben Sie denn noch Schmerzen?»
Drei Wochen ist es her, dass die Patientin einen leichten Schlag-
anfall hatte. Weil die Blutgefäße zum Herzen zu verstopfen droh-
ten, hat man ihr in einer Operation einen Bypass gelegt: Mit ei-
nem aus dem Bein entnommenen Stück Vene wird das Blut am
Herzen nun um die verengte Stelle herumgeleitet. Noch haben
allein die paar Schritte am Rollator die Patientin außer Atem
gebracht. Sie klagt über Heiserkeit. Doch Schmerzen habe sie
nur noch, wenn sie ihre OP-Narbe am Brustkorb berühre.

Arteriosklerose

Zwei Dinge seien an dieser Patientin typisch, sagt Egbers, als die
77-Jährige wieder den Raum verlassen hat: ihr starker Wunsch, die
eigene Selbständigkeit nicht zu verlieren und diesen Wunsch mit
Aktivitäten wie dem Putzen unter Beweis zu stellen. Und ihre Diagnose: Ein Herzinfarkt ist eine der am häufigsten auftretenden,
schweren, akuten Krankheiten im Alter und gemeinsam mit anderen Herz-Kreislauf-Erkrankungen die mit Abstand häufigste Todesursache. Dessen Ursache: Kreislaufblockaden. Weil fett- und

kalkhaltige Ablagerungen, sogenannte Plaques, die ohnehin durch den Altersprozess weniger funktionstüchtigen Adern zusätzlich belasten, kann das Blut nicht mehr richtig im Körper zirkulieren. Es kommt zu einer Verhärtung und Verengung der Arterien, der sogenannten Arteriosklerose. Diese trägt bei weit über 30 Prozent aller alten Menschen zum Bluthochdruck bei. In Belastungssituationen kommen sie zunehmend schneller außer Atem. Dem Körper fällt es schwerer, den bei Anstrengung steigenden Bedarf an Sauerstoff über die Blutbahn zu transportieren, sprich: den Körper an die Belastung anzupassen. Werden die Plaques über die Jahrzehnte zu groß und die Adern etwa durch Übergewicht, Rauchen, Bewegungsmangel und eine Fleisch- und fetthaltige Ernährung zu eng, kann es zu einem vollständigen Erliegen der Versorgung einzelner Körperteile kommen. Treten die Plaques am Herzen oder Gehirn auf, drohen Herzinfarkt oder Schlaganfall; wobei das Risiko für letzteren aufgrund von Herzrhythmusstörungen, die ebenfalls im Alter zunehmen, zusätzlich erhöht ist.

Arthrose

Fast genauso oft wie an Erkrankungen im Herz-Kreislauf-Bereich leiden alte Menschen an Arthrose. Bei dieser Form des Gelenkverschleißes hat sich der Knorpel, der die Hüft-, Knie- oder Fingergelenke schützen soll, abgenutzt. Grund dafür können unter anderem starke Belastungen etwa durch ein zu hohes Körpergewicht, eine Fehlstellung der Gelenke oder eine Krankheit wie etwa eine Entzündung der Gelenke sein. Die Abnutzung kann so weit gehen, dass die Knochen schutzlos aufeinanderreiben. Bewegungen können dann nur noch unter größten Schmerzen vollzogen werden. Ist dieses Stadium erreicht, muss häufig operativ ein neues Gelenk eingesetzt werden.

Osteoporose

Die zweite große Erkrankung am Bewegungsapparat, die Osteoporose, führt häufig dazu, dass der oder die Erkrankte operiert werden müssen. Grund dafür ist, dass durch einen Mangel an knochenbildenden Zellen und Kalzium die Knochen porös geworden sind. Schon bei scheinbar harmlosen Stürzen können sie nun brechen. Bis die gebrochenen Knochen wieder zusammenwachsen, dauert es deutlich länger als in jungen Jahren.

Aus subjektiver Perspektive werden Krankheiten am Bewegungsapparat, zu denen man auch noch die bei rund 30 Prozent der älteren Menschen vorkommenden Rückenleiden zählt, von Patienten als besonders belastend empfunden. Schließlich sind sie häufig mit starken Schmerzen verbunden, die sich nicht selten chronifizieren.

Hinzu kommt, dass für unsere körperliche Fitness im Alter Operationen und Krankenhausaufenthalte infolge von Arthrose oder Osteoporose einen hohen Risikofaktor darstellen. Dies liegt daran, dass das alte Funktionsniveau nach einer Operation oder einem Knochenbruch nur noch selten wiedererlangt wird.

Diabetes II

Oft unentdeckt bleibt hingegen die Typ-II-Diabetes, auch «Alterszucker» genannt, unter der rund sechs Millionen Deutsche über 60 leiden. Bei dieser Krankheit produziert die gealterte Bauchspeicheldrüse – oft aufgrund von Übergewicht oder erblich bedingten Faktoren – relativ oder absolut zu wenig Insulin. Dies ist jedoch entscheidend, um Blutzuckermoleküle von der Blutbahn in die Körperzellen zu transferieren. Den Körperzellen fehlt dadurch wichtige Energie. Dass sich die Krankheit entwickelt und ausgebrochen ist, merkt ein Patient oft zuerst an häufiger Müdigkeit, Durst, Leistungsschwäche – Symptome, die häufig mit dem normalen Alterungsprozess verwechselt werden. In einem späteren Stadium kann es jedoch zu Schäden an Blutgefäßen und Nervenzellen kommen.

Grauer Star

Normalerweise ist unsere Augenlinse ein glasklares Gebilde, das zu zwei Dritteln aus Wasser und zu einem Drittel aus Eiweißstoffen besteht. Im Alter trübt sie sich jedoch häufig ein. Grund dafür, so glauben Wissenschaftler, sind eine ganze Reihe unterschiedlicher Faktoren, angefangen bei Infrarotstrahlen und ultraviolettem Licht über Ernährung, verschiedene Krankheiten und erblichen Faktoren bis hin zu unterschiedlichen Giften aus der Luft aufgrund von Umweltverschmutzung. Jenseits der 50 leidet fast jeder Zweite, bei den über 80-Jährigen fast jeder unter einer Eintrübung seiner Linse, dem sogenannten «grauen Star». Er führt dazu, dass die Sicht verschwimmt und sich ein Schleier über das Sichtfeld legt. Manche Betroffene sehen auch Doppelbilder oder Schatten. Manchmal verschlechtert sich die Sicht innerhalb weniger Monate, manchmal kann es sich Jahre hinziehen, bis die Linse sich immer weiter eintrübt. Allein in Deutschland werden jedes Jahr 600 000 Operationen durchgeführt, bei denen eine eingetrübte Linse durch ein künstliches Linsenimplantat ersetzt wird.

Krebs

Krebs führt dazu, dass Körperzellen unkontrolliert wachsen, sich teilen und gesundes Gewebe verdrängen oder zerstören. Keine der über 100 bekannten Krebsarten kommt dabei ausschließlich im Alter vor. Allerdings erhöht sich die Wahrscheinlichkeit des Auftretens bestimmter Krebsarten zum Teil deutlich, weshalb Krebs auch als Alterserkrankung des Zellwachstums bezeichnet wird. Von den 395 000 Menschen, die in Deutschland jährlich an Krebs erkranken, ist nur rund ein Viertel unter 60 Jahre. Insbesondere in der Prostata, der Brust, der Lunge oder im Dickdarm bilden sich im Alter vermehrt bösartige Tumore, zudem kommen bestimmte Blutkrebsarten häufiger vor. Warum bestimmte Krebsarten im Alter häufiger ausbrechen, ist bis heute kaum geklärt. Vermutlich spielen jedoch genetische Faktoren eine wesentliche Rolle. Krebs ist nach den Herz-Kreislauf-Erkrankungen die zweithäufigste Todesursache in Deutschland.

WARUM DIE BEHANDLUNG VON KRANKHEITEN IM ALTER KOMPLIZIERTER WIRD

Eine große Herausforderung für den Umgang mit Krankheiten im Alter besteht für Mediziner und Therapeuten darin, dass häufig nicht nur eine, sondern mehrere Krankheiten vorliegen. Multimorbidität wird dieses Phänomen genannt. So muss ein Arzt abwägen, ob er eine alte Patientin mit Lungenentzündung zwei Wochen zum Auskurieren ins Bett steckt. Oder ob dann die Gefahr besteht, dass sie anschließend zu schwach ist, um überhaupt wieder aufzustehen.

Verschärft wird dieser Konflikt dadurch, dass alte Menschen oft eine Vielzahl unterschiedlicher Medikamente benötigen. In der Berliner Altersstudie fand man heraus, dass 96 Prozent der über 70-Jährigen ständig Arzneimittel einnehmen, im Mittel sechs pro Tag. Zwar waren 28 Prozent davon überflüssig. Manchmal waren die verschriebenen Medikamente sogar schädlich. Gleichzeitig waren 24 Prozent der 512 untersuchten Personen mit bestimmten Medikamenten unterversorgt.

Dabei stellt es nicht nur ein Problem dar, dass es für viele Medikamente noch keine speziellen Dosierungsangaben für alte Menschen gibt. Auch hat man oft ungenaue Vorstellungen über die Wechselwirkungen zwischen einzelnen Arzneien, ganz zu schweigen von den «normalen» Nebenwirkungen von Medikamenten. So können beispielsweise einige Psychopharmaka zu Schwindel oder Aufmerksamkeitsstörungen führen, was wiederum die Gefahr eines Sturzes mit anschließendem Knochenbruch wahrscheinlicher macht.

Es gilt daher genau abzuwägen, ob und wie man eine Krankheit im Alter medikamentös behandelt. Schließlich besteht die Gefahr, dass anschließend ein weiteres Medikament genommen werden muss, nur um die Nebenwirkungen zu lindern. Zudem kann es passieren, dass sich Arzneien in ihrer Wirkweise gegenseitig aufheben. In Kliniken kommt es vor, dass ein Arzt bei alten Menschen, die nicht selten mehr als 20 Tabletten täglich einnehmen, alle Medikamente zunächst absetzt, um sich einen Überblick über die Grundsymptomatik zu verschaffen. Gelegentlich ist das Ergebnis, dass sich ohne Tabletten kaum etwas verändert.

Bemerkenswerterweise leiden Frauen deutlich häufiger als Männer im Alter an unterschiedlichen chronischen Krankheiten. Auch die körperlich-funktionelle Gesundheit der älteren Frauen ist schlechter als die der gleichaltrigen Männer. Sie haben oft mehr Probleme, sich zu bewegen, und sind insgesamt eingeschränkter in ihrer Lebensführung. Dies ist insofern sehr verwunderlich, da Frauen eine deutlich höhere Lebenserwartung als Männer haben, derzeit rund sechs Jahre. Als eine wichtige Erklärung für dieses Paradox gilt die Tatsache, dass die Muskelkraft und Muskelmasse im Alter bei Männern und Frauen im gleichen Maß abnehmen. Da Männer jedoch von einem höheren Ausgangsniveau starten, unterschreiten die Muskelwerte bei Frauen schneller einen kritischen Wert. Die Folgen können deutlich früher auftretende Bewegungseinschränkungen oder Stürze mit Knochenbrüchen sein.

WIE WIR UNS VOR KÖRPERLICHER KRANKHEIT SCHÜTZEN KÖNNEN

«Ich will nur raus aus diesem Stuhl!» Wie ein Mantra wiederholt der zweite, deutlich übergewichtige Patient an diesem Morgen im St.-Bonifatius-Krankenhaus seinen Wunsch, nicht mehr auf seinen Rollstuhl angewiesen sein zu müssen. Geboren 1933, wohnt er noch gemeinsam mit seiner Frau in einem kleinen Häuschen, in dem das Bewegen im Rollstuhl jedoch nicht vorgesehen war: zu kleine Türen, zu viele Treppen, zu hohe Schränke. Vor wenigen Wochen wurde ihm das durch Arthrose verschlissene linke Kniegelenk durch ein künstliches ersetzt. Am rechten Bein fehlte aufgrund einer früheren Operation bereits die Kniescheibe. Nun müsste er eigentlich das linke Bein trainieren, doch auch das rechte ist so instabil, dass selbst wenige Schritte am Rollator derzeit unmöglich sind. Hinzu kommt ein schwaches Herz, an dem die elektrischen Nervenimpulse nicht mehr so weitergeleitet werden wie gewohnt. Dr. Egbers funkt den Chirurgen an, der die OP durchgeführt hat. Ein paar Minuten später steht er neben dem Patienten, unterm Arm hat er eine Beinstütze aus einem harten Kunststoff. Diese soll der Patient in Zukunft um sein Bein ohne Kniescheibe tragen. Gelingt es ihm so, das neue Kniegelenk zu trainieren und immer mehr Schritte am Rollator zu machen, prophezeit der Chirurg ein Leben ohne Rollstuhl – «auch wenn es zunächst beim Üben wehtun wird».

Die Angst des Patienten vor dem Verlust der Selbständigkeit ist allzu verständlich. Ihm bleibt nur noch die Möglichkeit eines harten Trainings mit vagem Ausgang. Möglicherweise wäre ihm dies jedoch erspart geblieben, hätte er sich in jüngeren Jahren anders verhalten.

Schließlich beginnt unser körperlicher Abbauprozess bereits gegen Ende 20. So verlieren beispielsweise unsere Muskeln schon zu diesem Zeitpunkt an Dichte, ihre Anzahl wird geringer, und der Fettanteil in den verbleibenden Muskeln wird höher. Ab dem 50. Lebensjahr gewinnt dieser Prozess noch einmal deutlich an Geschwindigkeit. Das ist insofern eine wichtige Information, da Wissenschaftler in unterschiedlichen Studien herausgefunden haben, dass die Muskelkraft einer der wichtigsten Faktoren für die Frage ist, wie lange jemand im Alter selbständig leben kann. Hauptgrund ist, dass die Wahrscheinlichkeit zu stürzen und sich etwas zu brechen steigt, je weniger beweglich und kräftig die Muskeln sind. Zudem sinken mit weniger Muskeln das Gleichgewichts- und das Sicherheitsgefühl. Und nach einer OP an Gelenken oder einem Bruch an den Knochen ist es mit schwachen Muskeln deutlich schwerer, wieder zu genesen. Das ist nicht unerheblich, bedenkt man, dass Hüft- bzw. Oberschenkelhalsbrüche einer der häufigsten Gründe für eine Klinikeinweisung bei Menschen über 65 Jahren darstellen. Allein im Jahr 2004 wurden in Deutschland 120 000 Hüftfrakturen behandelt. Selbst wenn die Operationen optimal verlaufen, kann die Hälfte der Patienten nie wieder längere Strecken laufen.

Mit gezieltem Muskeltraining kann man solche Stürze vermeiden – in jungen Jahren, aber auch noch bis ins hohe Alter. Wichtig ist es dafür, nicht nur Ausdauersportarten wie Joggen oder Schwimmen zu betreiben, sondern auch Sport, bei dem gezielt Muskeln aufgebaut werden. Fälschlicherweise dachten Mediziner lange, für Menschen jenseits der 70 würden sich solche Anstrengungen nicht mehr lohnen. Heute gibt es zahlreiche Studienergebnisse, die das Gegenteil belegen. So konnten US-amerikanische Wissenschaftler zeigen, dass Frauen zwischen 86 und 90 Jahren innerhalb kurzer Zeit mit Hilfe von gezieltem Training die Kraft in der Beinmuskulatur um 174 Prozent steigern konnten. Andere Studien belegten deutliche Verbesserungen des Gleichgewichtsgefühls, der Gehgeschwindigkeit und der Beweglichkeit bei 84-Jährigen durch überschaubaren Trainingseinsatz.

Doch die Muskeln sind nur ein Beispiel dafür, wie präventive Maßnahmen helfen, Krankheiten und Funktionseinbußen im Alter vorzubeugen. So empfehlen Ärzte ab Anfang 50 die regelmäßige Einnahme von Kalzium und Vitamin D, das die Aufnahme von Kalzium aus dem Darmtrakt verbessert. Das Skelett wird dadurch stabiler; das Risiko, an Osteoporose zu erkranken, sinkt ebenso wie die Gefahr, sich bei einem Sturz einen Knochen zu brechen.

Zudem betonen Gerontologen die Wichtigkeit, durch regelmäßiges körperliches Fitness-Training von etwa einer halben Stunde dreimal die Woche das Herz-Kreislauf-System zu stärken. Der Effekt: Sowohl das Herz wie auch die Blutgefäße bleiben durch gleichbleibende Belastung elastischer, flexibler und versteifen weniger. Dadurch sind sie auch im hohen Alter fähig, Organe und Muskeln schnell mit Sauerstoff und Nährstoffen zu versorgen und somit auf Belastungssituationen zu reagieren.

Regelmäßige körperliche Bewegung, Muskelaufbau, eine nicht zu fett- und fleischhaltige Ernährung, Abbau von Übergewicht, so wenig intensive Sonneneinstrahlung wie möglich, ein maßvoller Umgang mit Alkohol und Nikotin: Die Palette der präventiven Maßnahmen ließe sich noch fortsetzen. Wer all diese Dinge so früh wie möglich im Leben beherzigt, senkt die Wahrscheinlichkeit des Auftretens von Alterszucker, Osteoporose, Bluthochdruck, Arthrose und Arteriosklerose genauso wie das Risiko für Demenz und Depression: So weisen zahlreiche wissenschaftliche Studien deutlich darauf hin, dass durch Sport der Verlust von Gehirngewebe reduziert wird, die Anzahl der Synapsen steigt und sich die Hirnfunktionen verbessern. In der Folge verringerten sich Depressionen und Angstzustände; Stimmung, Lebenszufriedenheit und die Gedächtnisleistungen hingegen stiegen.

All diese Hinweise sind jedoch nicht neu. Die meisten von uns haben sie schon mehr als einmal in ihrem Leben gehört oder hören müssen. Umso beeindruckender ist daher, dass laut Untersuchungen der Freien Universität Berlin nur ungefähr 30 Prozent aller älteren Erwachsenen in Deutschland angeben, regelmäßig aktiv zu sein. Und nur die Hälfte der nicht-aktiven Älteren beabsichtigt, an diesem Zustand etwas zu verändern. Der Prozess, die eigenen Aktivitäten immer weiter herunterzufahren, beginnt in der Regel zwischen dem 18. und 39. Lebensjahr. Im mittleren Erwachsenenalter stagniert unser Sportpensum dann auf niedrigem Niveau, um sich schließlich im hohen Erwachsenenalter noch einmal abzusenken.

Die Wahrscheinlichkeit, im Alter früher unselbständig zu werden, wird durch unser Verhalten in jungen Jahren beeinflusst. Doch die Früchte für die Anstrengung im Hier und Jetzt liegen in ferner Zukunft. Vielen Menschen sind die genauen Zusammenhänge zwischen Gesundheitsverhalten und Alterskrankheiten zudem kaum wirklich bewusst. Psychologen sehen in diesem Unwissen einen der Hauptgründe, warum es vielen Menschen so schwerfällt, ihr Verhalten zu verändern. Wer nicht weiß, warum genau er anstrengenden Sport auf sich nehmen soll, der kommt erst gar nicht bis zum zweiten wichtigen Punkt: der genauen Planung möglicher körperlicher Betätigungen und einer Definition von Zielen.

WARUM KRANKHEIT IM ALTER
ETWAS PARADOXES IST

Viele Menschen schöpfen die Möglichkeiten, sich selbst präventiv gegen Krankheit und Funktionseinbußen im Alter zu schützen, nicht voll aus. Gleichzeitig gilt: Selbst wenn wir alle präventiven Maßnahmen ergreifen, sind wir nicht davor gefeit, im Alter krank und gebrechlich zu werden. Auch die große Mehrheit der älteren Menschen, die regelmäßig aktiv sind, leidet spätestens ab 70 an mindestens einer Krankheit.

Der Körper verändert sich also nicht nur im Alter, im Zuge dieses Veränderungsprozesses treten auch eine Reihe von Krankheiten deutlich häufiger als in jungen Jahren auf. Das Kuriose dabei: Zwar steigt die Anzahl der objektiven, von Medizinern vergebenen Diagnosen mit dem Alter an, das subjektive Gefühl von Gesundheit fällt jedoch nicht parallel dazu ab. Es sinkt deutlich langsamer und stagniert dann auf einem relativ hohen Niveau. Trotz zahlreicher Krankheiten fühlen sich viele Menschen im Alter verhältnismäßig gesund, zufrieden und glücklich. Das ist eine ebenso gute wie verwunderliche Nachricht. Wie ist sie zu erklären?

In der Klinik in Lingen ist es mittlerweile kurz vor Mittag, und auf dem Stuhl vor Dr. Egbers hat ein 80-jähriger Herr im Trainingsanzug Platz genommen. Seine Haare sind kurz, voll und grau. Ginge sein Blick nicht leer und starr in den Raum, er würde wie ein freundlicher, herzlicher Großvater aussehen. Ein Schlaganfall hat ihn vor ein paar Wochen linksseitig gelähmt. Mit viel hartem Training hat er gemeinsam mit den Physiotherapeuten wieder gelernt zu laufen. Doch das Sprechen fällt ihm noch immer extrem schwer. Nur mit Mühe und sehr langsam kann er auf die Fragen der Ärzte und Therapeuten nach seinem Befinden reagieren. Zäh kommen einzelne, schwerverständliche Worte aus seinem Mund. Manchmal setzt er zu einem Satz an, stockt dann, bevor er die erste Silbe gesprochen hat, stöhnt kurz und lässt sich stumm wieder in die Lehne des Visitenstuhls sinken. Aus dem Mann, den seine Kinder als lebenslustig beschreiben, ist ein resignierter Mensch geworden. Hirnorganisch betrachtet wäre es möglich, dass er wieder das Sprechen erlernt. Das Sprachzentrum ist noch weitestgehend intakt. Doch es würde weiteres hartes, kleinschrittiges Arbeiten bedeuten. Als der Patient das Besprechungszimmer verlassen hat, berät sich das Team. Vor allem der Logopäde, der täglich mit dem Patienten arbeitet, glaubt nicht mehr, dass sich seine Sprachfähigkeit noch einmal signifikant verbessern wird. So gering schätzt er die Mo-

tivation ein, zu hoch die Resignation. «*Die Art, wie Patienten mit ihrer Krankheit umgehen, und das Ausmaß, in dem sie günstige soziale Faktoren mitbringen, macht einen großen Unterschied für die Behandlung und den Erfolg der Rehabilitation*», sagt Egbers.

Zahlreiche Studien bestätigen, dass subjektive, positive Einschätzungen über die eigene Gesundheit Rehabilitationszeiten bei älteren Patienten deutlich verkürzen. Sie machen eine Genesung wahrscheinlicher. Und sie erhöhen die Lebenserwartung. So baten vor einiger Zeit Wissenschaftler mehrere Ärzte, die voraussichtliche Lebenserwartung von Patienten, die in US-amerikanischen Kliniken behandelt wurden, einzuschätzen. Anschließend befragten die Wissenschaftler die Patienten selbst, was sie glaubten, wie lange sie noch leben würden. Das Erstaunliche: Die subjektive Einschätzung der Patienten hatte eine bessere Vorhersagekraft als die Einschätzungen der Mediziner. Patienten, die sich subjektiv als gesünder einschätzten, lebten deutlich länger als von den Ärzten vorhergesagt. Diejenigen, die ihren Zustand subjektiv als kränker bewerteten, verstarben früher als von den Fachleuten prophezeit.

Doch eine positive Einschätzung des eigenen körperlichen Zustands beeinflusst nicht nur in beachtlichem Ausmaß den Verlauf von Krankheiten. In der Berliner Altersstudie konnte gezeigt werden, dass diese Einschätzung auch den stärksten Einfluss auf das generelle Wohlbefinden im Alter ausübt.

Wovon hängt unser subjektives Gesundheitsgefühl ab, und wodurch wird es beeinflusst?

WARUM WIR UNS TROTZ KRANKHEIT
RELATIV GESUND FÜHLEN KÖNNEN

In der geriatrischen Reha-Tagesklinik ist die Visite für diesen Vormittag beendet. Dr. Egbers und ihre Kollegin haben mittlerweile das Arztzimmer verlassen, sind ein paar Gänge weiter gelaufen und haben die Abteilung gewechselt. Auf der akutgeriatrischen Privatstation wollen sie noch nach den Patienten schauen. Möglicherweise empfiehlt es sich für manche von ihnen, vor ihrer endgültigen Entlassung noch einige Wochen am Programm der Tagesklinik teilzunehmen. Viele können von den zahlreichen Reha-Angeboten der Tagesklinik und dem sanften Übergang profitieren. Schließlich stellen Patienten oft erst im Alltag zu Hause fest, wo sie konkret noch Schwierigkeiten und Reha-Bedarf haben. Die Tagesklinik ist insofern eine gute Möglichkeit, an diesen Schwierigkeiten gezielt zu arbeiten – auch wenn das den Patienten häufig nur schwer zu vermitteln ist: Egbers und ihre Kollegen müssen sie zur Aufnahme in die Tagesklinik im Anschluss an einen stationären Klinikaufenthalt häufig überreden. Etliche Patienten wollen sich einfach nicht intensiver mit ihren Problemen und ihren neuen Grenzen beschäftigen. Sie wollen nach Hause, so schnell wie möglich. Ganz so, als hätten sie Angst, dass eine längere Reha ihre Probleme noch verschärfen und ihre Krankheiten realer machen könnte.

«Wie geht es Ihnen?», fragt Egbers beim Betreten des ersten Patientenzimmers. Dort sind zwei ältere Damen untergebracht. Die eine sitzt an einem kleinen Tisch und löffelt Suppe, die andere liegt im Bett. Letztere, eine 70-Jährige, hält sich mit der einen Hand an einem über ihrem Bett befindlichen Griff fest. Bis vor wenigen Jahren hat sie ein Unternehmen geleitet. Ihre OP liegt erst wenige Tage zurück. Dennoch sagt sie, mit fester und energischer Stimme: «Mir geht es schon wieder sehr gut. Ich hoffe, in wenigen Wochen meinen Enkel in Boston besuchen zu können.»

Eine gute finanzielle Situation kann helfen, die Folgen von Krankheiten abzufedern, etwa wenn es darum geht, medizinische Hilfsmittel zu kaufen oder eine Wohnung altengerecht zu gestalten. Die Folge ist, dass Krankheiten von materiell bessergestellten Menschen durchschnittlich als nicht ganz so bedrohlich erlebt werden. Auch andere Umweltfaktoren spielen für das subjektive Gesundheitsgefühl eine Rolle: So wirkt sich ein Wohnortwechsel im hohen Alter häufig eher negativ auf das Gesundheitsgefühl aus. Ein gutes soziales Umfeld hingegen eher positiv. Die reine Anzahl von Kontakten ist dabei viel weniger entscheidend für die Frage, wie wir unsere Krankheiten erleben, als die Frage, ob wir die Freundschaften oder die Partnerschaft als vertrauensvoll und zufriedenstellend empfinden. Ob sich unser subjektives Gesundheitsgefühl verschlechtert, je älter wir werden, ist hingegen noch unklar.

Insgesamt gilt jedoch: All diese Faktoren haben – von der finanziellen Situation über die reine Anzahl somatischer Diagnosen bis hin zum Alter an sich – einen deutlich geringeren Einfluss auf unser subjektives Gesundheitsempfinden im Alter als psychologische Faktoren. Das gilt umso mehr, je älter wir werden.

Um welche psychologischen Faktoren handelt es sich?

WIE WIR UNS AN UNSERE KRANKHEITEN ANPASSEN

Immer wieder erleben es die Ärzte und Therapeuten in Lingen, dass Patienten zunächst mit den schweren Einbußen nach einer Operation oder einem Schlaganfall relativ gut zurechtkommen. In der Phase der akuten Krankheit passen sie ihre Ziele deutlich ihrer Krankheit an und wünschen sich nur, weiterhin selbständig putzen, kochen oder sich anziehen zu können. Kommt es dann jedoch im Zuge der Reha-Maßnahmen zu einer deutlichen Verbesserung des akuten Leidens, sind es am Ende die kleinen Einschränkungen – Schwindel, verminderte Beweglichkeit, ein Zittern –, die den Patienten stark zu schaffen machen. Schließlich ist bei ihnen im Zuge der Genesung die Hoffnung gewachsen, wieder die oder der Alte zu werden. Die Restsymptome signalisieren ihnen nun: Die Hoffnung ist vergebens. Sie werden nie mehr Auto fahren oder einen Berg besteigen können. Das Alter hat ihren Körper unwiderruflich verändert.

Ältere Menschen nehmen diese Veränderungen ihres objektiven Gesundheitszustands sehr genau wahr. Leicht ist dieser Prozess nie. Schließlich signalisieren sie nicht nur, dass es Veränderungen im eigenen alltäglichen Leben geben wird. Sondern das Alter und die eigene Endlichkeit werden plötzlich sehr real. Hinzu kommt: Nicht wenige verspüren Ängste, wie ihr Umfeld, speziell ihr Partner, mit den Einschränkungen umgehen wird: «Wie kommuniziert mein Ehemann mit mir, wenn er merkt, dass ich Gedächtniseinbußen habe? Wie wird mich meine Partnerin anschauen, wenn sie feststellt, dass ich leichte Inkontinenz habe?» Solche Fragen gehen den Betroffenen nur schwer aus dem Kopf. Dennoch fällt es einigen deutlich schwerer als anderen, den mit dem veränderten Gesundheitszustand verbundenen eingeschränkten Aktionsradius zu akzeptieren.

Ein wesentlicher Faktor, damit wir uns subjektiv als gesünder einschätzen, liegt darin, wie weit es gelingt, unsere Ziele, Ansprüche und Bewertungsmaßstäbe zu verändern. Dazu gehört es auch, eine Vorstellung davon zu haben, welcher Umgang mit der Krankheit im jeweiligen Genesungsstadium angebracht ist. «Manchmal macht es Sinn, sich gegen eine Krankheit aufzubäumen, manchmal muss man jedoch auch seine innere Haltung zu den eigenen Zielen und Ansprüchen verändern», sagt Gudrun Schneider, Professorin und Oberärztin an der Poliklinik für Psychosomatik und Psychotherapie an der Universität Münster.

Es sind daher vor allem die bereits kennengelernten Fähigkeiten zur Assimilation und zur Akkommodation (S. 30), die entscheidend dafür sind, in welchem Ausmaß wir ein subjektives Gesundheitsgefühl trotz objektiv vorhandener Krankheit entwickeln. Je besser es uns gelingt, zum richtigen Zeitpunkt alte Ziele loszulassen und durch neue zu ersetzen, umso subjektiv gesünder fühlen wir uns.

Besondere Bedeutung kommen in diesem Zusammenhang unseren sogenannten Selbstwirksamkeits- und Kontrollüberzeugungen zu: Wie sehr bin ich davon überzeugt, durch mein Verhalten die eigene Umwelt aktiv verändern zu können? Inwieweit traue ich es mir zu, durch eigene Veränderung die Lücke zwischen eigenen Bedürfnissen und den in der Umwelt bestehenden Möglichkeiten zu verkleinern? Die Antworten, die wir auf diese Fragen geben, hängen von den Erfahrungen ab, die wir im Lauf unseres Lebens gemacht haben. Haben wir – optimalerweise schon als kleine Kinder – immer wieder erlebt, dass wir durch eigene Anstrengungen Dinge gemäß unseren Vorstellungen verändern können, werden aus diesen Erfahrungen im Lauf der Jahre sehr stabile Überzeugungen. Haben wir hohe Selbstwirksamkeits- und Kontrollüberzeugungen, machen uns Krankheiten weniger Angst. Wir haben den Eindruck, ihnen nicht machtlos ausgeliefert zu sein, sondern Einfluss insbesondere auf ihre Konsequenzen zu haben. Dieses Kontrollgefühl verbessert die Stimmung. Zudem führt es ganz praktisch dazu, dass man sich besonders engagiert und motiviert den Folgen der Krankheit mit Training und Reha-Maßnahmen entgegenstellt – was tatsächlich auch eine bessere Gesundheit und weniger Einschränkungen zur Folge hat. Bevor nicht alles versucht ist, lassen wir unsere Ziele nicht los.

Ein anderer Mechanismus unserer assimilativen und akkommodativen Fähigkeiten, der für das subjektive Gesundheitsgefühl eine besonders wichtige Rolle spielt, ist der Vergleich.

Zum einen der Vergleich mit anderen. Gerontologen haben herausgefunden, dass wir im Alter beginnen, unsere eigene Krankheitssituation mit der von Altersgenossen zu vergleichen, denen es noch schlechter geht. So verschieben sich unsere Ansprüche an die eigene Gesundheit, und es entsteht ein Gefühl, dass es uns noch verhältnismäßig gutgeht. Je älter wir werden, umso stärker wird dieser Eindruck. Die Folge: Obwohl alle alten Menschen an immer mehr Krankheiten leiden, fühlt sich die große Mehrheit von ihnen im Vergleich zum Rest gesundheitlich immer privilegierter. Je besser dem Einzelnen der Vergleich nach unten gelingt, umso subjektiv gesünder fühlt er sich.

Doch der Vergleich mit den kranken Altersgenossen ist nur das eine.

Das andere ist der Vergleich mit der eigenen Biographie: Viele ältere Menschen profitieren vom Rückwärtsblick auf schwierige Phasen im eigenen Leben und ertragen dadurch ihr aktuelles Schicksal besser. Bemerkenswert ist, dass dies unabhängig davon ist, ob Menschen objektiv schreckliche Dinge wie einen Krieg, Hunger oder bittere Armut erlebt haben. Wissenschaftler haben diesen Effekt auch bei Menschen beobachtet, die ohne Katastrophen aufgewachsen sind.

In der sogenannten ELDERMEN-Studie wurden 261 internistische Krankenhauspatienten zwischen 60 und 94 Jahren, zwei Drittel davon Frauen, untersucht. Sie waren in der Klinik Haus Berge in Essen wegen unterschiedlicher Beschwerden in Behandlung. Die Forscher interessierte, ob es Zusammenhänge zwischen den Krankheitsentwicklungen und biographischen Erlebnissen gab. Deshalb befragten und untersuchten sie die Patienten einmal im Zeitraum zwischen 1994 und 1997 und ein zweites Mal fünf Jahre später zwischen den Jahren 2000 und 2003. Ein zentrales Ergebnis: Diejenigen, die eine persönlich schwierige Phase erlebt hatten, waren die zufriedensten Studienteilnehmer überhaupt. Zufriedener auch noch als diejenigen, die angaben, in ihrem Leben nie eine solche schwierige Phase erlebt zu haben. Diese Ergebnisse passen zu dem, wovon etliche Forscher heute überzeugt sind: «Ältere Menschen, die in ihrem Leben die Erfahrung gemacht haben, eine schwierige Situation gemeistert zu haben, können im Alter besser mit Krankheiten umgehen», so Olaf von dem Knesebeck, Professor am Uniklinikum Hamburg-Eppendorf und Leiter der Arbeitsgemeinschaft «Soziale Einflüsse auf Gesundheit und Versorgung».

Bei Untersuchungen an Tumorpatienten in den USA hat man noch einen dritten psychologischen Anpassungsmechanismus gefunden, der für unser subjektives Gesundheitsgefühl im Alter entscheidend ist. Man wollte wissen, warum Menschen mit der gleichen Krebsdiagnose sehr unterschiedliche Therapiefortschritte machten und sehr unterschiedliche Prognosen und Sterblichkeitsraten aufwiesen. Dabei fand man heraus, dass sich der Zustand derjenigen, die noch ein Ziel bzw. eine Aufgabe hatten, schneller und nachhaltiger verbesserte – und zwar ganz unabhängig von sonstigen Persönlichkeitseigenschaften. Vollkommen egal war es dabei, ob es sich bei der Aufgabe darum handelte, noch für den Ehepartner sorgen zu wollen, ein Enkelkind zu besuchen, ein Buch zu schreiben, den Garten zu pflegen oder für den Hund da zu sein.

Man hatte damit empirisch etwas bewiesen, was der Medizinsoziologe Aaron Antonovsky bereits in den 70er Jahren in die Wissenschaft eingeführt hatte, nachdem er etliche Interviews mit ehemaligen KZ-Überlebenden ausgewertet hatte. Um mit schweren Schicksalsschlägen umgehen zu können, so hatte Antonovsky argumentiert, brauchten Menschen ein sogenanntes «Kohärenzgefühl», ein Gefühl des Vertrauens, dass die innere und die äußere Umwelt vorhersagbar sind und die Dinge sich so entwickeln, wie man es vernünftigerweise erwarten könnte. Dieses Kohärenzgefühl entstehe unter anderem dadurch, dass man seinem Leben eine «Bedeutsamkeit» verleihen könnte – was durch religiöse Überzeugungen geschehen kann, genauso wie dadurch, dass sich ein Mensch Ziele oder Aufgaben setzt.

Trotz körperlicher Krankheiten können wir also Zufriedenheit erlangen, insbesondere, wenn unser subjektives Gesundheitsgefühl hoch ist. Dafür verantwortlich sind neben einigen sozialen und finanziellen Faktoren vor allem psychologische Anpassungsmechanismen. Doch was in die eine Richtung gelingt, funktioniert leider auch andersherum: Psychische Faktoren können dazu führen, dass wir unter unseren körperlichen Krankheiten besonders leiden und unser Anpassungssystem nicht mehr greift. Insbesondere ist dies der Fall, wenn wir unter psychischen Störungen leiden, die ebenso wie die körperlichen Krankheiten im Alter zunehmen. Dies liegt vor allem an einem Anstieg der Fälle von Demenz.

Demenz

Leiden unter den 65- bis 69-Jährigen «nur» etwa drei Prozent an schweren Demenzformen, erhöht sich dieser Anteil bei den über 85-Jährigen auf 17 Prozent und steigt bei den über 90-Jährigen auf gar über 35 Prozent. Bei rund 15 Prozent aller Demenzerkrankungen handelt es sich um sogenannte «vaskuläre Demenzen». Diese sind auf Schädigungen der Hirngefäße zurückzuführen und stehen in direktem Zusammenhang mit der bereits erwähnten Arteriosklerose, der allgemeinen Verengung der Blutgefäße. Wichtige Hirnregionen werden nicht mehr ausreichend mit Nährstoffen versorgt. Bei den übrigen 85 Prozent handelt es sich zum überwiegenden Teil um «Demenz vom Alzheimer-Typ». Dessen genaue Ursachen sind noch nicht bekannt. Doch man weiß, dass Alzheimer vor allem mit einem Defizit an Hirnbotenstoffen wie Acetylcholin und Serotonin zusammenhängt, die entscheidend sind, um Informationen zwischen den Nervenzellen im Gehirn zu übertragen. Auch ist bekannt, dass deutlich mehr Nervenzellen als im normalen Alterungsprozess üblich absterben, sodass die Weiterleitung von Informationen an vielen Stellen unterbrochen ist und zum Erliegen kommt. Die verschiedenen Formen von Demenz haben gemeinsam, dass sich die Gedächtnisleistung immer weiter abbaut. Zunächst ist das Arbeitsgedächtnis, später dann das Langzeitgedächtnis betroffen, wobei die Erinnerungen in umgekehrter Reihenfolge zu ihrem Erwerb verloren gehen. Als Letztes verschwinden die Eindrücke aus der eigenen Jugend und Kindheit. Nach und nach verliert der Betroffene dadurch die Orientierung und seine Persönlichkeit.

Je früher eine Demenz entdeckt wird, umso besser kann man sie mit Antidementiva behandeln. Allerdings kann eine Demenz weder geheilt noch gestoppt werden. Ihr Verlauf kann «lediglich» verzögert werden, was jedoch unter Umständen bedeuten kann: wertvolle Zeit, in denen das Gehirn und Gedächtnis noch verhältnismäßig gut funktionieren.

Depressionen

Gerade im Anfangsstadium oft nicht ganz leicht von einer beginnenden Demenz zu unterscheiden ist die zweite große psychische Krankheit im Alter, die Depression. Genau wie die Demenz geht auch sie mit zahlreichen Konzentrations- und Gedächtnisproblemen einher. Wichtige Unterschiede, auf die Ärzte und Therapeuten achten, sind, dass Depressive mehr emotionale Regungen zeigen und vermehrt klagen. Zudem schämen sie sich viel weniger für ihre kognitiven Defizite, die die Demenzkranken zumindest im Anfangsstadium gerne versuchen zu vertuschen.

Wie die Demenz, so wird auch die Depression häufig zunächst als «normale» Folge des Alterungsprozesses verkannt. Schließlich sind Depressionen durch eine Beeinträchtigung der Stimmung, Verlust der Freude, emotionale Leere, Antriebslosigkeit, Interessenverlust und zahlreiche körperliche Merkmale gekennzeichnet – Symptome, die man auch in negativen Stereotypen übers Altern findet. Und nicht selten wird depressives Verhalten fälschlicherweise auch für eine angemessene Reaktion auf schwere Schicksalsschläge wie Krankheit oder den Tod des Partners gehalten.

Außer, dass ältere depressive Patienten häufig körperliche Erkrankungen in den Vordergrund schieben, gibt es keine großen Unterschiede zu einer Depression im jungen Alter, weder was die Ursachen, noch was ihre Verbreitung angeht. Zwar ging man früher davon aus, dass Depressionen im Alter deutlich häufiger vorkommen als in jungen Jahren. Diese Sicht hat sich heute jedoch verändert: Aufgrund breitangelegter Studien hat man herausgefunden, dass der Anteil an Depressionen mit zwei bis fünf Prozent im Alter sogar leicht sinkt. Gleichzeitig leidet allerdings ein sehr hoher Anteil von bis zu 25 Prozent der älteren Menschen an depressiven Symptomen, die für eine vollständige Diagnose nicht ausreichen. Diese sogenannten «subklinischen Depressionen» spielen eine erhebliche Rolle für die Rehabilitationschancen alter Menschen.

«Würden wir allein die rund fünf Prozent depressiv erkrankten älteren Patienten erkennen und behandeln, wäre schon eine ganze Menge gewonnen», sagt die Medizinerin Gudrun Schneider, die maßgeblich an der ELDERMEN-Studie beteiligt war. Auch für Gerald Kolb, Chefarzt und ärztlicher Direktor der geriatrischen Abteilung am St.-Bonifatius-Hospital in Lingen, sind Depressionen die größten Hindernisse auf dem Weg zu einer Genesung älterer Patienten. Wie soll eine gebrochene Hüfte verheilen, wenn der Patient weder Interesse an Aktivitäten noch an Bewegung hat? Ohne die Behandlung einer Depression sinken die Chancen auf eine gute Rehabilitation deutlich.

Ohne Zweifel: Körperliche Leiden können das persönliche Befinden enorm verschlechtern. Das körperliche Leiden als einzige Erklärung für die schlechte Stimmung anzusehen, ist jedoch in vielen Fällen zu einseitig. Das Gegenteil kann sogar der Fall sein: Depressionen können körperliche Leiden deutlich verstärken.

So etwa bei der 66-jährigen Frau, die aufgrund einer Arthrose im Kniegelenk unter großen Schmerzen beim Laufen klagt. Gemeinsam wohnt sie mit ihrem Mann in dritten Stock in einer Eigentumswohnung, die sie aufgrund der vielen Treppen nur noch einmal pro Tag verlassen kann. Gemeinsam wollten sie im Ruhestand ausgedehnte Wandertouren unternehmen. Ihr Mann erfreut sich bester Gesundheit. Aus Angst, die Träume ihres Mannes zu zerstören und verlassen zu werden, scheut sie jedoch das offene Gespräch über die Folgen der Arthrose für ihre Zukunft als Paar im Ruhestand. Als sie kurze Zeit später depressiv wird, hat das für den Umgang mit der Krankheit zwei Folgen: Sie konzentriert sich auf die Schmerzen in ihrem Kniegelenk, die haben sie ja «depressiv werden lassen», ohne die würde es ihr psychisch viel besser gehen. So bekommen diese mehr Raum, Einfluss und Gewicht, und sie nimmt ihre Schmerzen häufiger und stärker wahr. Ihr Mann hingegen glaubt, grundsätzlich könne seine Partnerin noch mit ihm wandern gehen, wenn nur die Depression nicht wäre. Die Auseinandersetzung über die Folgen der Arthrose und die Angst, verlassen zu werden, wird so vertagt.

WARUM WIR IM ALTER PSYCHOSOMATISCHE KRANKHEITEN ENTWICKELN

«Krankheiten haben nicht nur schlechte Seiten», sagt Manfred Heet, Neuropsychologe am St.-Bonifatius-Klinikum in Lingen in seinem Büro, nur unweit entfernt von dem Besprechungszimmer von Egbers. Ein Großteil seiner Arbeit besteht aus Gesprächen mit den älteren Patienten. Immer wieder erlebt er es, dass betagtere Menschen spüren, wie sie durch ihre Krankheit plötzlich Zuwendung von Angehörigen oder Freunden erfahren. Umso schmerzlicher ist es für sie, wenn sie feststellen müssen, dass ihnen die Aufmerksamkeit wieder entzogen wird, wenn sich ihre Gesundheit verbessert. In der Folge kann sich ein Teufelskreis entwickeln: Je weniger Zuwendung die Patienten erfahren, umso lauter werden die Klagen und das Sorgen über die Krankheit, umso mehr ziehen sich die Angehörigen und Freunde zurück, was die Patienten dann dahin gehend interpretieren, dass ihr Umfeld sie im Stich lässt. Und sie noch lauter klagen lässt.

Längst nicht jeder Angehörige oder Freund hält einen solchen Druck aus. Viele fügen sich den Klagen und Wünschen des Kranken, umsorgen ihn und werden selbst oft immer unglücklicher über die bestehende Situation. Aus purer Verzweiflung wenden sie sich dem vermeintlich Kranken zu. Der Patient bekommt so erzwungene Zuneigung statt echter und damit genau das Gegenteil von dem, wonach er sich eigentlich so sehr sehnt. Doch aus Angst vor Einsamkeit, aus Wunsch nach Anerkennung oder nach Liebe setzt er die Krankheit als Instrument weiter ein, um seine Bedürfnisse zumindest vordergründig befriedigt zu bekommen. «Wie er seine Wünsche anders kommunizieren kann, weiß er nicht», so Heet.

Psychotherapeuten nennen die Vorteile, die für einen Menschen aus seiner Krankheit entspringen, «sekundärer Krankheitsgewinn». Dabei handelt es sich um kein Altersphänomen. Auch in jungen Jahren können Patienten von ihren Leiden profitieren. In manchen Fällen entstehen so psychosomatische Beschwerden. Die Betroffenen spüren in diesen Fällen sehr real körperliche Leiden, für die jedoch niemand eine somatische Erklärung findet. Sie sind im Alter nicht immer leicht von Depressionen zu unterscheiden, und die Übergänge sind fließend, weil auch bei den Depressionen häufig körperliche Leiden in den Vordergrund gerückt werden. Empfehlungen von Angehörigen, sich nicht so anzustellen oder krank zu spielen, laufen dann ins Leere. Sie erhöhen höchstens noch den Frust auf beiden Seiten und verschlimmern am Ende die Symptome.

Im Alter fühlen sich einige Menschen einsamer, weniger geliebt, anerkannt und gebraucht als in jungen Jahren. Gleichzeitig fällt es ihnen oft schwer, ihre Bedürfnisse zu äußern. Der Gewinn, der aus einer Krankheit entstehen kann, ist daher größer und spielt im Vergleich zu jungen Jahren für eine zunehmende Anzahl an Menschen eine Rolle. Jeder Arzt, Pfleger oder Therapeut, der mit älteren Menschen zu tun hat, kennt Beispiele: 65-jährige Frauen, die mit der Pflege der eigenen Eltern überfordert sind. Nach und nach verstärken sich ihre Rückenschmerzen ohne erkennbare somatische Ursache derart, dass ein stationärer Aufenthalt nötig wird – die einzige Möglichkeit für eine legitime Auszeit, die die Betroffenen sehen. 67-jährige Männer, die sich nach dem Ausscheiden aus dem Beruf zu Hause von ihrer Frau zu wenig anerkannt fühlen. Sie lassen sich irgendwann aufgrund einer Darmproblematik, die sie als gravierend beschreiben, in eine Klinik einweisen. Allen soll auffallen, dass es ihnen nicht gutgeht, und der Familie soll auffallen, was passiert, wenn der Geldgeber und Haushalts-Reparaturservice entfällt. Oder 80-jährige Frauen, die sich zu selten von ihren Kindern besucht fühlen. Sie «hoffen», durch Herzprobleme und den Hinweis auf drohende Infarkte diesen Zustand zu verändern. Die Zusammenhänge zwischen ihren Krankheiten und ihren eigentlichen Bedürfnissen sind den Kranken in den seltensten Fällen wirklich bewusst, auch wenn sie ihre Leiden sehr gezielt einsetzen. Vor allem haben sie keine Idee, wie sie auf ihre Bedürfnisse aufmerksam machen könnten, wenn nicht mit Hilfe der Krankheit.

Je nach Schweregrad kann deshalb eine Psychotherapie notwendig sein. Dass diese bis hoch ins Alter wirksam ist und zur deutlichen Verbesserung von Problemen beitragen kann, haben mittlerweile etliche Studien belegt. Voraussetzung ist allerdings, dass die Betroffenen eine solche Behandlung wollen. Ist das nicht der Fall, können Angehörige und Freunde nur noch darauf achten, dass ihnen eine Abgrenzung zu Ansprüchen und Schuldvorwürfen gelingt. Sie laufen sonst Gefahr, dass auch ihre Gesundheit unter der Situation leidet.

Psychosomatische Störungen führen also dazu, dass wir uns nicht an unsere körperlichen Leiden anpassen, sondern sie sogar noch verstärken. Depressionen erschweren die Anpassung an Krankheiten. Und demenzielle Erkrankungen führen dazu, dass unser psychisches Anpassungssystem zunehmend zum Erliegen kommt. Psychische Gesundheit ist daher in vielen Fällen eine Voraussetzung für ein subjektives Gesundheitsgefühl und damit auch für Zufriedenheit im Alter. Dass wir unser psychisches Wohlbefinden in vielfältiger Weise selber beeinflussen können, ist daher die gute Nachricht: Aktivität, wertschätzende soziale Kontakte, sportliche Betätigung, das Ablösen von alten Zielen, die Suche nach neuen Zielen und Aufgaben: All das sind Aktivitäten, mit denen wir alle unsere subjektive Gesundheit im Alter erhalten und verbessern können. Notfalls mit der Hilfe Dritter.

Allerdings müssen wir dafür diese Hilfe zulassen. Und etwas machen, was viele lange Jahre nicht praktiziert haben, was ihnen sehr unangenehm ist und was viele auch schlichtweg verlernt haben: andere Menschen um Unterstützung bitten.

Wie können wir das im Alter wieder lernen?

FREMDE HILFE
ODER: WARUM WIR DIE EIGENEN
DEFIZITE NICHT SEHEN

Scheinbar kaum etwas fällt vielen Menschen im Alter
so schwer, wie die eigenen Defizite zu erkennen,
vorausschauend die Zukunft zu planen und rechtzeitig um Unterstützung zu bitten.

Verlieren wir im Alter den realistischen Blick für uns
und unsere Fähigkeiten?
Falls ja: Wie kann man uns helfen?

*«Dass meine Wohnung im dritten Stock lag und nur über eine sehr steile
Stiege zu erreichen war, wusste ich seit 25 Jahren. Dennoch habe ich es
immer als sportliche Herausforderung begriffen, mich nie gefragt: Und,
wie willst du da mal raufkommen, wenn deine Beine
nicht mehr tragen?»*
(Die ehemalige Journalistin Carola Heldt, 2007
im Magazin der «Süddeutschen Zeitung»)

Oben, auf dem leicht abfallenden, rötlich gepflasterten Ein-
fahrtsweg zum Düsseldorfer Nachbarschaftszentrum im Stadtteil Bilk, stehen an diesem Vormittag vier Damen neben ihren
Fahrrädern, alle jenseits der 65. Unten, am Ende des Weges auf
dem Hof, neben einer Markierung, stehen die Polizei-Oberkom-
missare Jürgen Tabath und Stephan Schuhen. Es ist der zweite
Teil des «Fahrsicherheitstrainings für Rad fahrende Senioren»,
nachdem die Theoriestunden bereits hinter den Teilnehmerin-
nen liegen: Viele von ihnen haben ihren Führerschein vor mehr
als 50 Jahren gemacht und mussten unter anderem noch einmal
ihre Kenntnisse über die aktuellen Verkehrsregeln auffrischen,
etwa, dass man mit einem Fahrrad nicht entgegengesetzt in eine
Einbahnstraße fahren darf. Heute sollen sie eine Reihe praktischer Übungen absolvieren, bevor es in der kommenden Woche
in den richtigen Straßenverkehr geht.

Die Luft ist kalt, aber es regnet nicht. Die Polizisten haben die
vier Damen – zwei alleinstehende Witwen, eine Witwe mit neu-
em Partner und eine Junggesellin – gegen ihren zunächst laut-
starken Protest mit Helmen versorgt. Männer sind, wie so häufig
bei Veranstaltungen für Senioren, nicht erschienen. Jetzt sollen
die Damen einzeln den Hügel so schnell wie möglich herunter-
fahren. Bei der Markierung sollen sie auf Zuruf der Polizisten
hart mit beiden Bremsen stoppen und erst absteigen, wenn beide
Räder zum Stehen gekommen sind.

Keine leichte Übung: Schließlich ist die größte Angst von Rad
fahrenden Senioren, so Tabath, scharf zu bremsen, und das größte Problem ist, dass sie zu früh vom Sattel springen, oft, wenn das
Fahrrad noch rollt. Nicht selten stolpern sie dabei, verlieren die
Kontrolle über das Rad und stürzen. Oberschenkelbrüche oder

Kopfblessuren sind dann nicht selten. Die Quote von Senioren, die mit ihrem Fahrrad in einen Unfall verwickelt waren und sich dabei verletzten, ist in fast allen deutschen Städten stark gestiegen. Auch das ein Grund, warum die Düsseldorfer Polizei neben Senioren-Kursen für die Benutzung von Straßenbahnen, Wahrnehmungstrainings für Fußgänger und Seminaren für Beifahrer im Auto auch ein Fahrradsicherheitstraining im Programm hat. Erschwerend kommt hinzu, dass die meisten der Damen, die sich zum Sicherheitstraining eingefunden haben, beim Radfahren aus der Übung sind: entweder, weil sie eine Operation an Hüfte, Handgelenk oder Oberschenkel hinter sich haben und sich in der Folge nicht mehr getraut haben, Rad zu fahren. Oder aber sie waren mit Männern verheiratet, die nur Auto fuhren, ihre Frauen nicht ans Steuer ließen und ihnen gleichzeitig erklärten: «Wir fahren Auto, da brauchen wir kein Fahrrad.»

«Und stopp», ruft Stephan Schuhen nun. Nachdem die erste Teilnehmerin die Übung vorbildlich gemeistert hat, bremst Ulrike Schmidt*, die zweite Fahrerin, sehr zaghaft; nur langsam verringert sich die Geschwindigkeit ihres Fahrrads, dann springt sie vor den Polizisten von ihrem noch rollenden Fahrrad ab. In einer plötzlichen Gefahrensituation im Straßenverkehr wäre es vermutlich schon längst zum Unfall gekommen. «Ich hatte eine Knie-OP, ich kann mein Bein noch nicht richtig belasten und daher auch nicht fester bremsen. Außerdem habe ich Angst, abrupt zu bremsen», sagt Schmidt, die von den Polizisten sofort wieder den Hang zum Wiederholen der Übung hochgeschickt wird. Nicht viel besser gelingt es Monika Riedel*, der dritten Teilnehmerin. Sie deutet das Bremsen allenfalls an und steigt gar nicht erst ab: «Ich habe eine künstliche Hüfte, die will ich nicht unnötig belasten.» Als Tabath ihr entgegnet: «Als Teilnehmerin im Straßenverkehr müssen Sie aber bremsen können», entgegnet sie ihm: «Mir ist meine Hüfte wichtiger. Ich mache die Übung dann nicht mehr mit.» Nur mühsam können die beiden Polizisten die 73-Jährige dazu bewegen, noch einmal den Hü-

gel herunterzufahren. Diesmal halten und stützen Tabath und
Schuhen die Dame am Oberarm beim Bremsen, sodass sie zum
Stehen kommt, aber nicht absitzen muss. «Aus mir wird noch
was», ruft Riedel, als die beiden sie wieder loslassen und sie auf
ihrem Klapprad noch einmal die Einfahrt hinauffährt.

IN WELCHEN BEREICHEN WIR IM ALTER
UNTERSTÜTZUNG BRAUCHEN

Im höheren Alter nehmen wir Reize aus unserer Umgebung nicht
nur langsamer wahr als in jüngeren Jahren, wir brauchen auch
mehr Zeit, um sie zu verarbeiten. Gleichzeitig fällt es uns schwerer,
verschiedene Sachverhalte parallel in unserem Arbeitsgedächtnis
präsent zu halten. Zudem benötigen wir mehr Energie als in jungen Jahren dafür, unsere Körper und unseren Sinnesapparat zu
koordinieren. Von Situationen, die wie der Straßenverkehr eine
breite Aufmerksamkeit erfordern, fühlen wir uns daher schneller
überfordert; zumal, wenn auch noch körperliche Fähigkeiten wie
die Muskel- oder Sehkraft altersbedingt nachlassen.

Das Problem ist nur: Längst nicht immer nehmen wir diese Veränderungen wahr. Oder wollen sie wahrnehmen. Und längst nicht
jeder verhält sich so vorbildlich wie die vier Damen in Düsseldorf,
die ihre Schwierigkeiten beim Fahrradfahren erkannt haben und
sich nun vorausschauend darum bemühen, ihre Fähigkeiten zu
trainieren und ihr Fahrverhalten ihren Fähigkeiten anzupassen
– was im Extremfall bedeuten könnte, dass sie das Fahrrad nicht
mehr benutzen können.

Die Sicherheit im Straßenverkehr ist nur ein Beispiel unter
vielen. Aufgrund der altersbedingten körperlichen und geistigen
Veränderungen können etliche alltägliche Verrichtungen im Alter plötzlich zu echten Herausforderungen werden. Dabei kann

auch die Veränderung der Umwelt eine Rolle spielen. Die Beherrschung des Internets, um Bankgeschäfte zu erledigen, wäre dafür ein Beispiel.

In der Berliner Altersstudie wurden die Teilnehmer danach gefragt, in welchen Bereichen sie sich selbst als hilfsbedürftig einschätzen würden: 22,9 Prozent der 70- bis 84-Jährigen nannten «Einkaufen», 20,2 Prozent «Transportmittel benutzen», 22,5 Prozent «Blasenkontrolle» und 14 Prozent «Darmkontrolle» als für sie problematisch. Bei den über 80-Jährigen schnellten die Werte nach oben: Jetzt waren es 70,2 Prozent, die sich als hilfsbedürftig beim «Einkaufen» einschätzen, 72,9 Prozent beim «Transportmittel benutzen», 46,1 Prozent gaben an, sie bräuchten Hilfe beim «Baden und Duschen», 34 Prozent beim «Spazierengehen», 32,6 Prozent beim «Treppensteigen» und 42,2 Prozent beim Thema «Blasenkontrolle». In neueren Untersuchungen wie dem Alterssurvey aus dem Jahr 2002 wurden diese Zahlen weitestgehend bestätigt. Zudem zeigte sich, dass auch die 55- bis 69-Jährigen häufig bereits unter «Mobilitätseinschränkungen» etwa bei «anstrengenden Tätigkeiten» oder beim «sich beugen, knien, bücken» berichteten.

Interessant ist es, wenn man diese Angaben mit der Hilfe, die tatsächlich in Anspruch genommen wird, vergleicht: Sie liegt in aller Regel deutlich unter den Werten für den theoretischen Hilfsbedarf. Wobei wichtig ist zu bedenken, dass selbst dieser theoretische Hilfsbedarf aus der Berliner Altersstudie auf subjektiven Einschätzungen der Betroffenen beruht. Nicht unwahrscheinlich ist es, dass Angehörige, Pflegekräfte oder Ärzte die Einschätzungen, in welchen Bereichen bei den Befragten Hilfsbedürftigkeit besteht, noch einmal deutlich nach oben korrigieren würden.

Michael Pottgießer und seine Kollegen sind an der Volkshochschule in Düsseldorf für Kurse zuständig, in denen der «Generation 50+» das Internet, die Digitalkamera oder das Schreiben von SMS nähergebracht wird. «In den letzten fünf Jahren», sagt Pottgießer, «hat es einen regelrechten Run auf die Kurse gegeben.» Immer mehr Menschen zwischen 50 und 86 Jahren melden sich viel selbstverständlicher an und geben offen zu, dass sie das Internet oder ihr Handy eigentlich gar nicht begreifen. Doch sie haben festgestellt, dass sie es brauchen, um mit ihren weitverstreuten Familienangehörigen zu kommunizieren, eine Reise zu planen, Bilder von den Enkeln ansehen zu können oder ihre Bankkonten zu verwalten. SMS-Kurse, die noch vor einigen Jahren der Renner waren, so Pottgießer, sind für viele Ältere heute bereits zu langweilig.

Das wirkt, als hätten heutige Ältere weniger Probleme damit, sich um Unterstützung zu bemühen, als noch ihre Eltern und als gingen sie pragmatischer mit ihren Defiziten um. Ein Grund dafür kann darin liegen, dass viele von ihnen bereits in einer Dienstleistungsgesellschaft groß geworden sind.

Doch so richtig und so erfreulich diese Veränderung ist: Nicht nur Umfragen und wissenschaftliche Erhebungen, sondern auch die Erfahrungen all derjenigen, die mit älteren Menschen zu tun haben, zeigen, wie schwer sich viele trotz allem damit tun, tatsächlich Hilfe in Anspruch zu nehmen. Das ist insbesondere dann der Fall, wenn es nicht um neue Kenntnisse wie die Funktionsweise des Internets geht, sondern wenn es sich um Fähigkeiten handelt, die sie einmal beherrscht haben und die im Alter plötzlich nachlassen. Selbst diejenigen, die ihr Alter vorausschauend planen, haben dann mit dem Eingeständnis ihres Hilfsbedarfs Probleme. Jeder, der einem alten Menschen schon einmal die Benutzung seines Hörgeräts, das Einschalten eines Pflegedienstes oder die Abgabe des Führerscheins nahegelegt hat, weiß, wie zermürbend Gespräche dieser Art sein können.

Selbstverständlich ist die Schwierigkeit, Defizite zu erkennen und um Hilfe zu bitten, kein ausschließliches Thema des Alters. Doch die Notwendigkeit, nachlassende Fähigkeiten zu erkennen und Unterstützung zu bekommen, wächst im Alter überproportional an – zumal die Defizite immer häufiger nicht mehr rückgängig zu machen sind. Nicht selten befinden Menschen sich im Alter – seit den Tagen als Kleinkind nach Jahrzehnten der Unabhängigkeit als Erwachsene – zum ersten Mal wieder in der Situation, dass sie nicht mehr ohne fremde Hilfe zurechtkommen. Und auch nie mehr zurechtkommen werden.

Das ist eine neue, oftmals beängstigende Situation. Für die Betroffenen, aber auch für die Menschen in ihrer Nähe: Konnte es den Verwandten oder Freunden zumindest theoretisch jahrzehntelang egal sein, ob sich ihre Angehörigen gesund ernähren, viel oder wenig Sport treiben, Bungeejumping machen, Ski fahren oder die Nächte durchfeiern, so fühlen sie sich plötzlich von deren Lebensweise direkt betroffen. Schließlich sind es noch immer in aller Regel die Lebenspartner, die Kinder oder die engen Verwandten, die sich um ihre älteren Angehörigen kümmern: Etwa 92 Prozent der pflegebedürftigen Menschen und etwa 85 Prozent der hilfebedürftigen Menschen werden von Familienangehörigen betreut. Und selbst von den im Rahmen der sozialen Pflegeversicherung als pflegebedürftig Eingestuften wurden laut dem Statistischen Bundesamt im Jahr 2004 noch immer rund 70 Prozent in Privathaushalten versorgt, in erster Linie von ihren Partnern und ihren Kindern. Bemerkenswert dabei ist, dass rund 60 Prozent derjenigen, die als Hauptpflegeperson die Betreuung zu Hause übernehmen, selbst über 55 Jahre alt sind. Dazu passt, dass Menschen über 65 in Untersuchungen immer wieder angeben, sie würden insgesamt mehr Unterstützung geben, als sie von anderen bekommen. Das Bild von alten Menschen als Hilfeempfänger ist nicht nur einseitig, es entspricht auch in keiner Weise der Realität.

Stürzen wir mit dem Fahrrad, brechen uns die Hüfte und brauchen in der Folge dauerhaft Unterstützung für alltägliche Verrichtungen wie das Einkaufen oder Ankleiden, hat das oft direkte und dauerhafte Einflüsse auf das Leben anderer Menschen. Genauso, wie wenn wir zu früh mit dem Auto- oder dem Fahrradfahren aufhören, in der Folge immobil werden, Kontakte zu Freunden seltener wahrnehmen können und im schlimmsten Fall vereinsamen. «Dyadisches Coping» nennen Wissenschaftler es, wenn ein Problem mehrere Personen betrifft. Kein Wunder also, dass die Art, wie Alte ihr Leben führen und planen, von ihrem Umfeld mit Argusaugen beobachtet wird. Und kein Wunder, dass die oft unterschiedliche Wahrnehmung der Hilfsbedürftigkeit und die abweichenden Perspektiven auf die Art der Lebensführung eine Quelle für zahlreiche Missverständnisse und Konflikte sein können.

Wie kommt es, dass wir unseren Unterstützungsbedarf im Alter unterschätzen?

Warum fällt es uns so schwer, andere rechtzeitig um Hilfe zu bitten?

Oder sind es vor allem die Menschen aus unserem Umfeld, die unseren Hilfsbedarf überschätzen, weil sie andere Standards an den Tag legen und Angst haben, selber in die Pflegeverantwortung zu kommen?

Mit anderen Worten: Verlieren wir im Alter die Fähigkeit, uns und unsere Möglichkeiten realistisch einzuschätzen – oder nicht?

WIE WIR IM IDEALFALL MIT UNSEREN NACHLASSENDEN FÄHIGKEITEN UMGEHEN

Betrachten wir den Idealfall eines Menschen, der rechtzeitig und realistisch ein eigenes Defizit erkennt und sich um eine Verbesserung seiner Situation bemüht.

Am Beginn steht dabei die Wahrnehmung, dass er ein für sich

wichtiges Ziel, etwa Mobilität, nicht mehr auf die genau gleiche Weise wie bisher verfolgen kann: Er spürt, dass er unsicherer geworden ist, wenn er mit dem Fahrrad im Straßenverkehr unterwegs ist. Er schlenkert häufiger beim Fahren. Oder er bremst nur noch zaghaft. Diese Beobachtung macht er, bevor er in einen Unfall verwickelt war. An seinem Plan, mobil zu bleiben, ändert die Wahrnehmung dieses Defizits jedoch erst einmal nichts. Noch befindet er sich im assimilativen Modus (S. 30), der ihn auf sein Ziel – weiter Rad fahren zu können – fokussieren lässt: Informationen, die ihn davon abbringen wollen, nimmt er noch kaum wahr. Alternativen kommen ihm nicht in den Sinn. Er denkt noch gar nicht daran, sich jetzt schon vom Fahrradfahren zu verabschieden.

Doch weil er sein Problem erkannt hat, steigert er seine Anstrengungen, versucht, seine alten Fähigkeiten zu optimieren, und greift auf seine Ressourcen zurück: Er macht jetzt häufiger einen Schulterblick, trainiert seine Beinmuskulatur oder fährt mit mehr Abstand zu anderen Verkehrsteilnehmern.

Unter Umständen fühlt er sich nun bereits sicherer. Falls nicht, versucht er jetzt zunächst ohne die Hilfe anderer Menschen seine Defizite zu kompensieren. Dies kann bedeuten, dass er beispielsweise nur noch auf dem Bürgersteig fährt, nicht mehr nachts aufs Rad steigt oder sogar in ein neues, besseres Fahrrad oder einen Fahrradhelm investiert. Er könnte versuchen, von einem Herrenrad auf ein Damenrad ohne Stange umzusteigen.

Nützt auch das nichts, fragt er Freunde oder Angehörige, ob sie ihn beim Radfahren begleiten können. Oder er meldet sich nun bei einem Radfahrsicherheitskurs an wie die vier Damen in Düsseldorf. Er sucht sich also Unterstützung. Beim Fahrradsicherheitstraining hat er die Chance, neue Fertigkeiten, wie das gleichzeitige Bremsen mit Vorder- und Rückbremse, zu üben.

Fühlt er sich trotz all dieser Anstrengungen und trotz aller Unterstützung noch immer unsicher, erkennt er also, dass er mit all seinen Möglichkeiten sein Ziel nicht mehr erreichen kann, schaltet er langsam vom assimilativen Modus in den akkommodativen Modus um. Dies geschieht unbewusst, ist aber nicht selten zunächst von einer gedämpften Stimmung oder von Grübeln begleitet: ein Zeichen, dass er anfängt, sich von seinen blockierten Zielen oder Plänen zu lösen.

Die Aufmerksamkeit wird nun von der Fixierung auf das Ziel – Rad zu fahren – abgezogen. War er bisher überzeugt, dass er das für sich sehr wichtige Oberziel «Mobilität» durch das Unterziel «Radfahren» aufrechterhalten kann, kappt er jetzt langsam die enge Verbindung zwischen dem Oberziel und Unterziel. Um sich selber weiter als mobil erleben zu können, beginnt er, den Begriff der Mobilität umzudeuten: «Mobil zu sein kann ja auch bedeuten, dass man zu Fuß oder per Taxi unterwegs ist», sagt er sich. Gleichzeitig wertet er das Unterziel «Radfahren» langsam ab und sucht nach den positiven Aspekten, die das Aufgeben seines einstigen Zieles beinhaltet: «Haben nicht schon die meisten anderen Altersgenossen längst das Rad in die Ecke gestellt – und das aus guten Gründen? Ist es nicht ohnehin viel zu oft zu kalt und zu nass für das Fahrrad? Und natürlich ist Radfahren schön – wenn man nur in einer Stadt mit rücksichtsvolleren Autofahrern und mit mehr Fahrradwegen leben würde!» Immer mehr Alternativen kommen ihm plötzlich in den Sinn. Auch ist er in dieser Phase nun viel empfänglicher für die Bedenken von Dritten.

Überzeugt und zufrieden stellt er schließlich das Fahrrad ein für alle Mal in den Keller oder verkauft es. Er hat sich erfolgreich mit Hilfe seiner Assimilations- und Akkommodationsprozesse an eine neue Situation angepasst, und er hat zumindest sein wichtiges Oberziel, die «Mobilität», gerettet.

So weit die Theorie und der Idealfall. In der Realität scheitert es nicht selten bereits daran, dass ältere Menschen ihre Defizite offensichtlich gar nicht erst erkennen. Und selbst wenn sie sie erkennen, bedeutet das noch lange nicht, dass sie auch sinnvolle Strategien ergreifen, um die schwindenden Fähigkeiten so gut wie möglich auszugleichen. Oft bemühen sie sich zu lange und auf

manchmal verbissene Weise, ihre Defizite zu kompensieren, bis
Hilfsangebote von Dritten, die beim Auftreten des Problems sehr
sinnvoll hätten sein können, nicht mehr greifen.

WARUM WIR DAS SUCHEN VON HILFE SO LANGE HINAUSZÖGERN

«Kann ich bei Ihnen unterkommen?», fragen verzweifelte über 70-Jährige in einer solchen Lage immer wieder Margot Opoku-Böhler. Die 69-jährige Diplom-Pädagogin – kurze, weiße Haare, lila Oberteil, lila Schal – sitzt in den Büroräumen des Vereins «Neues Wohnen im Alter» im Zentrum Kölns. Seit elf Jahren arbeitet sie für den Verein, der nicht nur Menschen auf der Suche nach neuen Wohnformen für das Alter berät, sondern auch eigene Wohnprojekte realisiert hat. So etwa das «Haus Mobile» im Kölner Stadtteil Weidenpesch, in dem Opoku-Böhler selber lebt und das bis heute als ein Vorzeigemodell gilt, wie alte und junge Menschen gemeinsam leben und älter werden können. Die Idee des Hauses ist dabei nicht, alte Menschen zur Pflege aufzunehmen und sie so vor dem Gang ins Pflegeheim zu bewahren. Vielmehr soll es eine Gemeinschaft sein, in der unterschiedliche Generationen einfach miteinander leben, sich in selbstorganisierten Workshops oder Veranstaltungen begegnen, sich einen Innenhof und ein Gemeinschaftscafé teilen und gegenseitig voneinander profitieren. Das Beratungsangebot richtet sich in erster Linie an diejenigen, die irgendwann, jenseits der 45, über alternative Wohnformen für das Alter, womöglich gemeinsam mit Freunden, nachdenken. Opoku-Böhler kann in solchen Fällen mit Erfahrungen dienen, welche Regeln man beim Gründen einer Alten-WG beachten sollte oder wie man herausfindet, ob die anvisierten Mitbewohner die richtigen Kandidaten sind.

Deshalb ist es schwierig für sie, wenn die verzweifelten 70-Jähri-
gen vor ihr sitzen, die häufig ein sehr klassischer Wohn-Werde-
gang vereint: Oft waren sie verheiratet, haben zu Beginn ihrer
Ehe ein Haus gebaut und Kinder bekommen. Als die Kinder
aus dem Haus gingen, haben sie zunächst ihr Haus mit steilen
Treppen, kleiner Grundfläche und drei Etagen alleine weiter-
bewohnt. Barrierefreies Wohnen, bei dem die Türen breit ge-
nug für einen Rollstuhl oder die Duschen ohne Einstiegskante
gebaut sind, waren zu jener Zeit des Hausbaus ein Fremdwort.
Doch plötzlich spürten sie, dass es ihnen immer schwerer fiel, die
Treppen bis ins oberste Geschoss zu steigen. Nach und nach ha-
ben sie deshalb eine Etage nach der nächsten aufgegeben, bis sie
schließlich nur noch die unterste Etage bewohnen. Der Tod des
Ehepartners hat diese Entwicklung häufig beschleunigt, vor al-
lem wenn es derjenige war, der körperlich fitter war und bis dato
die Wege auf den Dachboden erledigt hat.

Im Erdgeschoss, das weder altengerecht gebaut, noch darauf
angelegt ist, als ausschließliche Wohnfläche zu dienen, herrscht
bald Chaos. Die Scham, Besucher einzuladen, steigt. Opoku-
Böhler kennt einige Fälle von älteren Menschen, die in dieser
Phase immer mehr vereinsamen, manchmal nur mit größter
Mühe auf allen vieren ihre Treppen hoch- und runterkriechen
und manchmal jahrelang nicht mehr vor die Tür gehen. «Das
machen sie so lange, bis sie dement werden, stürzen und sich da-
bei etwas brechen oder es ihnen nicht mehr gelingt, ihren Alltag
eigenständig zu organisieren.» Lassen Ärzte oder Angehörige
nun zum ersten Mal das Wort Pflegeheim fallen, überfalle die
Menschen eine Panik, die sie schließlich in die Räume des Ver-
eins «Neues Wohnen im Alter» treibe. «Sie wollen alles, nur nicht
ins Pflegeheim», sagt Opoku-Böhler, die die Verzweifelten oft als
Erstes fragt: «Was haben Sie die letzten 70 Jahre getan? Was ha-
ben Sie für Freunde?» Nicht selten hört sie dann: «Die hatte ich
nie, ich war doch verheiratet.»

Leider muss die Sozialpädagogin ihnen dann die Hoffnung neh-
men, dass sie an einem Ort wie dem «Haus Mobile» eine neue
Heimat finden können. Zwar wäre es in Ausnahmen denkbar,
dass einige sich in der Gemeinschaft durchaus gut entwickeln
würden. Doch den meisten fehlten schlicht und ergreifend die
sozialen Fähigkeiten, von denen ein solches Wohnprojekt lebt.
«Etliche von ihnen», so Opoku-Böhler, «bräuchten eigentlich
eine therapeutische Begleitung, die sie dabei unterstützt, über-
haupt eigenständig zu leben und grundlegende Defizite zu ver-
ändern – sofern das zu diesem Zeitpunkt noch möglich ist.»
Wie kann es so weit kommen?

Der Harvard-Psychologe Daniel Gilbert wollte wissen, wie gut
wir in der Lage sind, Gefühle einzuschätzen, die mit Veränderungen in unserem Leben einhergehen. Zu diesem Zweck befragten
er und sein Team zunächst Menschen vor einer einschneidenden
Veränderung. Dann, einige Zeit später, nach der Veränderung.
Das erstaunliche Resultat war: Die Versuchspersonen überschätzen im Vorweg systematisch ihre negativen Gefühle wie Trauer,
Angst oder Wut, die mit der Veränderung einhergehen würden.
Rückblickend betrachtet waren die Veränderungen nie eine solche Katastrophe gewesen, wie es die Menschen befürchtet hatten.
Der Befund ging unter dem Namen «durability bias» («Beständig-
keits-Verzerrung») in die Forschung ein. Bemerkenswert daran
ist, dass sich an der Wahrnehmungsverzerrung nichts zu ändern
scheint, egal, wie häufig wir im Leben die Erfahrung machen,
dass Veränderungen meist viel weniger dramatisch sind als vorher
angenommen. Da wir uns aller Wahrscheinlichkeit nach im Grad
dieser Wahrnehmungsverzerrung unterscheiden, ist dies ein erster Anhaltspunkt, warum manche von uns mehr als andere die
Veränderungen des Alters scheuen.

Ein anderes, ebenfalls eher allgemeines menschliches Verhal-
tensprinzip, mit dem man «Eskalationsprobleme» wie das Festhalten an einer anstrengenden Beziehung (S. 128) oder unpassen-

den Wohnform beschreiben kann, wird in der Wissenschaft als «slippery slope» («rutschiges Gefälle») bezeichnet. Es bedeutet, dass Menschen im Interesse eines großen Ziels viele kleine Opfer nacheinander erbringen können: Erst geben sie die oberen Etagen im Haus auf, dann richten sie ihr Schlafzimmer im ehemaligen Wohnzimmer ein, schließlich können sie keinen Besuch mehr empfangen, weil das Erdgeschoss komplett zugestellt ist. Einzeln betrachtet, erscheint jedes dieser Opfer als tolerabel und vom jeweiligen Standpunkt aus sogar als sinnvoll und vernünftig. In der Gesamtheit summieren sich die Verluste jedoch derart, dass man sich, ohne eine bewusste Entscheidung getroffen zu haben, in einer Situation wiederfindet, deren Kosten kaum noch mit dem Nutzen erklärbar sind; und bei der man sich fragt, wie man überhaupt dort hineingeraten konnte.

Mit dem «durability bias», der Überschätzung von negativen Gefühlen bei Veränderungen, lässt sich teilweise erklären, warum Menschen im Alter neue Situationen scheuen. Das Phänomen des «slippery slope» gibt Hinweise darauf, wieso wir überhaupt, nach und nach, ohne dass wir es bemerken, in schwierige Situationen geraten.

Offen bleibt jedoch in beiden Fällen, wie es dazu kommt, dass wir unsere Fähigkeiten im Alter offensichtlich so falsch einschätzen. Und warum es uns so schwerfällt, um Hilfe zu fragen.

WARUM WIR UNSERE DEFIZITE NICHT ERKENNEN

Es lohnt sich daher, erneut einen genauen Blick auf unser bereits in vorherigen Kapiteln kennengelerntes Assimilations- und Akkommodationssystem zu werfen (S. 30). Zur Erinnerung: Dieses hilft uns, unsere Ziele und Pläne an unsere Möglichkeiten anzupassen, wobei sich die Ziele und Pläne hinsichtlich ihrer Wertigkeit unterscheiden. Es gibt Unterziele wie das «Fahrradfahren», die dazu dienen, ein höherwertiges Oberziel wie die «Mobilität» zu erfüllen. Darüber können noch einmal Ziele stehen, die nur noch um ihrer selbst willen existieren, etwa ein Ziel wie «Unabhängigkeit». Doch nicht nur die Hierarchiestufe entscheidet über den Wert eines Ziels. Auch die Frage, mit wie vielen anderen Zielen ein Plan verknüpft ist, ist wichtig. So ist es denkbar, dass das «Fahrradfahren» nicht nur für das Ziel «Mobilität» eine Rolle spielt, sondern auch noch für die Ziele «Sportlichkeit» oder «Noch nicht alt sein». Und: Es spielt eine wichtige Rolle, wie lange wir bereits ein Ziel verfolgen und wie viele Kosten wir bereits für die Erreichung des Ziels investiert haben. Verluste scheuen wir Menschen generell mehr, als dass wir Gewinne suchen. Deshalb sind wir, so haben Wissenschaftler herausgefunden, eher bereit, für die Vermeidung von Verlusten Risiken einzugehen als für die Erzielung von Gewinnen. Wir fahren also lieber wackelig im Straßenverkehr, um nicht das Fahrradfahren als solches zu verlieren, als in einen Kurs für Fahrradsicherheitstraining zu gehen und möglicherweise zu realisieren, wie schlecht es eigentlich um unsere Fähigkeiten steht. Zudem halten wir umso stärker an einem Plan oder Projekt fest, je mehr Kosten bereits entstanden sind. So ist die Bereitschaft, einen verregneten Urlaub abzubrechen, umso geringer, je mehr die Reise gekostet hat.

Was heißt all das für die Frage danach, warum wir eigene, nachlassende Fähigkeiten nicht erkennen? Eine ganze Menge. Schätzen wir unsere Defizite nicht richtig ein, liegt es oft daran, dass wir zu hartnäckig und starr an einem Ziel festhalten, das wir nicht mehr erreichen können. Gründe für diese übertriebene Zielfixierung gibt es mehrere. Eine entscheidende Rolle spielt jedoch die Frage, wie wichtig das Ziel für unsere eigene Identität ist: Je höher sein Wert ist, je mehr wir also investiert haben, je länger wir es bereits verfolgen, je mehr andere Pläne von ihm abhängen und je höher es in unserer Hierarchie steht, umso mehr werden wir an dem Ziel festhalten, umso verbissener werden wir es verteidigen, umso schwerer ist das Ziel durch ein anderes zu ersetzen.

Der assimilative Modus, in dem wir uns während der Zielverfolgung befinden, führt dazu, dass wir Informationen ausblenden können, die uns an unseren Vorhaben hindern. So spüren wir nicht, dass unsere Fähigkeiten etwa beim Autofahren, bei der Haushaltsführung oder bei der körperlichen Pflege nachlassen. So ignorieren wir die Warnungen von Freunden oder Verwandten. «Immunisierungsprozesse» nennt der Entwicklungspsychologe Jochen Brandtstädter dieses Phänomen.

Doch nicht nur die Wertigkeit des Ziels spielt eine Rolle für diese Form der «eskalierenden Zielbindung» (Brandtstädter). Entscheidend ist auch, wie eng wir unsere Ziele definieren. Konkret heißt das: Zwar spielt für die meisten Menschen das Ziel «Mobilität» eine wichtige Rolle. Doch Menschen unterscheiden sich darin, was «Mobilität» für sie im Einzelnen bedeutet: Je breiter und unpräziser jemand den Begriff der Mobilität für sich definiert, umso leichter wird es ihm fallen, sein Fahrrad zum passenden Moment in den Keller zu verbannen. Er bleibt ja mobil, selbst wenn er nun mit dem öffentlichen Bus in die Stadt fährt. Wer hingegen sehr starre Vorstellungen hat, nach denen zur Mobilität zwingend das Radfahren gehört, der nimmt selbst dann weiter am Straßenverkehr teil, wenn er sich eigentlich schon lange unsicher im Sattel fühlt.

Und noch ein dritter Aspekt ist wichtig, wenn es um die Frage geht, ob wir uns rechtzeitig von unseren Zielen lösen: die Beschaffenheit unserer Persönlichkeit. «Eine komplexe, multithematische Struktur von Lebensplänen und Identitätszielen erleichtert es, sich von blockierten Lebenspfaden zu lösen», so Brandtstädter. Was etwas kompliziert klingt, bedeutet nichts anderes als: Über je weniger Aspekte, Ziele und Facetten wir uns definieren, desto mehr Panik überfällt uns, wenn diese Aspekte bedroht werden, und desto hartnäckiger werden wir an ihnen festhalten. Wer nur noch das Radfahren hat, wird es verbissen verteidigen. Wer hingegen nicht nur Radfahrer, sondern auch noch Großvater, Mitglied im Gesangsverein, Ehemann, Musikliebhaber, Autonarr, Freund, Italienliebhaber, Hobbymaler und Schwimmer ist, der kann leichter vom Radfahren lassen, wenn seine körperlichen Fähigkeiten es nicht mehr erlauben. Er hat genug andere Dinge, die zur Stützung seiner Identität verbleiben. Facettenreichtum, so konnte in der Berliner Altersstudie gezeigt werden, geht mit einem positiven Wohlbefinden einher.

Es liegt also an der Beschaffenheit unserer Ziele – deren Anzahl, deren Komplexität und der Wertigkeit, die wir ihnen zuschreiben –, ob wir zu hartnäckig an ihnen festhalten und dabei den realistischen Blick für unsere Fähigkeiten verlieren.

Doch das ist nur das eine. Auch bestimmte Persönlichkeitseigenschaften können den ungesunden Prozess der übermäßigen Zielfixierung begünstigen. Bemerkenswerterweise spielt dabei die Eigenschaft eine Rolle, die im Leben davor besonders eng mit Zufriedenheit und Erfolg einhergeht: unsere schon einmal erwähnten sogenannten Selbstwirksamkeitserwartungen. Machen Menschen in ihrer frühen Entwicklung häufig die Erfahrung, dass hartnäckiges, ausdauerndes Verhalten sich gelohnt hat, kann sich daraus die Überzeugung entwickeln, dass man eine hohe Kontrolle darüber hat, persönliche Ziele zu erreichen. Man hat die Erwartung, dass man selbst wirksam sein kann, man hat also eine hohe Selbstwirksamkeitserwartung. Diese zahlt sich häufig aus: Aufgaben, vor denen andere zurückschrecken, traut man sich zu. Und während andere aufgeben, bleibt man selber hartnäckig bei der Sache. In der Folge hat man nicht nur im Beruf und im Privatleben häufiger Erfolgserlebnisse, damit verbunden steigen auch das Selbstbewusstsein und die Zufriedenheit.

Sind die Selbstwirksamkeitserwartungen sehr stark ausgeprägt, können sie im Alter jedoch zu Problemen führen. Grund dafür ist, dass auch Ziele, die mit den eigenen schwindenden Möglichkeiten nicht mehr erreichbar sind, weiterhin hartnäckig verfolgt werden. Unsere «adaptive Flexibilität» ist nun eingeschränkt, so Brandtstädter (flexibel 11). Beim Versuch, das Ziel doch noch zu erreichen, werden zu große Mengen an eigenen Ressourcen verbraucht; Kosten und Nutzen stehen in keinem vernünftigen Verhältnis mehr: Statt das Skifahren wegen der schwindenden Muskelkraft und Wendigkeit aufzugeben, wird so verbissen vorher im Fitnessstudio trainiert, dass sich Erschöpfungszustände einstellen, die den Urlaub unmöglich machen. Die Absage der Skireise ist dann nicht nur umso ärgerlicher, auch wichtige Kraftreserven, die bei einem früheren Rückzug vorhanden gewesen wären, sind nun verbraucht.

WARUM EINE UNGEPFLEGTE WOHNUNG ZEICHEN EINER FUNKTIONIERENDEN ANPASSUNG SEIN KANN

Warum ist für die Frage nach der Überschätzung unserer Fähigkeiten im Alter ein Einblick in die Funktionsweise der Assimilations- und Akkommodationsprozesse so wichtig?

Vor allem, weil sie uns – aber auch anderen – helfen, unser Verhalten im Alter zu verstehen, richtig einzuordnen und unter Umständen auch zu verändern. Verharren wir in einer Situation, die nach objektiven Gesichtspunkten für unsere nachhaltigere Gesundheit nicht förderlich ist, lohnt sich der Versuch, die zugrunde liegenden Ziele und Pläne zu begreifen.

Ein Beispiel: Angenommen, ein Mensch war ein Leben lang eine sehr ordentliche und reinliche Person. Doch plötzlich lässt er im Alter seine Wohnung verdrecken, gleichzeitig will er jedoch trotz vorhandenem Geld nicht in die Unterstützung einer Putzfrau investieren.

Was hat das zu bedeuten? In den Augen mancher Angehöriger ist dies vielleicht das Zeichen, dass der alte Mensch beginnt zu verwahrlosen. Sie erfasst Panik, sie verstehen ihn nicht mehr und wirken auf ihn ein, seine alten Putzgewohnheiten wiederaufzunehmen oder eine Hilfe zu engagieren. Was sie dabei unter Umständen übersehen: Die geringere Sauberkeit der Wohnung ist Ausdruck eines sinnvollen Anpassungsprozesses. Weil der alte Mensch gebrechlicher geworden ist, kann er die Wohnung nicht mehr wie gewohnt säubern. Gleichzeitig ist das eigenständige Putzen der Wohnung eng mit seinem für ihn wichtigen Oberziel «Unabhängigkeit» oder «nicht alt werden» verknüpft. Über das Absenken des Reinlichkeitsstandards kann er das für ihn wichtige Oberziel erhalten, ohne die Verbindung zwischen dem eigenständigen Putzen und der Unabhängigkeit vollkommen zu kappen. Der sich verändernde Sauberkeitsstandard muss also nicht bedeuten, dass der ältere Mensch seine Lage verkennt. Im Gegenteil: Er kann sehr bewusst seine Standards verändert haben, weil ihm das Ertragen von weniger Sauberkeit für die Erhaltung seiner Ziele und für sein Wohlbefinden als sinnvoll erscheint.

Die Folge dieser unterschiedlichen Standards bei Angehörigen und Betroffenen: Missverständnisse und Konflikte, die nicht notwendig wären. Denn noch geht der Betroffene sinnvoll und identitätsbewahrend mit seinen nachlassenden Fähigkeiten um. Panik und Handlungsdruck verspüren eher die Angehörigen: Durch ihr Einwirken auf den Betroffenen, an seiner Situation etwas zu verändern, wollen sie in diesem Stadium streng genommen weniger dem Betroffenen helfen als vielmehr sich selbst.

Natürlich kann sich diese Situation verändern und die Fähigkeiten des Betroffenen so weit nachlassen, dass auch das Putzen auf niedrigem Niveau oder die verdreckte Wohnung zur Gefahr werden. Für seine langfristige Gesundheit wäre es besser, wenn er eine Putzfrau engagiert. Doch mit dem Wissen um die dahinterliegenden Pläne und Ziele geraten die Angehörigen unter Umständen weniger in Panik. Falls der Betroffene nun nicht schon von selbst seine nachlassenden Fähigkeiten erkennt, wissen er und die Betroffenen wenigstens, wo sie ansetzen können, um eine Veränderung zu bewirken: an der starren Verbindung zwischen Ober- und Unterziel, in diesem Fall dem Verständnis von «Unabhängigkeit». Um das Putzen in fremde Hände zu geben, ist es nötig, diese Verbindung zu kappen – etwa durch gute Eigenbeobachtung oder Gespräche. So kann es bereits zu Veränderungen führen, mit dem Betroffenen zu überlegen, welche Ziele und Motive hinter dem Festhalten am eigenhändigen Putzen stehen. Ob es um die Sparsamkeit geht oder die Unabhängigkeit und, falls Letzteres der Fall ist, wie er auch mit einer Putzhilfe das Gefühl von Selbständigkeit bewahren kann.

Leicht ist das trotz dieses Wissens selbstverständlich nicht. Nicht zuletzt, weil viele Ältere etliche Tätigkeiten mit dem hohen Ziel «gesund, jung und lebendig sein» verbunden haben. Müssen sie das Fahrrad stehenlassen oder können nicht mehr eigenständig putzen, bedeutet das für sie gleichzeitig, «dass sie nun richtig alt werden und dies der Anfang vom Ende ist», so die Wiesbadener Gerontopsychologin, Professorin und Expertin für Hilfeverhalten im Alter Marianne Künzel-Schön. Betroffene müssen dann Identitätsziele aufgeben oder komplett umdefinieren, was nicht nur extrem schwierig, sondern auch bedrohlich ist.

Der eigenen Wohnung kommt in diesem Zusammenhang ohnehin noch einmal eine besondere Rolle zu. In ihr verbringen ältere Menschen, so ergaben Untersuchungen, rund 80 Prozent ihrer Zeit. Die Möglichkeit, diese Umwelt eigenständig gestalten zu können, ist bei etlichen für eine solche Vielzahl von identitätsrelevanten Zielen von Bedeutung, dass die Wohnung nahezu ein Teil der eigenen Identität geworden ist. So ist zu erklären, dass manche Ältere teilweise erhebliche Einschränkungen für das Verbleiben in der eignen Wohnung in Kauf nehmen und gegen jeden noch so gut gemeinten Ratschlag immun sind.

Künzel-Schön warnt dann auch vor zu hohen Erwartungen an die «Vernunft» der Betroffenen: «Auch viele 30-Jährige rauchen wie die Schlote, bewegen sich nicht, essen fett und tun jede Menge Dinge, bei denen man die Hände über dem Kopf zusammenschlägt. Warum sollten Menschen, die ihr Leben lang nicht auf ihre Gesundheit geachtet haben, sich plötzlich im Alter ändern und sich offen zeigen für fachliche Argumente?», so die Wissenschaftlerin.

WARUM ES IM ALTER SO SCHWERFÄLLT, ANDERE UM HILFE ZU BITTEN

Das realistische Einschätzen der eigenen Fähigkeiten setzt ein Anpassungssystem voraus, dessen Funktionsweise weder durch zu starre Zielbindungen, noch durch extreme Ausprägungen bestimmter Persönlichkeitseigenschaften behindert wird. Ist dies der Fall, können wir unsere Defizite erkennen. Dass wir deshalb gut mit diesen Defiziten umgehen, bedeutet das jedoch noch nicht.

Zunächst versuchen wir uns selber zu helfen: erst, indem wir auf unsere Ressourcen zurückgreifen; dann dadurch, dass wir versuchen, unsere Defizite zu kompensieren oder neue Fertigkeiten zu erlernen. Inwieweit uns das gelingt, hängt zu einem guten Teil von unserem verfügbaren Wissen ab: Wer wie eine der Damen beim Sicherheitstraining in Düsseldorf keine Ahnung hat, dass sein Fahrrad eine Hinterradbremse hat, der kann auch eine neue Fertigkeit, wie das sicherere Stoppen mit zwei Bremsen, nicht üben. Und wer glaubt, Muskeltraining jenseits der 70 bringe keine Fortschritte mehr, der fängt auch gar nicht erst an, im Fitnessstudio zu üben.

Kommen wir im Alter hingegen selbst nicht mehr weiter, fragen wir andere Menschen um Unterstützung. Oder besser: Wir müssten sie eigentlich fragen. Denn oft genug fällt dieser Schritt schwer: «Für die Hilfenehmer kann es unangenehm sein, Unterstützung anzunehmen. Der Effekt hängt davon ab, wer die Unterstützung gibt, welcher Art sie ist und um welches belastende Ereignis es sich handelt. Vor allem aber davon, ob die Unterstützung als förderlich oder als bedrohend für das eigene Selbstwertgefühl erlebt wird», so Künzel-Schön. Der Grad der Bedrohlichkeit hängt davon ab, wie persönlich relevant die Bereiche sind, in denen ein Mensch plötzlich Hilfe braucht. Hinzu kommen Aspekte der Hilfesituation. In zahlreichen Experimenten hat Arie Nadler, israelischer Sozialpsychologe an der Universität von Tel Aviv, diese Situationen untersucht. Er und seine Kollegen fanden heraus, dass Unterstützung mit höherer Wahrscheinlichkeit dann als selbstwertbedrohlich erlebt wird, wenn die Hilfesuchenden den Eindruck haben, selber noch das Problem lösen zu können, wenn sich Helfer und Hilfsbedürftiger sehr ähnlich sind und wenn dem Helfenden starke Kontrolle über die Ursachen für das Problem zugeschrieben wird. Mit anderen Worten: Besonders schwierig wäre es für einen alten Menschen, ein Hörgerät zu benutzen, wenn er selber noch das Gefühl hat, gut zu hören, wenn derjenige, der ihm das Hörgerät empfiehlt, genauso alt ist wie er selbst, und wenn er zudem glaubt, er höre nur deshalb schlecht, weil derjenige, der ihm das Hörgerät empfiehlt, zu leise redet.

Bereits das laute Aussprechen, dass man Hilfe braucht, bedeutet für viele eine große Überwindung. Hinsichtlich wichtiger Ziele wie der «Unabhängigkeit» und «Selbständigkeit» wirkt dieses Eingeständnis, schließlich bedrohlich. Das konkrete Helfen anderer kann die Hilfebedürftigen schmerzlich daran erinnern, dass man nicht mehr so autonom ist, wie man es gerne noch wäre. Ganz zu schweigen davon, dass manche Ziele kaum noch aufrechtzuerhalten sind, ist einmal die Hilfe aktiviert: Die «eigene Intimität zu bewahren» ist kaum noch möglich, wenn erst einmal ein anderer Mensch einen jeden Morgen wäscht.

Viele Ältere haben es zudem in den vergangenen Jahrzehnten ihres Lebens schlichtweg verlernt, wie es technisch funktioniert, um Hilfe zu bitten: Sie finden weder die richtigen Worte noch die passenden Momente. Deshalb nehmen Menschen im Alter auch besonders gern von sehr vertrauten Menschen Hilfe in Anspruch. Bei ihnen müssen sie ihr Hilfegesuch häufig nicht laut aussprechen. Nonverbale oder indirekte Zeichen, etwa Schmollen oder das Suchen von körperlicher Nähe, genügen, um verstanden zu werden und um Unterstützung zu mobilisieren.

Ein weiterer Punkt, der es schwer macht, nach Unterstützung zu fragen, liegt im Prinzip der sogenannten «Reziprozität» begründet: Menschliche Beziehungen funktionieren vor allem dann gut, wenn zwischen den Beteiligten ein gleichwertiges Geben und Nehmen stattfindet. Dieser Austausch kann sich auf konkrete Gegenstände beziehen, etwa das Verleihen des Autos und das Borgen eines Eis beim Nachbarn. Genauso fließen aber auch Hilfsdienste wie Kochen oder Zuhören in die unausgesprochene Rechnung ein. Ein Gleichgewicht ist ebenfalls in der Frage erwünscht, wie viel Intimitäten man sich gegenseitig anvertraut: Erzählt uns ein Bekannter jedes Detail aus seinem Sexualleben, während wir darüber schweigen, bekommt die Beziehung eine Schieflage. Schnell empfinden wir den anderen nun als übergriffig oder distanzgemindert, und wahrscheinlich ziehen wir uns früher oder später aus der Bekanntschaft zurück – es sei denn, wir fangen selbst an, über unser Sexualleben zu erzählen.

Das Problem mit der Reziprozität (Wechselseitigkeit) im Alter: Ältere Menschen, die Hilfe von anderen beziehen, bekommen in der Regel sehr viel, können aber gleichzeitig nur noch wenig geben. Für Menschen, die von ihren Kindern unterstützt werden, ist das häufig kein besonders großes Problem. Im Gegenteil: Viele Eltern haben das Gefühl, gegenüber den eigenen Kindern ein großes Guthaben auf ihrem «Reziprozitäts-Konto» zu haben. Schließlich haben sie die Kinder jahrelang großgezogen. Deshalb sind diese nun im Alter verpflichtet, so glauben viele Eltern, das Konto auszugleichen. Sie haben daher oft auch wenig Hemmungen, nach Hilfe zu fragen. Oder aber sie erwarten unausgesprochen, dass die Kinder sie unterstützen, und sind tief enttäuscht, wenn das Telefon zu selten bei ihnen klingelt.

Schwieriger wird es allerdings, wenn die Hilfe von anderen Menschen angenommen werden muss. Wer jetzt nicht über finanzielle Mittel verfügt, mit denen er die Hilfe anderer vergüten kann, hat oft kaum eine Möglichkeit, die Unterstützung auszugleichen und zu erwidern. Dies ist für viele ein so belastender Zustand, dass sie lieber ganz auf die Hilfe durch andere verzichten: Lieber gehen sie gar nicht mehr in den Gottesdienst, als andere darum zu bitten, sie mit dem Auto abzuholen. Oder lieber lassen sie den Garten verwildern, bevor sie einen Nachbarn fragen, ob er den Rasen mäht. Nicht selten hört man in diesem Kontext von den Betroffenen Sätze wie «Ich möchte doch niemandem zur Last fallen».

Und noch etwas hindert Menschen daran, andere um Unterstützung zu bitten: die Erfahrung, dass sie in der Vergangenheit in ähnlichen Situationen nicht die Hilfe bekommen haben, die sie eigentlich gebraucht hätten. Dabei kann es sich um zu viel Hilfe handeln. Etwa, wenn Kinder ihren Eltern aus Ungeduld oder aus Sorge, dass sie sich übernehmen, Aufgaben im Garten oder im Haushalt abnehmen, die die Älteren gerne noch selber erledigen würden. Es kann sich aber auch um zu wenig Hilfe handeln. Oder aber auch um eine falsche Hilfe. Darunter fallen zum Beispiel medizinische Ratschläge von Laien. Oder vermeintliches Bagatellisieren von Problemen, etwa wenn ein älterer Mensch über seinen möglichen baldigen Tod, Ängste oder Sorgen spricht. Anstatt ihn und seine negativen Gefühle ernst zu nehmen, reagieren nahe Verwandte nicht selten aus Unsicherheit oder Ungeduld mit Floskeln wie «Sieh mal, du lachst ja schon wieder!», «Wer wird denn hier vom Tod sprechen?» oder «Es ist doch gar nicht so schlimm!». Für den Hilfesuchenden steckt darin die Botschaft, so Künzel-Schön, dass er sein Leid doch bitte abstellen solle, und vermutlich spürt er auch, dass er mit seinen Anliegen sein Umfeld überfordert. Die Wahrscheinlichkeit ist dann nicht gering, dass er beim nächsten Mal nichts mehr sagt, obwohl er eigentlich emotionale oder seelische Unterstützung brauchte.

Dass Menschen das Gefühl haben, dass man ihnen nicht richtig hilft, kann aber auch an den Hilfesuchenden selbst liegen. In zahlreichen Experimenten konnten Psychologen zeigen, dass es große Unterschiede gibt, welche Unterstützungserwartungen wir in Situationen haben, wie viel Hilfe wir also erwarten. Das ist insofern spannend, weil gilt: Je höher unsere Unterstützungserwartungen, umso größer die Wahrscheinlichkeit, dass wir Hilfsangebote von Mitmenschen überhaupt als solche wahrnehmen.

Werden wir allerdings in unseren Erwartungen enttäuscht, sind wir überdurchschnittlich unzufrieden mit der erhaltenen Unterstützung. Obwohl wir vielleicht mehr Hilfe bekommen als jemand, der gar keine Unterstützung erwartet, sind wir dennoch weniger zufrieden als er.

Mit anderen Worten: Erwarten wir keine Hilfe, nehmen wir Angebote von Mitmenschen nicht wahr. Erwarten wir viel Hilfe, nehmen wir auch viel Hilfe wahr, können aber gleichzeitig auch schnell enttäuscht werden.

Hilfesuchenden machen es also denjenigen, die sie unterstützen wollen, nicht unbedingt immer leicht.

WIE HILFE AUSSEHEN KANN

Wenn unsere körperlichen und geistigen Fähigkeiten nachlassen, haben wir Einflussmöglichkeiten darauf, dass wir unsere Defizite rechtzeitig erkennen, um Hilfe bitten und am Ende auch die passende Unterstützung erhalten. Je vielseitiger wir interessiert sind, auf je mehr Säulen unsere Identität und unser Selbstwert ruhen, umso leichter wird es uns fallen, für die einzelnen Bereiche recht-zeitig Unterstützung zu erbitten. Wer früh damit beginnt, sich an Dienstleistungen, etwa eine Putzfrau, zu gewöhnen, dem bereitet es auch im Alter weniger Probleme, auf die Hilfe dritter, fremder Personen in den eigenen vier Wänden zurückzugreifen. Zudem macht es Sinn, alleine, aber auch im Gespräch mit anderen, un-sere eigenen Ziele zu identifizieren und deren Wichtigkeit zu bestimmen. Je besser wir sie kennen, umso genauer können wir versuchen, sie mit gezielten Trainings, kluger Kompensation und passender Unterstützung zu erhalten. Außerdem können andere uns dann helfen, nach Alternativen zu suchen, die wir selbst im Zuge unserer einseitigen, assimilativen Zielfixierung nicht wahr-nehmen.

Und noch etwas lohnt die nähere Betrachtung: die Art und Weise, wie wir uns in jüngeren Jahren in Situationen, in denen wir Unterstützung brauchen, verhalten und fühlen – also beispiels-weise im Krankheitsfall. Fällt es uns leicht, Hilfe von anderen anzunehmen? Oder lösen wir unsere Schwierigkeiten, wenn ir-gendwie möglich, allein? In den Antworten auf diese Frage steckt eine wichtige Vorschau, wie leicht es uns im Alter fallen wird, Un-terstützung von anderen zu erbitten. Wer heute schon ahnt, dass dies schwierig werden wird, sollte sich Gedanken machen, wie er im Alter so wohnen und sich organisieren kann, dass er möglichst unabhängig leben kann.

Dennoch bleibt das rechtzeitige Erkennen von Hilfsbedarf und das Inanspruchnehmen von Unterstützung, wenn wir sie im Al-ter brauchen, ein schwieriges Thema. Gut ist es daher, wenn es Hilfsangebote gibt, die diese Schwierigkeiten berücksichtigen und die so beschaffen sind, dass sie es den Betroffenen so leicht wie möglich machen, Unterstützung anzunehmen. So wie etwa das Wohnprojekt Bielefelder Modell.

Theresia Brechmann, eine Mittfünfzigerin mit kurzen braunen Haaren, randloser Brille und Windbreaker, sagt: «Es gibt fast keinen Grund, warum ein Mensch nicht bis ans Lebensende selbständig leben kann.» Sie sitzt vor einem Flachbildschirm an ihrem Schreibtisch in einem großen aufgeräumten Büro mit grau-blauem Teppich bei ihrem Arbeitgeber, dem Verein «Alt und Jung Süd-West e. V.». Wie beim «Haus Mobile» in Köln ist die Idee beim Bielefelder Modell, dass mehrere Generationen unter einem Dach in einer Wohnanlage mit Gemeinschaftsräumen leben. Doch anders als in Köln sind die derzeit 14 Projekte in der Ostwestfalenmetropole eine Gemeinschaftsarbeit zwischen dem Verein, einer Wohnbaugesellschaft und der Stadt Bielefeld. Die Grundidee: Eine Wohnbaugesellschaft errichtet eine Wohnanlage, in Bielefeld verfügt die kleinste derzeit über zwölf Wohnungen, die größte über 60. Alle Wohnungen sind barrierefrei, sprich: alten- und behindertengerecht gebaut. Zusätzlich gibt es in jeder Anlage sechs bis acht Wohnungen, die für schwer Pflegebedürftige reserviert sind. Um diese schwer hilfebedürftigen alten oder behinderten Mieter sorgen sich in der Regel die Pflegekräfte von «Alt und Jung e.V.». So ist eine Auslastung des Pflegedienstes garantiert, die ausreichend ist, dass der Verein rund um die Uhr Betreuung garantieren kann. Auf diese können im Bedarf auch die anderen Mieter zurückgreifen. Zusätzlich helfen den Wohnprojekten jede Menge ehrenamtliche Helfer, die sich teilweise aus Mietern, teilweise aus Bewohnern umliegender Häuser rekrutieren. Sie kochen jeden Mittag frisches Essen im Café der Wohnanlage, gehen mit Bewohnern spazieren, leisten Hausaufgabenbetreuung, bereiten Gottesdienste vor oder lesen aus der Zeitung vor.

Brechmann und Kollegen haben die Wohnkarrieren von rund 1050 Bewohnern des 1981 gegründeten Projekts genauer untersucht: Sie wurden nicht nur im Vergleich zu ihren Altersgenossen seltener krank. Sondern es mussten auch nur insgesamt sieben von ihnen im Alter überhaupt noch einmal in ein Pflegeheim umziehen. Die anderen Bewohner konnten bis an ihr Lebensende in der eigenen Wohnung als eigenständige Mieter verbleiben. Dabei hilft auch der sehr pragmatische Umgang mit älteren Mietern, wenn diese ihr Umfeld an Belastungsgrenzen führen. Schreit einer von ihnen im Zuge einer demenziellen Erkrankung beispielsweise permanent, so hat man schon einmal in Absprache mit ihm oder seinen Betreuern seine Wohnung schallisoliert. Lässt ein älterer Mensch seine Wohnung verdrecken, erlaubt es das Mietrecht, die Wohnung säubern zu lassen. Ehrenamtliche Helfer rücken dann mit Müllbeuteln und Putzlappen an, der alte Mieter kann in seinen eigenen, nun wieder sauberen vier Wänden verbleiben.

Von den Bewohnern wird es dabei nicht nur als sehr angenehm empfunden, dass sie sich bedarfsweise fast jedes nur erdenkliche Hilfsangebot bis hin zur 24-Stunden-Betreuung bestellen können. Es hat auch handfeste, ökonomische Vorteile, etwa wenn eine 85-jährige alleinlebende Frau eine neue Hüfte bekommt. Außerhalb des Bielefelder Wohnprojekts würde das häufig dazu führen, dass sie nach einer Operation in eine Reha und anschließend dauerhaft in ein Pflegeheim umziehen muss. In Bielefeld hingegen kann sie sich vier Monate Pflege in ihre eigene Wohnung kommen lassen, die nicht selten danach wieder überflüssig wird. Zudem macht es das flexible Pflegeangebot auch für Angehörige leichter, trotz eines pflegebedürftigen Angehörigen in den Urlaub zu fahren – für die Zeit der Reise bucht man einfach externe Helfer.

Die Wartelisten für die Wohnungen in den Anlagen des Bielefelder Modells sind lang. Jüngere Menschen sind darunter, Familien und Senioren. Vor kurzem, als wieder einmal eine neue Anlage eröffnet werden sollte, hat der Verein die Bewerber befragt, warum sie sich für das Objekt bewerben. Am wichtigsten war ihnen die gute Lage der Wohnungen, gefolgt von deren Schnitt und Aussehen, der Tatsache, dass die Familie in der Nähe wohnt und die Wohnungen ihnen sehr sicher erschienen. Der gute Pflegedienst und die Betreuungsoption standen für die Bewerber erst an fünfter Stelle. Nicht, weil sie den Service nicht schätzten. «Sondern», so Brechmann, «weil die Hilfe so selbstverständlich angenommen werden kann, dass sie den Menschen schon normal vorkommt.»

Mit guter Hilfe ist es offensichtlich für fast jeden möglich, bis zu seinem Lebensende selbständig in den eigenen vier Wänden zu verbleiben und zahlreiche Verluste des Alters auszugleichen. Die Unterstützung wird dabei umso besser zu unseren Bedürfnissen passen, je früher und besser wir lernen, Hilfe von anderen nachzufragen und zu akzeptieren.

Doch auch eine noch so gute Unterstützung ändert nichts daran, dass sich unser Leben irgendwann seinem Ende nähert. Den Tod können wir nicht verhindern. Lohnt es sich, sich dennoch mit etwas derart Unausweichlichem näher zu beschäftigen?

Oder leben wir unbeschwerter, wenn wir das Sterben, so weit es geht, aus unserem Leben verbannen?

DAS GELEBTE STERBEN
ODER: WAS UNS AM ENDE BEWEGT

Wie sterben wir?
Sollten wir über den Tod nachdenken?

Und falls ja: warum?

Kündigt sich der Tod an?
«Manchmal klopft das Herz schneller. Dann nehme ich
einen Schluck Schnaps, und es ist vorbei.»
(Die Münchnerin Lina Haag, 100, im Winter 2007 im Gespräch
mit dem Nachrichtenmagazin «Der Spiegel»)

Als Annette Möller* ihr Zimmer im stationären Hospiz am Evangelischen Krankenhaus in Düsseldorf gezeigt wurde, standen auf dem Nachttisch zwei Gläser Sekt zu ihrer Begrüßung bereit. Die Schwester schenkte ihnen beiden eine Mischung mit Orangensaft ein, dann sagte sie zu Annette Möller: «Erst einmal herzlich willkommen.»

«Ich hatte große Angst, nun zum Sterben abgeschoben zu werden», sagt Annette Möller – graubraune Haare, ein rosiges, breites, fröhliches Gesicht – heute, zwei oder drei Monate später. Genauer kann sie es nicht mehr sagen, sie hat das Zeitgefühl im Hospiz verloren. Sie erinnert sich nur noch gut daran, dass es draußen noch sommerlich warm war, als ihr Mann ihr half, zu Hause ihre Sachen zu packen, bis sie sich schließlich auf den Weg machten und sie dankbar war, so herzlich und überraschend begrüßt zu werden.

Heute liegt die 61-Jährige in einem Bett in einem rund 25 Quadratmeter großen, rechteckigen Zimmer. Um den Oberkörper trägt sie ein starres Korsett aus Kunststoff, von dort führen Metallstäbe bis in die Höhe ihrer Stirn, wo sie an mehreren Stellen mit dem Schädelknochen verschraubt sind. Ihr Kopf wird so fixiert. Weil ein aggressiv streuender Krebs erst ihre Brust, dann ihre Wirbelsäule auf Höhe des zweiten und dritten Wirbels zerfressen hat, sind das Korsett und die Verschraubung nötig. Ein Abknicken oder ein zu heftiges Drehen des Kopfes könnten ansonsten bereits dazu führen, dass ihr Genick bräche und sie so ab dem Kinn abwärts gelähmt wäre.

Sitzen, stehen, laufen – theoretisch wäre all das für sie mit Hilfe anderer Menschen zumindest für kurze Zeit noch möglich. Doch Annette Möller traut es sich nicht mehr zu. Das Gewicht der

Fixierung gibt ihr das Gefühl, nach einer Seite umzuknicken. Deshalb liegt sie nur noch im Bett. Mehrmals am Tag drehen die Schwestern sie um.

Neben ihrem Bett stehen zwei Nachttische, darauf befinden sich ein selbstgestalteter Kalender ihres 30-jährigen Sohnes, eine Flasche Wasser, eine Fernbedienung und Blumen. Ein Fernseher steht in der Nähe. Hinter ihrem Bett fällt viel Licht durch eine große Fensterfront in ihr Zimmer, selbst wenn es an diesem Tag regnet. An der Wand hängen Aquarelle, die hat ihre Schwägerin für sie gemalt. Außerdem Fotos von ihrem Sohn, dessen Freundin, einem Hund und von ihr, gemeinsam mit ihrem Mann. Das Bild zeigt zwei elegant gekleidete, gepflegte Menschen auf einer Abendveranstaltung vor nicht einmal zwei Jahren: Annette Möller trägt einen rötlichen Pagenkopf, ihr Mann einen feinen Schnurrbart, sie schauen zufrieden in die Kamera und lächeln.

Über 36 Jahre sind sie und ihr Mann verheiratet, gemeinsam führten sie ein Einzelhandelsgeschäft für Unterwäsche und Bademoden. Ihr Mann hat es vor kurzem verkauft, weil er Zeit haben wollte, um sich um sie zu kümmern. «Es ist alles so schwer fassbar», sagt Annette Möller. Auch wenn sie dankbar ist, dass sie derzeit keine Schmerzen verspürt und kein Gewicht verloren hat, macht es die Tatsache, dass sie bald sterben wird, für alle Beteiligten nicht leichter zu begreifen. Zumal bis vor zehn Monaten nichts auf ihr baldiges Ende hindeutete.

Damals, es war kurz vor Weihnachten, hatte sie plötzlich «mächtige Schmerzen» in ihrem Nacken verspürt. Es fühlte sich an, als habe sie sich etwas verrenkt. «Der Stress auf der Arbeit ist schuld», dachte sie, weshalb sie noch gemeinsam mit ihrem Mann in den Winterurlaub fuhr. Die Ruhe, glaubte sie, würde ihr und ihrem Nacken guttun. Doch als die Schmerzen auch nach der Reise nicht nachließen, sie sogar noch schlimmer wurden, ging sie zu ihrem Arzt. Der überwies sie ins Krankenhaus, und als sie schließlich mit einem Onkologen die Röntgen- und CT-Aufnahmen ihres Körpers betrachtete, sagte der: «Es tut mir

leid, Ihnen das mitzuteilen, aber alles, was in Ihnen ist, ist von Metastasen zerfressen.» Sie hatte geantwortet: «Da kann ich mich ja gleich an die Vorbereitungen für meine Beerdigung machen», worauf der Arzt ihr entgegnete: «Bitte, machen Sie damit keine Scherze.»
Es folgten drei Chemotherapien, die keine Verbesserungen erbrachten. Man brachte die Kopffixierung bei ihr an. Und obwohl die Ärzte sagten, es seien noch weitere Bestrahlungen möglich, lehnte Annette Möller die weitere Behandlung ab. Ihr Mann war da bereits mit dem Verkauf ihres Geschäfts beschäftigt. Er hatte noch keine Zeit, sich vollständig um sie zu kümmern, und so entschlossen sie sich gemeinsam – auf Empfehlung einer Bekannten – für einen Umzug von ihr ins Hospiz. «Dass ich sterben würde, war zu dem Zeitpunkt für mich klar», sagt Annette Möller.

WO UND WORAN WIR STERBEN

Rund 820 000 Menschen sterben jährlich in Deutschland. Der Wunsch der meisten, in den eigenen vier Wänden das Lebensende zu begehen, geht nur für eine Minderheit in Erfüllung: Rund 50 Prozent aller Menschen sterben im Krankenhaus, 25 Prozent im Pflegeheim, 20 Prozent zu Hause und rund fünf Prozent in einem Hospiz oder einer Palliativstation – einer Station im Krankenhaus, auf der man sich auf das Sterben spezialisiert hat.

Die häufigsten Todesursachen sind heute laut den Erhebungen des Statistischen Bundesamtes: Erkrankungen des Herz-Kreislauf-Systems, worunter Herzinfarkte und Schlaganfälle fallen (43,4 Prozent), Neubildungen, vor allem Krebs (25,6 Prozent), Krankheiten des Atmungssystems (7,0 Prozent) und Krankheiten des Verdauungssystems (5,1 Prozent). 3,7 Prozent verstarben 2007 an nichtnatürlichen Todesursachen wie Unfällen oder Suizid. Gemeinsam ist all diesen Ursachen, dass der Tod dann eintritt, wenn entweder die Versorgung des Körpers mit Sauerstoff zusammenbricht oder wenn die Organe etwa durch Krebs irreparabel zerstört sind. Um funktionieren zu können, brauchen alle menschlichen Nervenzellen unweigerlich den über das Blut transportierten Sauerstoff. Bleibt er aus, weil die Blutzufuhr unterbrochen wird, sterben die Zellen schon nach wenigen Minuten ab. Das Herz, die Leber, die Lunge oder das Gehirn stellen notgedrungen ihre Arbeit ein.

Für die Unterversorgung mit Blut, in der Fachsprache «Ischämie» genannt, kann es sehr unterschiedliche Gründe geben: Von außen können Blutgefäße etwa durch Tumore so weit gequetscht werden, dass nicht mehr genügend Blut hindurchfließen kann. Von innen kann der Durchfluss durch Ablagerungen in den Blutgefäßwänden verringert werden. Diese Ablagerungen, sogenannte Plaques, entstehen im Lauf eines Lebens. Durch fettreiche Nahrung, wenig Bewegung, Rauchen oder Alkohol werden sie begünstigt. Im Extremfall können diese Ablagerungen derart zunehmen, dass ein Blutgefäß vollständig verstopft. Auch ist es möglich, dass sich ein Teil der Plaque von der Gefäßwand löst. Über die Blutbahn wird es dann in andere Körperregionen getragen, wo es im schlimmsten Fall ein bereits verengtes Gefäß verschließt. Handelt es sich dabei um eine wichtige Arterie, die Blut zum Gehirn transportiert, ist die Folge das, was Mediziner unter einem Schlaganfall verstehen: Über einen gewissen Zeitraum dringt kein Blut mehr in Teile des Gehirns vor. In der Folge kann es zu Lähmungen, motorischen Ausfällen oder zu Beschädigungen der Systeme im Stammhirn kommen, die die Atmung oder den Herzschlag regulieren. Atemstillstand mit Herzversagen oder Herzrhythmusstörungen können die tödliche Konsequenz sein. Synonym bedeutet ein Herzinfarkt, dass sich wichtige Blutgefäße in der Herzregion verschlossen haben.

Als Grund für das Sterben ist die Ursache «Altersschwäche» auf Totenscheinen nicht vorgesehen. Dennoch ist unser Tod zu einem guten Teil genetisch vorgeplant, und es scheint eine Altershöchstgrenze von rund 120 Jahren für die Spezies Mensch zu geben. Dies zeigt sich daran, dass unser Körper mit zunehmendem Alter immer schlechter funktioniert. Nicht nur, dass die Ablagerungen an den Blutgefäßen eine feste Begleiterscheinung eines langen Lebens sind. Je älter wir werden, umso mehr Nerven- und Muskelzellen sterben auch ab und machen unsere Organe genau wie unsere körpereigenen Abwehrkräfte schwächer und damit anfälliger. Zwar ist es richtig, dass wir Menschen am Ende an einer der bekannten Krankheiten sterben. Doch es scheint, als wäre diese in vielen Fällen Folge unserer allgemeinen Altersschwäche und des natürlichen Alterungsprozesses. «Hochbetagte erliegen im Grunde nicht irgendwelchen Krankheiten, sondern dem altersbedingten Schwund von Körpersubstanz und Lebenskraft», so der New Yorker Arzt, Medizinhistoriker und Autor Sherwin B. Nuland.

Wir alle müssen also zu irgendeinem Zeitpunkt sterben. Fragt man Menschen, wie sie sich ihr Lebensende wünschen, gleichen sich die Vorstellungen von einem wünschenswerten Tod: Wir wollen am Ende eines erfüllten Lebens frei von Schmerzen sterben. Wir wollen nicht allein sein, wenn der Tod uns holt, und ein Gefühl von Liebe und Zuwendung erfahren. Und wir wollen auch in den letzten Tagen und Stunden unseren Selbstwert und unsere Würde nicht verlieren. Joachim Wittkowski, Psychologe und Professor an der Universität Würzburg, hat den Versuch unternommen zu beschreiben, was ein annehmbares Sterben kennzeichnet: überwiegende Gelassenheit angesichts des bevorstehendes Todes und die Fähigkeit, aus seiner Situation den Umständen entsprechend das Beste zu machen.

Doch wie sterben wir tatsächlich? Haben wir Einfluss darauf, in welcher Weise wir von der Welt gehen? Ist der Tod planbar? Und falls nein, macht es irgendeinen Sinn, sich dennoch während des Lebens schon mit dem Tod zu beschäftigen? Oder ist es früh genug, ihm ins Angesicht zu schauen, wenn er uns unmittelbar bevorsteht?

Wir sterben, wie wir leben, ist der häufigste Satz, den man von all denjenigen hört, die sich mit dem Thema Tod und Sterben beschäftigen. Aber was genau heißt das? Und bedeutet dieser Satz umgekehrt auch, dass es eine Möglichkeit gibt, so zu leben, dass wir am Ende einen guten Tod finden?

WIE DER STERBEPROZESS ABLÄUFT

«Als der Onkologe mir meinen Krebsbefund erklärte, dachte ich, er spricht mit jemand anderem», sagt Annette Möller, während sie auf ihrem Bett im Düsseldorfer Hospiz liegt. Ein paar Wochen später, als sich bereits die ersten Chemotherapien als erfolglos erwiesen hatten und ihr Gesicht von Kortison aufgedunsen war wie ein «Mondgesicht», sprach sie nachts im Krankenhaus einen jungen Assistenzarzt an. Sie hatte von einer Tablette gehört, mit der man ruhig und schmerzfrei sterben könnte. Stundenlang beschwor sie den jungen Mediziner, er solle ihr «die Pille» besorgen, niemand würde es je herausbekommen, ihr Tod sei ohnehin sicher. Doch er weigerte sich standhaft. Einen weiteren Versuch, selbst ihr Leben zu beenden, unternahm sie nicht mehr.

Heute lächelt sie und schüttelt leicht mit dem Kopf, wenn sie an die Nacht im Krankenhaus denkt. So wie Annette Möller ohnehin viel lacht und ein fröhlicher Mensch ist, auch wenn sie immer wieder für Momente eine tiefe Trauer überkommt. Dann weint sie abends, wenn der Besuch des Sohns endet oder wenn ihr Mann, nachdem er das Wochenende bei ihr im Zimmer auf einem Beistellbett geschlafen hat, wieder nach Hause aufbricht.

*Die Tränen fließen dann, vor allem, weil sie den Gedanken so
unerträglich findet, ihre Angehörigen allein zurückzulassen.
Weil sie Angst vor dem Sterben hat. Und weil sie der Gedanke
erdrückt, bald «nicht mehr da zu sein».*

*Nach einem Leben voller Arbeit als Unternehmerin, in dem sie
sich nur selten Freizeit gönnte, schläft sie nun im Hospiz nicht
nur nachts, sondern auch mittags oft stundenlang. Der innere
Kampf ihres Körpers gegen den Krebs raubt ihr viel Energie.
Gleichzeitig hat Annette Möller das Gefühl, sie hole nun all den
verpassten Schlaf ihres Lebens nach.*

*Oft denkt sie gar nicht mehr an den Tod, und für Stunden ver-
gisst sie beinahe, dass sie bald stirbt. Doch dann, mittags, wenn
sie einschläft, kommen plötzlich die Gedanken an ihr Ende, und
sie stellt sich vor, sie wache vielleicht nie mehr auf.*

*Vor ein paar Wochen schon hat sie ihrem Mann mitgeteilt, wel-
che Kleidung sie gerne im Sarg tragen möchte. Ein paar Tage
später kam der Pfarrer vorbei. Er saß neben ihrem Bett, und
als er sie fragte, was er denn in seiner Traueransprache über sie
erzählen sollte, da entgegnete ihm Annette Möller: «Erwarten
Sie bitte nicht, dass ich Ihnen jetzt auch noch eine Rede diktiere.
Irgendetwas müssen Sie ja auch noch selber erledigen.»*

Annette Möllers Schwanken zwischen verschiedenen Gefühls-
zuständen und ihr Hadern ist typisch dafür, wie Menschen angesichts ihres bevorstehenden Todes reagieren. Die US-amerikanische Psychiaterin Elisabeth Kübler-Ross führte in den 60er Jahren
über 200 Interviews mit Sterbenden, die sie anschließend verdich-
tete. Sie kam so zu der Schlussfolgerung, dass das Sterben in fünf
unterschiedlichen Phasen verlaufe: die Phase des «Nichtwahrha-
benwollens und der Isolierung». Die Phase des «Zorns und der
Auflehnung». Die Phase, in der der Sterbende mit «dem Schicksal
verhandelt». Die Phase der «Depression», in der er an der Tatsache
seines bevorstehenden Todes verzweifelt. Schließlich die Phase
der «Zustimmung», wenn er sein baldiges Ende akzeptiert hat.

Die Studien von Kübler-Ross waren für damalige Verhältnisse revolutionär. Zugleich bieten die Erkenntnisse von Kübler-Ross bis heute eine Orientierung darüber, wie der Sterbeprozess abläuft – auch wenn Wissenschaftler mittlerweile davon ausgehen, dass die Phasen in unterschiedlichen Reihenfolgen auftreten können und längst nicht alle Phasen bei jedem Sterbenden auftauchen müssen.

Oft beginnt die Auseinandersetzung mit dem Sterben – ganz wie bei Annette Möller – mit einer Ablehnung der Informationen über den bevorstehenden Tod. Patienten vermuten dann etwa, die Ärzte hätten die Röntgenbilder vertauscht. Wobei die Ablehnung in aller Regel aufgrund der zu eindeutigen Belege nicht lange aufrechterhalten bleiben kann. In der Phase, die sich anschließt, versucht der Sterbende entweder mit aller Kraft, den Tod weiter zu verdrängen oder gegen sein sicheres Eintreten anzukämpfen.

Oder aber er stellt sich geistig und emotional dem Unausweichlichen. Stündlich können sich jetzt die unterschiedlichsten Gefühlszustände abwechseln: Hoffnungslosigkeit wird abgelöst von Trauer, Erleichterung, Erschöpfung, Schmerz, Wut, Rückzug oder Gelassenheit. Schließlich, so der Professor für Sozialwesen an der katholischen Fachhochschule Münster Hugo Mennemann, erfährt sich der sterbende Mensch im Gegensatz zu seinem früheren Leben nun als «Nicht-Könnender, Ohnmächtiger, der Hilfe Bedürftiger, mit dem etwas passiert, das er merklich nicht unter Kontrolle hat».

Auch die meisten Patienten, die im Hospiz aufgenommen werden, sind in aller Regel noch weit entfernt von einer Akzeptanz ihres baldigen Endes. Ein enttäuschtes und entsetztes «Ich wollte doch noch leben» hört Dr. Susanne Hirsmüller, die ehemalige Oberärztin einer Brustkrebsstation und heutige Leiterin des Düsseldorfer Hospizes, sehr häufig, wenn sie zum ersten Mal zu einem Gespräch das Zimmer der Patienten betritt.

Die Ängste, die die Sterbenden dabei während des Sterbeprozesses durchmachen, sind zahlreich. Zu ihnen zählen Wissenschaftler vor allem die Angst vor körperlichen Leiden. Die Angst vor dem Verlust der persönlichen Würde. Die Angst vor Einsamkeit. Die Angst, angesichts des eigenen Todes eigene Verhaltensmaßstäbe nicht mehr einhalten zu können und vom Tod gewissermaßen gedemütigt zu werden. Die Angst vor der Aufgabe wichtiger Ziele und Tätigkeiten. Die Angst vor den Folgen des eigenen Todes für die Angehörigen. Die Angst vor einer Bestrafung im Jenseits. Die Angst vor dem Unbekannten. Und die Angst vor der Vernichtung des eigenen Körpers.

Der Sterbeprozess hat also eine Vielzahl von Facetten. Gleichzeitig ist die Art und Weise, wie Menschen die Zeit erleben, in der sie wissen, dass sie sterben müssen, nicht vollkommen zufällig. Persönliche Faktoren und Umweltfaktoren beeinflussen die Ängste und Unruhe, die mit dem Sterbeprozess verbunden sind, genauso wie die Frage, wie gut uns die Akzeptanz des Todes gelingt.

WARUM DER STERBEPROZESS UNTERSCHIEDLICH ABLÄUFT

Zum Düsseldorfer Hospiz am Evangelischen Krankenhaus gehören 13 stationäre Plätze. Zusätzlich absolvieren die Mitarbeiter eine Vielzahl von Einsätzen als ambulante Sterbebegleiter in den eigenen Wohnungen der Sterbenden. Der Altersdurchschnitt der Patienten im stationären Bereich liegt bei 71 Jahren, im ambulanten Bereich sind die Sterbenden im Mittel 64 Jahre alt. Nach durchschnittlich 31 Tagen Begleitung durch die professionellen und ehrenamtlichen Helfer versterben die Patienten. Im Jahr 2006 waren es 148, fast jeden zweiten Tag einer.

Die Beobachtungen und Erfahrungen, die die Mitarbeiter des Hospizes teilweise in jahrzehntelanger Arbeit mit Sterbenden gemacht haben, gleichen sich dabei in vielen Punkten: «Für die Frage, wie leicht jemand loslassen und seinen Tod akzeptieren kann, spielt das Alter des Patienten keine Rolle», sagt Susanne Hirsmüller. Gleiches gelte für das Thema Religiosität. Lediglich Menschen mit einem sehr tiefen Glauben würden ihrem Ende etwas gelassener entgegentreten. Was hingegen eine wichtige Rolle spiele: die Frage, ob die Patienten das Gefühl haben, ihnen würde eigentlich noch mehr vom Leben zustehen oder sie hätten ein anderes Leben führen sollen: «Wer sich selber im Leben begrenzt hat – weil er andere nicht verletzen wollte, weil er Angst vor der eigenen Courage oder den Reaktionen anderer hatte, der stirbt in aller Regel schlechter. Der bleibt motorisch unruhiger, hat Zornesfalten auf der Stirn und bleibt angespannter, manchmal bis zu seiner letzten Minute.» So Barbara Brokamp, ehemalige Intensivschwester und seit über 14 Jahren Leiterin des stationären Bereichs des Hospizes in Düsseldorf.

Wie gut die Auseinandersetzung mit dem eigenen Tod während des Sterbeprozesses gelingt, hängt auch von den Umständen ab, unter denen ein Mensch sterben kann: Eine gute Umgebung wie das Düsseldorfer Hospiz oder eine gute Betreuung in den eigenen vier Wänden, vertraute Menschen in der Nähe und materielle Sicherheit, die es einem erlaubt, im Sterben nicht an Finanzielles denken zu müssen, machen Menschen das Abschiednehmen deutlich leichter. Auch tut es Sterbenden gut, wenn man ihnen so viel Mitspracherecht wie möglich gibt, was die Gestaltung ihres Raumes, die Anzahl an Besuchen oder die Wahl des Essens angeht.

Darüber hinaus bestätigen die Beobachtungen aus der Düsseldorfer Praxis jedoch das, was Forscher in den letzten Jahrzehnten in vielen Untersuchungen an Wissen über das Sterben zusammengetragen haben. Andreas Kruse, Professor an der Universität Heidelberg und einer der führenden Gerontologen Deutschlands, hat vor einigen Jahren ausführliche Interviews mit 50 Männern und Frauen zwischen 60 und 85 Jahren geführt, die alle an einer nicht mehr heilbaren, todbringenden Krankheit litten. Alle Patienten wurden dabei im vierwöchigen Abstand von einem Psychologen besucht, und das aktuelle Befinden wurde mit medizinischen Daten und dem Lebenslauf der Patienten in Bezug gesetzt. Kruse und seine Mitarbeiter stellten fest, dass die Gewissheit, «sein Leben gelebt zu haben», und die Fähigkeit, das eigene, zurückliegende Leben als gut und notwendig zu bejahen, für die Auseinandersetzung mit dem eigenen Ende besonders hilfreich waren. Wenn Menschen bedauern, dass sie grundlegende Wunschvorstellungen nicht verwirklicht haben oder dass sie unfähig sind, wichtige Zukunftsziele zu erfüllen, erhöht das ihre Angst vor dem Sterben hingegen. «Tatsächlich ist der Gedanke an das Lebensende vor allem dann belastend und unerträglich, solange man zukunftsgerichtete Pläne hat», so der Entwicklungspsychologe Jochen Brandtstädter.

Das Fatale ist: Die Schwierigkeit, das eigene Leben zu bejahen, kann zu einer Eigendynamik im Sterbeprozess führen. Patienten, die in der Untersuchung von Kruse angesichts ihres baldigen Todes mit Niedergeschlagenheit, Resignation und Verbitterung reagierten, litten oft bei gleicher Erkrankung unter sehr viel stärkeren Schmerzen. Dies machte es wiederum für sie schwerer, sich überhaupt mit ihrem Tod auseinanderzusetzen und so zu einer Akzeptanz ihres Sterbens zu gelangen. Dies bedeutet aber auch, dass die Krankheit, an der der Patient leidet, wenig Einfluss auf die Auseinandersetzung mit dem Tod hat. Dank der modernen Medizin können die meisten Schmerzen heute erfolgreich bekämpft werden. Das Ausmaß, in dem ein Sterbender unter seiner Krankheit leidet, kann allerdings ein Ausdruck dafür sein, wie sehr es ihm gelingt, das eigene Leben zu bejahen. Diese Akzeptanz des eigenen Lebens und damit auch des Sterbens ist jedoch keine statische Größe, sondern ein Prozess, der sich in den letzten Wochen des Lebens eines Menschen noch entwickeln kann. Allerdings, so scheint es, hat dieser Entwicklungsprozess Grenzen.

Im Hospiz in Düsseldorf geben sich die Mitarbeiter alle Mühe, die letzten Wünsche ihrer Patienten noch zu erfüllen. So ist es bereits vorgekommen, dass sie eine Sterbende per Krankentransport ins Fußballstation nach Gelsenkirchen gefahren haben, weil sie zwei Karten für ein wichtiges Pokalspiel von Schalke 04 hatte und sie ein letztes Mal in die Arena wollte. Auch wäre es theoretisch möglich, dass Patienten sich käufliche Liebe in ihr Zimmer bestellen, wenn sie es dann selbst organisieren. Es kam allerdings bisher noch nicht vor, so wie überhaupt die meisten Wünsche der Patienten sehr alltäglich sind. «Ich will noch einmal an den Rhein und die Sonne sehen», hören die ehrenamtlichen Sterbebegleiterinnen Brigitte Röhle und Ursula Krombholz, die beide schon seit über zwölf Jahren Sterbende begleiten, von den Patienten. Andere wollen sich noch einmal einen bestimmten Lippenstift kaufen. Und es kommt vor, dass ein Patient bittet, dass man ihm einen letzten Big Mäc oder Döner holt.

Dazu passt, dass die Patienten nur sehr selten darüber klagen, dass sie materielle Wünsche im Leben nicht realisiert haben. Fast niemand bereut es angesichts des Todes, dass er ein bestimmtes Auto nie gefahren ist, keinen Fallschirmsprung gemacht oder eine Reise nach China nicht unternommen hat. Je kürzer die verbleibende Lebenszeit, umso unwichtiger werden materielle oder zukunftsgerichtete Ziele.

Was hingegen an Relevanz gewinnt, sind emotionale Ziele wie das Pflegen eines harmonischen Kontaktes zu nahestehenden Menschen. Deshalb belasten viele in ihrer letzten Lebensphase offene Konflikte und nicht geklärte Beziehungen, die den Sterbeprozess oft qualvoller machen. Die Sterbenden leiden beispielsweise darunter, dass sie seit Jahren kein Wort mehr mit ihren Kindern gesprochen haben oder dass es ihnen nicht gelungen ist, sich für eine Verletzung, die sie einem Freund zugefügt haben, zu entschuldigen. Immer wieder erzählen manche ihre Geschichten den Sterbebegleiterinnen, und manchmal kommt es Röhle vor, als sehnten sich die Sterbenden nach einer Absolution, dass sie doch alles richtig gemacht haben.

Nur extrem selten passiert es, dass die todkranken Patienten tatsächlich Schritte unternehmen, um die Konflikte zu beheben. «Das, was man in 30 oder 40 Jahren nicht geschafft hat, gelingt einem in den letzten Wochen des Lebens in aller Regel auch nicht mehr», sagt Röhle. Sie und ihre Kolleginnen sehen es dann auch als ihre Aufgabe an, den Sterbenden zu sagen, dass diese «nicht alles klären müssen», was den Sterbenden allerdings keineswegs immer leichtfällt zu akzeptieren.

Dass Menschen sich angesichts des Todes plötzlich radikal ändern – Vergangenes bereuen, langersehnte Träume umsetzen, verborgene Wahrheiten aussprechen, religiös werden –, ist ein Mythos, der in Filmen funktioniert, die Realität aber selten trifft. Selbst dass Menschen Testamente schreiben, ihre Trauerfeier vorbereiten oder letzte, offizielle Angelegenheiten mit dem Finanzamt, der Versicherung oder der Bank klären, geschieht selten – allein schon aus gesundheitlichen Gründen. Zwar kommt es vor, dass im Hospiz in Düsseldorf Patienten sich plötzlich zum ersten Mal trauen, sich von Menschen zu distanzieren, die ihnen nicht guttun. Immer wieder erhalten die Mitarbeiterinnen Listen, auf denen die Sterbenden Namen von Personen – Verwandten, Nachbarn, Kollegen, Bekannten – geschrieben haben, die sie ab jetzt nicht mehr empfangen wollen.

Aber grundsätzlich gilt die Regel: So, wie Menschen gelebt haben, so sterben sie auch.

Dies bedeutet nicht nur, dass Konflikte, die Menschen schon seit Jahren verfolgen, sich in den letzten Wochen in aller Regel nicht plötzlich klären. Sondern es heißt auch, dass die Art und Weise, wie Menschen gelebt haben, ihre Bedürfnisse im konkreten Moment des Sterbens vorzeichnet. «Wer im Leben immer ruhig war, der wird auch ruhig sterben. Wer polterig war, der poltert auch beim Sterben», sagt Barbara Hoffmann, die Leiterin des ambulanten Teils des Düsseldorfer Hospizes, die ebenfalls schon mehr als 15 Jahren nahezu täglich sterbende Patienten betreut. Deshalb wollen auch längst nicht alle Menschen, dass ihnen beim Sterben jemand die Hand hält. Wer nie ein Freund von körperlichen Berührungen war, der möchte auch im Sterben in den seltensten Fällen angefasst werden. Auch besinnliche Musik wird längst nicht von allen gewünscht. Etliche sterben im Hospiz, während der Fernseher läuft. Und wenn ein Sterbender Wert darauf legt, dass man ihm die Hand hält, so sollte man sie nicht fest umklammern, sondern seine Hand auf die eigene flache Hand legen. So fällt es dem Sterbenden leichter zu gehen, wenn der Moment des Todes gekommen ist.

WIE WIR SPÜREN, DASS WIR STERBEN

«Wenn ich sterbe, werde ich das merken?», wollen Patienten häufig von den Mitarbeitern im Hospiz wissen. Diese können die Frage mit gutem Gewissen bejahen. Allerdings spüren nicht nur die Patienten selbst, wenn der unmittelbare Sterbensakt beginnt. Auch die Mitarbeiter werden nur sehr selten vom Tod überrascht. Beim Atmen und beim Reden der Patienten hören sie ein Rasseln. Die Haut zwischen Nase und Mundwinkeln wird blasser und bildet ein weißes Dreieck. Der Blick ist nicht mehr wach und präsent. Es kommt zu Atempausen. Die Muskelspannung lässt nach. Schluckbeschwerden treten verstärkt auf. Der Puls wird schwächer. Manchmal kommt es noch einmal zu einem letzten Aufbäumen in Form eines Energieschubs, den Angehörige manchmal als Signal der Besserung missinterpretieren.

Der Patient interessiert sich in dieser Phase für immer weniger Dinge. Sein Blickfeld ist eingeengt und seine Aufmerksamkeit auf einige wenige Dinge fokussiert. Immer wieder kommt es vor, dass Patienten unmittelbar vor ihrem Tod für sie ungewöhnliche Worte und Redewendungen benutzen: Zum Abschied sagen sie plötzlich nicht mehr auf Wiedersehen, oder sie reden ganz offen davon, dass sie nun sterben.

Dass Menschen anschließend leise und in Frieden einschlafen, ist nur einer Minderheit vergönnt. «Das Bemühen um Würde scheitert, wenn der Körper uns im Stich lässt. In seltenen, sogar höchst seltenen Fällen mögen einmalige Umstände dafür sorgen, dass ein Mensch mit ausgeprägter Persönlichkeit sein Leben in Würde beschließt. Dass so viele günstige Faktoren zusammenkommen, ist jedoch ungewöhnlich und darf nur bei sehr wenigen Menschen erwartet werden», schreibt der Chirurg Nuland, der unzählige Menschen in ihren letzten Minuten gesehen hat. Und: «Ich habe nur selten Würde beim Sterben erlebt.»

WIE ANGEHÖRIGE DEN TOD ERLEBEN

«Glauben Sie, ich würde mir noch die Tagesschau angucken?», fragt Annette Möller und lacht vergnügt. Schon früher habe sie wenig Zeit vor dem Fernseher verbracht. Doch spätestens seit ihrem Umzug ins Hospiz interessieren sie politische oder wirtschaftliche Nachrichten überhaupt nicht mehr. Sie liest regelmäßig Kriminalromane, außerdem zerschneiden ihr die Pflegerinnen jeden Morgen die Lokalzeitung in der Mitte, damit sie sie beim Lesen trotz ihres Stützgestells gut halten kann. Zweimal pro Tag kommt ihr Mann vorbei. Die Wochenenden verbringt er meist von Freitag bis Sonntag komplett bei ihr. Dann schläft er morgens in seinem Beistellbett in ihrer Nähe manchmal bis um 8 Uhr 30. Zu Hause, wo ihn Einsamkeit und die Ungewiss-

heit der Situation plagen, kommt er meist nur auf vier Stunden Ruhe pro Nacht. Am Mittag holt er häufig für sie beide Essen vom Markt oder – wie kürzlich – auf ihr Bitten hin noch einmal ihre geliebten, frischgebratenen Schnitzel.

«Laut Statistik sterben Männer früher als Frauen», hat ihr Mann früher gerne gesagt, und Annette Möller hat sich empört und ihm entgegnet: «Du kannst doch nicht nach einer Statistik sterben.» Jetzt, wo alles anders gekommen ist, hat sie ihn vor ein paar Wochen gebeten, nun alle alten Fotos aus ihrem Wohnzimmerschrank mitzubringen, die sie irgendwann einmal gemeinsam im Ruhestand sortieren wollten. Ein ganzes Wochenende haben sie sich jedes einzelne Bild vorgenommen, sich gemeinsam erinnert und viele der Bilder entsorgt. «Den Schrank», sagt Annette Möller, «haben wir jetzt schon mal leer.» Zu gerne würde sie noch einmal sehen, wie sich ihre Wohnung seit ihrem Auszug verändert hat. «Kannst du nicht mal alle Zimmer für mich filmen?», hat sie deshalb ihren Mann vor kurzem gefragt. «Willst du dir das wirklich antun?», hat er ihr daraufhin entgegnet. «Bis jetzt», sagt sie, «habe ich mich noch nicht endgültig entschieden.»

Den Partnern, Angehörigen und Freunden fällt das Loslassen oft schwerer als den Sterbenden selbst. Schließlich spüren die Sterbenden, wie nah der Tod bereits ist. Im Akzeptieren ihres Endes sind sie deshalb ihren Angehörigen immer einen Schritt voraus. Vorausgesetzt: Sie sind darüber informiert, dass sie sterben. Immer wieder kommt es vor, dass Ärzte oder Angehörige aus Mutlosigkeit oder aus falsch verstandener Vorsicht den Sterbenden nicht über seinen wahren Zustand aufklären wollen. Die Folge ist das, was Fachleute als «sozialen Tod» bezeichnen: Obgleich der Patient noch am Leben ist, spricht niemand mehr offen mit ihm. Zunehmend fühlt er sich isoliert, einsam und verunsichert. Die Chance, dass er und Angehörige sich gemeinsam mit dem Tod auseinandersetzen, wird so beiden genommen. Dies gilt auch umgekehrt, dann, wenn der Patient seine Familie und Freunde nicht über seine tödliche Diagnose informiert. Susanne Hirsmüller kennt solche Fälle. Viele leiden unter der Angst, dass, wenn sie einmal das Sterben laut aussprechen, es realer wird. Bittet sie ein Angehöriger darum, den sterbenden Verwandten über sein Befinden im Unklaren zu lassen, entgegnet die Ärztin: «Glauben Sie wirklich, der Sterbende ahnt nicht schon längst, was mit ihm los ist?» Sie versucht dann, den Angehörigen die Schuldgefühle zu nehmen, wenn sie ihre Angehörigen ins Hospiz bringen, und sie ermuntert sie, sich aktiv an der Sterbebegleitung zu engagieren. Das heißt vor allem: demütig zuhören, was der Sterbende wünscht, seine Bedürfnisse zu verstehen versuchen und so weit wie möglich zu befriedigen. Leicht ist das nicht, vor allem da jeder, der einen Sterbenden begleitet, unweigerlich an seine eigenen Grenzen stößt. Man fühlt sich hilflos. Doch gerade das Eingestehen dieser Hilflosigkeit gegenüber sich selbst und gegenüber dem Sterbenden ist es, was häufig eine menschliche Nähe angesichts des Todes darstellt. Den Sterbenden, so glauben Experten, tut diese Nähe gut.

Für die Angehörigen besonders schwierig sind häufig die Momente, in denen der Sterbende beginnt, sich offensichtlich aus dem Leben zurückzuziehen. Barbara Hoffmann erlebt Angehörige, die aggressiv und wütend auf den Sterbenden werden, wenn der plötzlich anfängt, die Nahrung zu verweigern: «Sie wollen den Tod noch nicht akzeptieren und wünschen sich ihren funktionierenden, gesunden Partner zurück», so Hoffmann.

Angehörigen wird in diesen Phasen häufig geraten, dass sie loslassen müssen, um dem Sterbenden den Abschied nicht unnötig schwer zu machen. Sie sollen nicht weiter flehen, er möge nicht sterben, oder seine Hände fest umklammern. Barbara Brokamp, die Leiterin der stationären Abteilung des Hospizes, hält das in vielen Fällen für falsch. Sie glaubt vielmehr, dass es richtig ist, wenn sich ein Angehöriger auch in dieser Phase authentisch verhält. «Schließlich kennt der Sterbende den Angehörigen ja als klammernde Person. Wenn der jetzt angesichts des Todes plötzlich ganz gelassen reagiert, fragt sich der Sterbende: ‹Was ist denn heute mit dem los?›» Sie erlebt im Hospiz-Alltag Paare, die sich auch noch bis einen Tag vor dem Tod streiten. Wenn sie wieder einmal zu laut waren, kommen sie aus dem Zimmer und entschuldigen sich bei den Pflegern für ihre Lautstärke. «Wenn ein Paar immer eine temperamentvolle Beziehung geführt hat», so Brokamp, «ist es selten und wäre vielleicht auch komisch, wenn sich das am Ende des Lebens verändert.» Bemerkenswerterweise sterben Menschen, die viele Dinge in ihrem Leben allein mit sich ausgemacht haben oder die niemals «anderen zur Last fallen» wollten, häufig genau in dem Moment, wenn der Partner das Zimmer verlassen hat.

Wie wir sterben, hat also viel damit zu tun, wie wir gelebt haben. Zu wissen, was am Ende auf uns zukommt, kann uns helfen, dass wir die Angst vor dem großen Unbekannten zumindest teilweise verlieren. So können wir auch besser einschätzen, wo und wie wir sterben möchten, welche Vorbereitungen wir dazu treffen können und welche Unterstützung wir uns zu welchem Zeitpunkt von anderen Menschen wünschen.

Doch hat der Sterbeprozess darüber hinaus etwas, von dem der Sterbende etwas wie einen Sinn erwarten darf? Und falls nein, können dann zumindest die Angehörigen, die zurückbleiben, etwas aus der Begegnung mit dem Tod mitnehmen? Lohnt es sich, sich im Leben mit dem Tod zu beschäftigen? Oder macht es für uns alle mehr Sinn, die eigene Endlichkeit so weit und so lang wie möglich zu verdrängen?

WAS DER TOD DEN STERBENDEN
LEHREN KANN

Zwar waren Annette Möller und ihr Mann in ihrem Heimatort bekannte Leute, doch Freunde hatten sie und ihr Mann so gut wie keine. Die Arbeit bestimmte ihr Leben. Einladungen, im Ort einem Verein beizutreten, lehnten sie regelmäßig ab. Zu groß war ihre Sorge, Privat- und Geschäftsleben zu vermischen, Thema des Dorfklatsches zu werden und am Ende Kundschaft zu verlieren. Sie hielten freundliche und professionelle Distanz, soweit es möglich war.

Geht ihr Mann heute durch den Ort, kommt er kaum zum Einkaufen, weil sich so viele nach seiner Frau erkundigen. Und hatte Annette Möller anfangs Angst, dass es sich dabei um die übliche «Sensationsgeilheit» der Menschen handele, so wurde sie durch die zahlreichen Besuche ehemaliger Stammkunden im Hospiz überrascht. «Ihr Geschäft war eine Institution», sagen sie, wenn sie an ihrem Bett sitzen. Oft fangen sie anschließend an zu weinen.

Nie hätte Annette Möller mit einer solchen Anteilnahme aus ihrem Heimatort gerechnet. Es ist ein überwältigendes Gefühl, das sie heute manchmal nachdenken lässt: «Hätten wir uns nicht viel früher anderen Menschen weiter öffnen sollen?» Als ihre Schwägerin ihr vor einigen Tagen nach einem Kurztrip nach Barcelona von der katalanischen Metropole vorschwärmte, spürte sie seit Jahrzehnten erstmals wieder ein Gefühl wie Neid. «Vielleicht hätten wir doch öfter eine Aushilfe engagieren und Urlaub machen sollen», sagte sie noch am selben Abend zu ihrem Mann.

Überhaupt ihr Mann: Seit sie im Hospiz sei, sei ihre Beziehung «vielleicht so intensiv und so nah wie nie». Plötzlich könnten sie sich über Themen unterhalten, die sie jahrelang vermieden hätten. Und besonders schön sei es für sie zu bemerken, wie bei ihm langsam eine neue Selbständigkeit erwache. Neulich habe er zum ersten Mal in seinem Leben alleine Spaghetti bolognese gekocht. «Solche kleinen Zeichen», sagt Möller, «machen es mir leichter, mich zu verabschieden.» Das Gleiche gelte auch für ihren Sohn. Der kommt regelmäßig vorbei, wäscht ihr die Haare, massiert sie, bewegt ihre Gelenke oder backt am Wochenende für sie Waffeln. Natürlich wusste sie, dass ihr Sohn ein netter Mensch ist. Aber dass er so liebevoll sein kann, hätte sie nie gedacht.

Immer wieder muss sie heute an die Nacht zurückdenken, als sie den jungen Assistenzarzt angefleht hat, er möge ihr doch das Medikament besorgen, mit dem man so friedlich für immer einschläft. Er sagte irgendwann: «Wenn Sie sich umbringen, berauben Sie sich vielleicht vieler neuer Erfahrungen. Etwa der, wie gut es sich anfühlen kann, wenn andere einen auch mal bemuttern.»

WAS DER TOD DIE LEBENDEN LEHREN KANN

Längst nicht jeder hat die Gelegenheit, dem Sterben so entgegenzusehen wie Annette Möller: schmerzfrei, geisteklar und mit der Chance, sich in aller Ruhe von den Angehörigen und Bekannten zu verabschieden. Sehr viele, auch Hochbetagte, sterben plötzlich oder dämmern über Jahre, manchmal Jahrzehnte, ihrem Tod entgegen. Für die Sterbenden ist der Tod dann kaum noch ein Lehrmeister. Doch ist er es vielleicht für die Hinterbliebenen?

Dass die Hinterbliebenen sich zumindest angemessen von dem Verstorbenen verabschieden und sich mit dem Tod und ihrer eigenen Trauer auseinandersetzen können, ist ein Anliegen von Fritz Roth. Er sitzt im Besucherzimmer seines Bestattungsunternehmens in Bergisch Gladbach, wobei das Wort «Bestattungsunternehmen» falsche Assoziationen weckt. Fritz Roth – Betriebswirt, ehemaliger Unternehmensberater, Vorsitzender des Einzelhandelsverbandes Bergisch Gladbach und des Katholischen Unternehmerverbandes – ist nicht Besitzer eines kleinen Ladenlokals, in dem vor zugezogenen Gardinen ein paar Urnen im Schaufenster stehen. Sein Unternehmen, das er seit mehr als 25 Jahren führt, befindet sich in mehreren Gebäuden abgelegen im Wald auf einem Hügel, und zu ihm gehören das «Haus der menschlichen Begegnung» mit dem «Pfad der Sehnsucht», die «Private Trauer Akademie», die «Villa Trauerbunt» und der «Garten der Bestattung».

Bei Fritz Roth können die Angehörigen ganz herkömmlich Abschied nehmen. Sie haben aber auch die Möglichkeit, für ihre Verstorbenen selber die Särge zu bauen und sie anzumalen. Sie dürfen mithelfen, die Toten anzukleiden oder zu frisieren, wenn sie das möchten. Rund um die Uhr haben sie Zugang zu den Toten, und wie lange sie von ihnen Abschied nehmen wollen, ob drei Tage oder zwei Wochen, ist nur durch gesetzliche Auflagen begrenzt. Wenn die Angehörigen möchten, können sie neben dem Sarg alte Filme von ihren Verstorbenen anschauen – ein Fernseher und DVD-Spieler stehen jederzeit bereit. Sie dürfen im Beisein des Toten singen, tanzen oder malen. Und wer Interesse daran hat, kann später seinen Angehörigen im nahe gelegenen Wald an einem von ihm ausgesuchten Baum beerdigen lassen.

«Für die Toten könnt ihr nichts mehr machen. Im Mittelpunkt steht daher ihr, die ihr mit dem Verlust leben müsst», sagt Roth den Angehörigen. Er hat die Erfahrung gemacht, dass viele dankbar sind, dass ihnen jemand erlaubt, so zu trauern, wie sie es gerne möchten und wie sie sich fühlen. Aktiv. Ohne Zeitdruck. In der Trauer, sagt Roth, stecke nichts anderes als eine Beziehung zu demjenigen, der verstorben ist, und damit ein buntes Gemisch an Gefühlen, angefangen bei Liebe über Wut bis hin zu Enttäuschung, Sehnsucht, Angst oder Erleichterung. Angehörige sollen sich Zeit nehmen, den einzelnen Gefühlen ihrer Trauer nachzuspüren und sie auszuleben. Nur so, glaubt er, bleibt man nicht in der Trauer stecken, kann schneller und besser Abschied nehmen und letztlich sogar gestärkt ins Leben zurückfinden. Unter dieser Stärke versteht er, dass Angehörige durch den Verlust den Mut finden, Ziele energischer zu verfolgen oder langgehegte Pläne umzusetzen, weil der Verstorbene sie an ihre eigene Endlichkeit erinnert und ihnen hilft, sich wieder auf ihr Wesentliches zu konzentrieren. Mancher, der beim Trauern realisiert, welche Vorhaben der andere nun nicht mehr umsetzen kann, fühlt plötzlich die Kraft, eigene Pläne zu verwirklichen. «Je aktiver der Trauerprozess angegangen wird, umso leichter fällt die Rückkehr ins Leben.»

Im Besucherzimmer von Roth hängt eine Serie von circa 25 Porträtzeichnungen, die den Kopf eines Menschen zeigen. Eine Frau hat sie vor einiger Zeit von ihrer Mutter angefertigt, während sie neun Tage lang an ihrem offenen Sarg saß; in den Zeichnungen wollte sie den Prozess des eigenen Abschiednehmens festhalten. Zu Beginn zeigen die Bilder eine wüste, dichte Zeichnung, mit vielen Linien, die ineinander übergehen. Für Roth ein typischer Zustand zu Beginn der Trauer, in dem die Enttäuschung über all die unerledigten gemeinsamen Pläne und Wünsche noch die eigentliche Person des Toten überlagere. «Erst wenn man sich all das von der Seele geschrien hat, kommt das Gesicht des Toten zum Vorschein», so Roth. Immer deutlicher werden im weiteren Verlauf der Bilderserie die Konturen des Gesichts der Verstorbenen, dann werden die Striche wieder dünner, die Zeichnung abstrakter, bis schließlich, am Ende, kaum noch etwas von der Person zu erkennen ist. Ein Zeichen für Roth, dass der Trauernde Abschied genommen hat, sich von dem Körper des Angehörigen gelöst hat. Nur noch die Erinnerung und das Vermächtnis sind geblieben. «Lasst euch eure Toten nicht wegnehmen, denn von ihnen könnt ihr für euer Leben lernen», sagt Roth, wenn er einen seiner zahlreichen Vorträge hält oder Besuchergruppen durch sein Unternehmen führt.

Das mag etwas pathetisch klingen. Im Kern ist es aber eine Einsicht, die fast alle, die sich näher mit dem Tod und dem Sterben beschäftigen, teilen. In Untersuchungen sagen 72,6 Prozent von denjenigen, die einen Angehörigen oder Freund beim Sterben begleitet haben, dass sie diese Erfahrung «persönlich weitergebracht hat». Die Regel, dass der Tod Menschen lehren kann, besser zu leben, scheint dabei unabhängig davon zu gelten, wie lange und wie gut jemand den Verstorbenen kannte.

Zwar kennen die Mitarbeiterinnen des Hospizes in Düsseldorf die Befangenheit von anderen Menschen, wenn sie ihnen von ihrer Tätigkeit erzählen. Viele suchen dann zumindest erst einmal Distanz. Ursula Krombholz, die ehrenamtliche Sterbebegleiterin, die im Hauptberuf einen Friseursalon besitzt, hat es erlebt, dass Kunden nicht wiederkommen, wenn sie von ihrem Ehrenamt erfahren. Auch ist es so, dass zwischen den Patienten und ihren Begleiterinnen fast immer emotionale Beziehungen entstehen. Sterben sie, überkommt auch die Mitarbeiterinnen Trauer. Niemand kann nach dem Tod unmittelbar zur Tagesordnung übergehen. Jede der Begleiterinnen hat ihren persönlichen Weg – lange Spaziergänge, Gespräche mit der Supervisorin –, um Verluste zu verarbeiten. An den Tod, und das ist auch gut und richtig so, gewöhnt sich ein Mensch nie. Zu groß ist er. Zu unfassbar.

Dennoch möchte keine der Mitarbeiterinnen ihre Erfahrungen und den Umgang mit den Sterbenden missen. Und die Düsseldorfer Sterbebegleiterinnen stehen dabei nur exemplarisch für alle, die häufiger, bewusster und intensiver mit dem Tod in Berührung kommen.

Barbara Hoffmann, die Leiterin des ambulanten Teils des Hospizes, sagt, die größte Veränderung in ihrem Leben durch die Arbeit mit den Sterbenden sei, dass sie es gelernt habe, sich 100 Prozent auf Dinge einlassen zu können. Sie habe heute ein viel «intensiveres Gefühl für die Gegenwart» und achte darauf, immer offene Ziele für ihr Leben zu haben. Gleichzeitig sei sie aber «viel gelassener, spontaner und flexibler» geworden. Sie gehe heute «mit wacheren Augen» durchs Leben und könne sich auch über kleinere Dinge, «einen Schmetterling oder einen knackigen Apfel», freuen. Auch vergeude sie viel weniger Energie für Dinge, die sie ohnehin nicht verändern könne. «Im Stau zu stehen regt mich heute kaum noch auf.»

Auch Brigitte Röhle und Ursula Krombholz, die beiden ehrenamtlichen Mitarbeiterinnen, sagen, dass sich ihre Genussfähigkeit verbessert hat, seit sie im Hospiz arbeiten. «Man lernt von den Sterbenden, dass nichts selbstverständlich ist im Leben.» Viel Unzufriedenheit falle von einem ab, und es gelinge, das Leben so zu nehmen, wie es sich im Hier und Jetzt präsentiert. Dadurch sinke die Konfliktbereitschaft. Vor einiger Zeit hat Brigitte Röhle die Sterbebegleitung bei einer guten Freundin übernommen. Selten habe sie sich ihrer Freundin so nahe gefühlt wie in dieser Zeit. Und selten habe sie sich selbst so lebendig gefühlt. Bis heute zehre sie von dieser Erfahrung.

Barbara Brokamp, die Leiterin des stationären Teils des Hospizes, hat festgestellt, dass sie toleranter geworden ist. Auch könne sie heute viele Dinge «besser stehenlassen, so wie sie sind». Fast alle Mitarbeiter, die sie in den letzten 14 Jahren erlebt hat, hätten durch die Beschäftigung mit dem Tod ihr Leben neu geordnet. Die meisten beginnen, mehr für sich selbst zu tun. Immer wieder gab es Ehrenamtliche, die nach einem Jahr sagten: «Jetzt habe ich viel gelernt und erst einmal genug von dem Thema Sterben. Nun möchte ich meine Erfahrungen umsetzen und intensiver leben.»

Eine Aussage, die Susanne Hirsmüller, die Leiterin des gesamten Hospizes, absolut in Ordnung findet, ja mehr noch: Bewerben sich Menschen bei ihr als ehrenamtliche Sterbebegleiter, müssen sie zuerst einen vierseitigen Fragebogen ausfüllen. Eine der wichtigen Fragen darin lautet: «Welchen persönlichen Gewinn möchten Sie aus der Sterbebegleitung anderer für das eigene Leben ziehen?» «Sterbebegleitung kann nur dann gut sein, wenn es auch aus Eigennutz geschieht», sagt Hirsmüller. Das anzuerkennen und zu akzeptieren, ohne sich dabei schuldig zu fühlen, ist nicht nur für die Qualität der Arbeit und die Seelenhygiene der Mitarbeiter wichtig. Der Sterbende selbst erhält so auch eine wichtige, wohltuende Funktion.

WARUM DER TOD
SEHR LEBENDIG MACHEN KANN

«Die erste Zeit habe ich mich immer entschuldigt, wenn ich die Pflegerinnen gerufen habe, damit sie mich umdrehen, das Fenster aufmachen oder mir ein Glas Wasser reichen», sagt Annette Möller. «Nach Hilfe zu fragen und Hilfe annehmen zu können war für mich eine der schwierigsten neuen Übungen im Hospiz.» Etliche Male mussten ihr die Pflegerinnen versichern, dass sie ihr gerne helfen und dass immer jemand für sie da sei – rund um die Uhr. Nur so gewöhnte sie sich langsam an die neue Rolle derjenigen, die auf die Unterstützung von anderen angewiesen ist.

Überhaupt die Passivität! Das Warten! Ein Leben lang war sie als Selbständige daran gewöhnt, aktiv zu sein, etwas zu bewegen, Dinge zu verändern. Jetzt muss sie auf den Tod warten und kann nichts machen, nicht einmal etwas gegen die Traurigkeit, die sie in regelmäßigen Abständen überkommt: «Andere Paare trennen sich freiwillig. Warum werden wir, mein Mann und ich, unsere harmonische Ehe, unsere Familie, einfach auseinandergerissen? Warum ich?», fragt sie sich in solchen Momenten. Die Tränen stehen ihr dann in den Augen, vor Wut, vor Zorn, vor Ohnmacht, vor Trauer. Doch nicht immer fällt es ihr leicht, ihre Emotionen und ihre Ängste angesichts ihres baldigen Sterbens mit anderen zu teilen: «Ich lache lieber mit meinen Gästen. Weinen kann ich, wenn ich allein bin.»

Seit gut zwei Stunden liegt Annette Möller mittlerweile auf einer Seite. Ihr Mann wird gleich kommen und sie wenden. Durch das geöffnete Fenster strömt frische Luft bis zu ihr ans Bett, draußen hat es angefangen zu dämmern.

Irgendwann wird der Krebs ihre inneren Organe immer heftiger angreifen. Metastasen werden dann die Lunge und ihre Leber zerfressen, und am Ende, das weiß sie, wird sie wohl an Organversagen sterben. Doch wie lange das noch dauern wird?

Vor kurzem hat sie den behandelnden Arzt gefragt: «Was, wenn ich doch nicht so schnell sterbe, wie Sie sich das vorstellen?» Der Arzt hat kurz gezögert, dann hat er ihr geantwortet, dass es vorkomme, dass manche in ihrem Zustand noch zwei Jahre weiterleben. Zu einer genaueren Aussage wollte er sich nicht hinreißen lassen.

Deshalb bleibt Annette Möller nichts anderes übrig, als geduldig auf ihren Tod zu warten. Sie wünscht sich, dass er nicht mehr allzu lange auf sich warten lässt. Die Ungewissheit ist für sie schwer zu ertragen. Vor allem aber hofft sie, dass sie dann, wenn er kommt, nur wenig Schmerzen ertragen muss: «Ich war schon immer ein Angsthase», sagt sie zum Abschied und klingt dabei sehr mutig.

Zwar können Menschen offenbar in begrenztem Ausmaß den Zeitpunkt ihres natürlichen Todes mitbestimmen. Immer wieder erleben die Sterbebegleiter in Düsseldorf, dass Patienten noch genau bis zu ihrem 80. Geburtstag, der Einschulung der Enkel oder der Hochzeit des Sohnes am Leben bleiben. Doch letztlich gilt, was die Wissenschaftlerin und Sterbeexpertin Katrin Hermanns sagt: «Der Tod überrumpelt jeden.» Wie der Akt des Sterbens abläuft, entzieht sich unserer Kontrolle.

Worauf wir allerdings Einfluss haben, ist, wie leicht oder quälend das Abschiednehmen am Ende für uns ist. Und darauf, wie wir die Botschaft, die die generelle Existenz des Todes für die Gestaltung unseres Lebens bereithält, für uns nutzen.

Das gilt in praktischer Hinsicht: Wer realistisch einschätzen kann, was ihn am Ende des Lebens erwartet, wie das Sterben funktioniert oder wie eine Krankheit verläuft, der ist gegen unbegründete Ängste gewappnet und kann besser abschätzen, wann der richtige Zeitpunkt gekommen ist, auf unnötige, lebensverlängernde Maßnahmen zu verzichten. «Besser ist es, über das Sterben aufzuklären und die Option zu wählen, die das Schlimmste verhütet. Was nicht verhindert werden kann, kann aller Erfahrung nach zumindest gemildert werden», so der Arzt Sherwin B. Nuland. Zudem besteht die berechtigte Hoffnung, dass die Angst vor dem Tod durch die Kraft der Gewohnheit kleiner wird, je mehr wir uns mit ihm beschäftigen.

Doch das ist nur das eine.

Wir sterben, wie wir leben. Weitergedacht heißt das: Wir können unseren Tod beeinflussen durch die Art und Weise, wie wir unser Leben gestalten. So sterben wir leichter, wenn wir im Leben daran arbeiten, Beziehungen nicht im ungeklärten Zustand stehenzulassen. Es lohnt sich für ein gutes Ende, sich auf die Suche nach eigenen Zielen, Wünschen und Träumen für das eigene Leben zu machen. Hat man sie gefunden, sollte man ihre Umsetzung nicht auf unbestimmte Zeit verschieben. Sich selbst etwas Gutes tun, zu genießen lernen, intensiv zu leben, sich nicht künstlich zu begrenzen, man selbst zu sein, macht einem das Sterben am Ende leichter. Sterben ist zudem abhängig von den erlernten Kompetenzen im Umgang mit schwierigen Lebenssituationen: «Wer im Laufe seines Lebens subjektiv bedrohliche Ereignisse mit relativ großer Gelassenheit erlebt hat, der wird wahrscheinlich auch aus seinem Sterben das den Umständen entsprechend Beste machen können. Wer hingegen angesichts sogenannter kritischer Lebensereignisse wiederholt verzweifelt, der wird auch sein Sterben weniger gut bewältigen können», so der Sterbeexperte Joachim Wittkowski. Vor allem aber gilt: Sterben lernen bedeutet, sich im Leben im Abschiednehmen und Loslassen zu üben.

Nachdem der italienische Journalist Tiziano Terzani seine Stelle als Asienkorrespondent für den «Spiegel» aufgegeben hatte, zog er sich für eine Zeit in die Berge des Himalajas zurück. Als er kurz danach unheilbar an Krebs erkrankte, kehrte er in sein italienisches Heimatdorf zurück. Dort führte er unmittelbar vor seinem Tod lange Gespräche mit seinem Sohn über die Erfahrungen seines Lebens, die später als Buch veröffentlicht wurden. Eine der Kernbotschaften Terzanis darin lautete: Wir haben Angst vor dem Tod, weil wir mit ihm plötzlich auf alles verzichten müssen, woran unser Herz hängt – unseren Besitz, unsere Wünsche, unsere Identität. Wer die Angst vor dem Tod verlieren will, muss daher lernen, sich nicht zu stark an all diese Besitztümer, Beziehungen und eigenen Rollen zu binden. «Abschiedlich leben», nennt das die Schweizer Psychotherapeutin Verena Kast. Gemeint ist damit nicht Loslassen um des Loslassens willen. Sondern ein Loslassen, das die natürliche, ohnehin permanente Veränderung des Lebens akzeptiert. Ein Anpassen unserer Ziele an unsere Möglichkeiten und die Bedingungen unserer Umwelt.

Dass wir heutzutage den Tod zu einem Großteil aus unserem Leben verbannt haben, ist so gesehen alles andere als klug: Wir nehmen uns ein großes Stück an Qualität für unser Leben und eine Chance, als Mensch zu reifen. Sich mit dem Tod auseinanderzusetzen und sich auf ihn vorzubereiten macht Sinn: Wir bekommen so die Chance, uns am Ende mit einem leichteren Herz zu verabschieden und anders – intensiver, genussvoller, bewusster, gelassener, freier – zu leben.

Doch wie gelingt es einem, diesen Gedanken im Alltag wirklich zu beherzigen, vor allem, wenn wir älter werden und das Ende unaufhaltsam näher rückt?

Kann der Tod, kann das Alter, kann das Loslassen uns wirklich gelassener werden lassen?

Werden wir immer freier, je älter wir werden, und falls ja: Gelingt es uns, diese neue Freiheit zu nutzen?

DIE GEWAGTE FREIHEIT
ODER: WAS MACHEN WIR OHNE VERPFLICHTUNGEN?

Ohne berufliche und familiäre Verpflichtungen
entsteht im Alter ein neuer Freiraum.

Was machen wir mit ihm?
Überfordert er uns?

Oder können wir ihn nutzen?

«Natürlich ist das schon ein merkwürdiges Gefühl: Was kommt jetzt?
Aber ich lasse es kommen. Ohne Business-Plan, ohne Zwang.
Und genieße das größte Glück: mich frei zu fühlen.
Auch frei, das wieder zu beenden.»
(Der Hamburger Reinhard Springer, 58, kurz vor der Beendigung
seiner Karriere als Werbe- und Markenfachmann im Mai 2006 im
Wirtschaftsmagazin «brand eins»)

«Ja, was macht man da im Ruhestand? Erst mal werden das Haus und der Garten auf Vordermann gebracht. Ein bisschen Renovierung hier, ein bisschen Ausmisten da. Dann fängt man ein wenig Sport an, Laufen. Spazieren gehen. Bücher lesen. Aber irgendwann kommt ein Punkt, da wird man unruhig. Da möchte man seine Erfahrung weitergeben. Ich bin nicht der Typ, der seiner Frau zu Hause im Weg stehen möchte.» Hans-Jürgen Gauger – schlank, mittelgroß, graues, dichtes Haar, eine Brille mit leichter Tönung – steht noch einmal auf, schaut, ob der Kaffee schon durchgelaufen ist. Dann setzt sich der 73-jährige gelernte Koch wieder an seinen Wohnzimmertisch in seinem aufgeräumten Haus in Remscheid, einer Stadt im Bergischen, ganz in der Nähe von Wuppertal. Hier wohnt er gemeinsam mit seiner Frau. Hier haben sie die beiden Söhne, von denen einer heute in den USA als Arzt arbeitet und der andere Ingenieur geworden ist, großgezogen. Und hier kam er vor zwölf Jahren her, als man ihn mit 60 Jahren in den Vorruhestand geschickt hatte.

Über dreißig Jahre hatte der gebürtige Hannoveraner da für die Bayer AG täglich zehn Stunden gearbeitet. Fast 25 Jahre war er da schon IHK-Prüfungsmeister. Zuletzt war er als Wirtschaftsleiter für den gesamten Service, die Kantine und den Gästebereich inklusive Einkauf und der Verwaltung eines großen Budgets verantwortlich. Tausende von Essen gingen täglich raus, und Gauger hatte die Personalverantwortung für Dutzende von Mitarbeitern. Doch als man den Service in eine eigene GmbH ausgliedern wollte, brauchte man ihn nicht mehr. Daran, wie sein Ruhestand aussehen könnte, hatte er bis dato nie gedacht.

Nach seiner Berentung bot man ihm an, Jugendrat im Köcheclub Deutschland zu werden. Er hätte weiter im Prüfungsausschuss

*arbeiten können. Aber er wollte nicht mehr. «Lasst da jetzt mal
die Jüngeren ran», sagte er seinen Kollegen. Doch auch seine
Hobbys – das Segeln und seine Aquarien – füllten ihn nicht aus.
Von Tag zu Tag wurde er unzufriedener. Da entdeckte er durch
Zufall einen Bericht über den gemeinnützigen Bonner Senior-
Experten-Service, kurz SES.*

*Dessen Angebot: interessierten Menschen im Ruhestand die
Möglichkeit zu geben, ihre Kenntnisse und ihr Wissen an andere
Organisationen und Unternehmen im Ausland und in Deutschland weiterzugeben. Seit der Gründung des SES im Jahr 1983
hat der SES so Tausende von älteren Experten – von Land-
schaftsbauern über Ärzte, Bäcker, Marketingfachleute bis hin
zu Fleischern oder Jägern – in Projekte in 156 Länder auf der
ganzen Welt vermittelt. Allein im Jahr 2007 waren 1501 Ruheständler in 93 Ländern im Einsatz, wobei die Senior-Experten
für ihre Arbeit «nur» die Reisekosten, Unterkunft und Verpfle-
gung sowie ein Taschengeld von drei Euro pro Tag erhalten.*

*Dennoch bewarb sich Gauger, und schon kurze Zeit später – da
war er gerade ein Vierteljahr zu Hause – klingelte sein Telefon,
und man fragte ihn, ob er für sechs Wochen nach Chişinău, der
Hauptstadt von Moldawien, gehen könnte. Er sollte einer Ein-
richtung für Behinderte helfen, ein Restaurant wirtschaftlicher
zu führen. Gauger wusste nicht, wo Moldawien lag. Er hatte
noch nie mit Behinderten professionell gearbeitet. Er konnte ein
wenig Englisch, aber kein Russisch. Doch er sagte zu. Das Aben-
teuer und die Herausforderung reizten ihn. Er habe als Koch, so
sagt er heute, eben schon immer «Zigeunerblut» in seinen Adern
gehabt: Auch nach seiner Ausbildung in jungen Jahren habe er
schon einmal im Ausland, etwa in England, in Hotels gearbeitet.
Manche alten Bekannten sagten ihm, er habe «einen Vogel», als
er ihnen von seinem Vorhaben erzählte. Seine Söhne unterstütz-
ten ihn. Und seine Frau machte sich zwar Sorgen, als er mit seinen Küchenmessern im Gepäck Richtung Moldawien aufbrach.
Gleichzeitig war sie froh, dass er endlich wieder beschäftigt war.*

22-mal war Gauger seither für den SES unterwegs. In der Regel sechs Wochen. In Ausnahmen aber auch einmal drei Monate. Er hat sich die Auslandsstationen seiner letzten zwölf Jahre extra auf einem Zettel notiert: Unter anderem hat er Restaurants in der Mongolei neu organisiert und Auszubildende an einer Hotelfachschule in Litauen unterrichtet. In der russischen Millionenstadt Tscheljabinsk hat er Restaurant-Manager in Personalführung unterrichtet. In rumänischen Hotels hat er den Angestellten gezeigt, wie man Servietten faltet. Und in Kasachstan hat er bei der Eröffnung eines italienischen Restaurants geholfen. Allein in Weißrussland war er siebenmal. Fängt Gauger einmal an, in seine große Kiste mit den Fotos zu greifen, kann er unzählige, atemberaubende Geschichten von seinen Einsätzen erzählen: wie er in der Mongolei in Zelten übernachten musste, als sein Auto in der Steppe liegenblieb. Warum man in Moldawien Fleischspieße aus Metall vor Diebstahl schützen muss. Oder wie in Ulan-Bator das ganze Hotelpersonal Spalier gestanden hat, als er wieder abreiste. Er war auf der chinesischen Mauer und bei minus 33 Grad am Grab der russischen Zaren. Und fast immer kam die örtliche Presse, um die Geschichte über den Experten aus Deutschland zu erzählen, der sein Wissen fast unentgeltlich an sie weitergibt. Hört man Gauger reden, kann man sich sehr gut vorstellen, wie er pragmatisch, geduldig, zupackend, geradeheraus und mit höchsten qualitativen Ansprüchen seine Erfahrungen im Ausland weitergibt. Und wie er auch ohne Russischkenntnisse die verdutzten Dolmetscher entlarvte, wenn sie nicht exakt seine Worte übersetzten.

«Mein Improvisationstalent ist in den letzten Jahren gestiegen», sagt Gauger. Er kann heute noch besser als früher auf andere Menschen zugehen. Er sei offener für andere Kulturen geworden, und er habe den Eindruck, in Deutschland arbeite man manchmal zu streng nach «Schema F». Er fühle sich gebraucht. Er sei gelassener geworden. Ihm gefällt, dass er wieder eine Aufgabe hat und sich beweisen muss. Zudem hat er den Eindruck,

er bleibe durch die Einsätze jung im Kopf. Vor allem aber sagt
er: «Ich fühle mich heute unabhängiger als in meinem Leben vor
dem Ruhestand.»

WIE MENSCHEN IHRE ZEIT
IM ALTER GESTALTEN

Zwar steigt das durchschnittliche Alter beim Eintritt in den offiziellen Ruhestand ganz langsam wieder an. Dennoch gilt nach wie vor: Noch nie hatten Menschen bei relativ guter Gesundheit und verhältnismäßig guten finanziellen Verhältnissen so viel freie Zeit im Alter wie heutzutage. Zwischen der Berentung und dem Sterben liegen heute nicht selten 20 bis 30 Jahre; Jahre, in denen wir keinem Arbeitgeber mehr verpflichtet sind und in denen die eigenen Kinder – sofern vorhanden – in aller Regel erwachsen und aus dem Haus ausgezogen sind. Manche der Ziele, die von außen vor- oder mitbestimmt waren, verlieren so plötzlich ihre Grundlage. Und in aller Regel entstehen neue, noch unverplante Freiräume.

Wie gehen wir mit diesen Freiräumen um?

Genießen wir sie, weil wir nun endlich Zeit haben, die Dinge, die wir schon immer gerne gemacht haben, intensiver, häufiger und gleichzeitig mit mehr Muße zu betreiben?

Nutzen wir sie, um aufzubrechen: um alte Träume endlich umzusetzen, um vernachlässigte Seiten an uns zu pflegen oder um uns selbst zu überraschen, indem wir bei neuen Tätigkeiten bisher nicht da gewesene Eigenschaften an uns entdecken.

Oder aber empfinden wir die Freiräume als bedrohlich – weil wir keine Ziele mehr haben, die uns ausfüllen, dafür aber viel Zeit zum Grübeln?

Vor allem aber: Wovon hängt es ab, ob und wie wir im Alter aktiv werden?

In zahlreichen Untersuchungen haben sich Wissenschaftler mit der Frage beschäftigt, wie Menschen im Alter ihre Tage verleben. So weiß man, dass im Jahr 2006 von den 55- bis 64-Jährigen noch 48,4 Prozent erwerbstätig waren. Nach dem 65. Lebensjahr arbeiten hingegen lediglich rund zwei Prozent der Männer und Frauen hauptberuflich.

Was machen sie stattdessen?

Rund 70 Prozent der über 65-Jährigen geben an, sich regelmäßig mit Hand-, Bastel- und Heimwerkerarbeiten zu beschäftigen. Mehr als jeder Zweite arbeitet immer mal wieder in seinem Garten. Neun von zehn Älteren gehen regelmäßig spazieren. Fast ebenso viele lesen Zeitung. Ungefähr die Hälfte spielt Karten- oder Gesellschaftsspiele. Eine Mehrheit löst Kreuzworträtsel oder Denksportaufgaben. Die meisten treffen zumindest ein- bis dreimal pro Monat Freunde oder Bekannte. Außerdem steigt die Zeit, in der der Fernseher läuft, mit dem Alter auf durchschnittlich rund fünf Stunden pro Tag bei den über 70-Jährigen an.

Was machen die Älteren noch? Die meisten reisen regelmäßig. Zudem engagieren sich viele Menschen nach dem offiziellen Ruhestand ehrenamtlich, allerdings mit zunehmendem Alter mit abnehmender Tendenz: Waren laut dem Alterssurvey im Jahr 2002 von den 60- bis 64-Jährigen noch rund 20 Prozent insbesondere in Sportvereinen, geselligen Vereinigungen wie etwa Schützenvereinen, wohltätigen Organisationen oder religiösen Gruppen oft weit mehr als 15 Stunden pro Monat aktiv, so sinkt dieser Anteil auf rund neun Prozent unter den 70- bis 85-Jährigen. 6,3 Prozent der Rentner arbeiten noch nebenberuflich und verdienen sich beispielsweise in 400-Euro-Jobs Geld zu ihrer Rente hinzu. Mehr als 25 Prozent der über 65-Jährigen kümmern sich regelmäßig um die Enkelkinder, im Schnitt 35 Stunden pro Monat, wobei die Zeiten zwischen «ein paar Stunden pro Monat» und «rund um die Uhr» stark variieren. Ein ähnlich großer Anteil, ebenfalls rund ein Viertel, hilft anderen Personen – beim Einkaufen, bei kleineren Reparaturen oder bei Arbeiten in Haushalt und Garten. Etwas über zehn Prozent der Menschen über 65 pflegen einen anderen Menschen, zum Teil mit erheblichem zeitlichem Aufwand: So geben die 70- bis 85-jährigen Männer an, sie investierten für ihre pflegerischen Tätigkeiten durchschnittlich 89 Stunden pro Monat. Die Bildungsangebote etwa der Volkshochschulen oder der Universitäten nutzen die Älteren hingegen vergleichsweise wenig: Von den 70- bis 85-Jährigen geben nur 13 Prozent an, wenigstens einmal pro Jahr einen Kurs oder Vortrag zu besuchen. Ähnlich bescheiden sieht es aus, wenn man die über 65-Jährigen nach der Teilnahme an neueren Formen des sogenannten «bürgerschaftlichen Engagements» in den Bereichen Ökologie, Kultur, Kindergarten, Altenpolitik oder Schule befragt.

Was bedeutet das? Zunächst einmal, dass es bisher kaum wissenschaftliche Belege dafür gibt, dass sich das Verhalten der älteren Bevölkerung grundlegend verändert hat, auch wenn Berichte von den neuen, jungen Alten oft das Gegenteil suggerieren: «Es entsteht nicht der Eindruck, als würde die aktive Gestaltung der Zeit nach dem Übergang in den Ruhestand im Sinne neuer Lebensstile und Partizipationsformen an Bedeutung gewinnen», so Harald Künemund, Soziologe und Professor am Zentrum für Altern und Gesellschaft der Hochschule Vechta, noch im Jahr 2006. Eher scheint das Gegenteil der Fall: «Es sind die dem ‹traditionellen› Altersbild entsprechenden Tätigkeiten wie das Fernsehen, die von den Älteren praktiziert werden, und auch ihr ehrenamtliches Engagement konzentriert sich maßgeblich auf ‹traditionelle›, altersunspezifische Gruppen, Vereine und Verbände.» Ein Grund dafür, dass sich «gesellschaftliche Partizipation im Alter weniger schnell und drastisch verändert, als dies in Anbetracht der veränderten Ressourcen zu erwarten wäre, liegt teilweise auch an den gesellschaftlichen Strukturen, die sich an das Altern der Gesellschaft noch kaum angepasst haben», so der Wissenschaftler.

Schlimm ist das erst einmal nicht. Schließlich sagt die Art der Alltagsgestaltung im Alter noch nichts über die Lebenszufriedenheit aus. Menschen über 65 Jahre können ganz offensichtlich sehr glücklich sein, auch wenn ihr Alltag nicht dem Bild vom jungen, dynamischen Alten entspricht.

Dennoch scheint es so, als sei bei vielen Älteren die Suche nach neuen Formen der Alltagsgestaltung im Gange. Darauf deutet nicht nur das seit ein paar Jahren deutlich steigende Interesse an Organisationen wie dem Senior-Experten-Service oder den Kursangeboten unterschiedlicher Bildungsträger hin. Auch öffentliche Partys für über 50-Jährige erfreuen sich einer regen Nachfrage. Und in Befragungen geben rund 60 Prozent der über 50-Jährigen an: «Ich kann mir gut vorstellen, in meiner Rente in einem neuen Betätigungsfeld zu arbeiten.»

Grund für die neue Unruhe der Älteren ist nicht unbedingt das berühmte «schwarze Loch», in das angeblich viele Ältere unmittelbar nach Beginn ihres Ruhestands fallen. Zwar gibt es tatsächlich einige, die nach dem Wegfall ihrer Arbeit partout nicht wissen, was sie mit ihrer Zeit anfangen sollen. Doch sie bilden wohl eher eine Minderheit. Entscheidend scheint eher das zu sein, was die Düsseldorfer Diplom-Pädagogin und Expertin im Bereich «innovative Seniorenarbeit» Karin Nell erlebt: «Viele der Älteren machen lauter schöne Dinge wie Reisen, Hobbypflege, Lesen, Ausruhen, Kaffeetrinken oder Sport. Doch durch die viele, angenehm verlebte Freizeit bekommen sie viel Energie. Deshalb suchen sie nach einer neuen Hauptaufgabe, nach einer sinnvollen Aktivität, nach einer Herausforderung und nach Ersatz für den weggebrochenen Kollegenkreis.» Dabei haben die Älteren – auch das zeigen Untersuchungen – immer weniger Lust, selbstlose, ehrenamtliche Tätigkeiten ausüben. Vielmehr suchen sie nach Möglichkeiten zum Engagement, bei denen sie anderen etwas Gutes tun können und gleichzeitig sich selbst verwirklichen und Spaß haben können. «Die allermeisten möchten mit ihrer Lebenszeit noch etwas anfangen», so Nell. Das Problem sei nur häufig: «Sie wissen nicht, was das sein könnte.»

Ein Problem, das auch Giuseppina Ehmann kennt. Oder besser gesagt: kannte. Die 69-jährige Italienerin, die 1940 in Parma geboren wurde und 1961 der Liebe wegen nach Deutschland zog, steht in ihrem Laden, der Chocolaterie St. Anna No. 1, in einer kleinen Gasse in unmittelbarer Nähe zur Heidelberger Haupteinkaufsstraße. Die Regale in dem kleinen Ladengeschäft sind voller edler Schokoladen, Marzipan und Pralinen. Eine alte Registrierkasse steht auf einer Theke aus Holz. Eine Kulisse wie in einem französischen Film, über der ein Geruch von frischem Kakao hängt. Mittendrin die kleine, schwarzhaarige, in ein elegantes, rotes Kostüm gekleidete Ehmann, die jedem Kunden persönlich die Ladentür aufhält. Jeden Tag ist sie hier, von morgens um neun Uhr bis abends um 20.30 Uhr. Nur sonntags kommt sie erst gegen elf Uhr. «Hier lebe ich, und hier kommt das Leben zu mir», sagt sie.

So war es nicht immer. Jahrzehntelang hatte sie als «Mädchen für alles» in der Parfümerie der Schwiegereltern gearbeitet. Als man sie 2003, da war sie 63, «nicht mehr brauchte», überfielen sie Langeweile und Unruhe. Sie hatte nie Zeit gehabt, einen Bekanntenkreis aufzubauen. Ihr Mann, ein Friseur, arbeitete noch. Und sie verbrachte nun die meisten Tage alleine zu Hause. «Ohne Ziel wollte ich nicht rausgehen.» Stattdessen begann sie, sich langsam ihres alten Traumes zu besinnen, Menschen schöne Dinge anzubieten. Zunächst kam ihr die Idee, individuelle Parfüms zu kreieren. Sie bestellte Bücher, las Zeitungen, hörte Radiosendungen und informierte sich im Fernsehen über das Parfümhandwerk. Schließlich belegte sie sogar ein Parfümseminar im französischen Grasse, der Welthauptstadt der schönen Düfte. Doch ihre Pläne scheiterten an bürokratischen Vorschriften. Ihr zweiter Plan, ein italienisches Bistro mit Spezialitäten aus Parma anzubieten, wäre hingegen zu aufwendig geworden. Da entdeckte sie durch Zufall im Wirtschaftsteil der FAZ einen Bericht über einen Laden für Schokolade in Berlin. Sie erinnerte sich, wie sie als kleines Kind oft verträumt vor den

Confiserien in Italien gestanden hatte. Sie fuhr nach Berlin und war dort so hartnäckig, bis der Ladeninhaber zustimmte, sie mit seiner Erfahrung zu unterstützen. Sie fand Geschäftsräume. Beharrte beim Heidelberger Bauamt so lange darauf, bis die Beamten ihren Umbauideen zustimmten. Und investierte schließlich 100 000 Euro, ihr gesamtes erspartes Vermögen, weil keine Bank bereit war, einer «alten Frau ohne Businessplan mit einer sonderbaren Geschäftsidee» einen Kredit zu gewähren. «Wäre es schiefgegangen, hätte ich zurück nach Italien gehen oder betteln müssen.»

«99 Prozent» aller Bekannten, Verwandten und Freunde hielten sie für «verrückt». «Wie kann man seine Sicherheit aufs Spiel setzen?» oder «Was ist, wenn du einmal krank wirst?», musste Ehmann sich anhören, genau wie: «Sie müssen mal zur Ruhe kommen», «Sie könnten doch reisen. Das Leben ist so schön». Eine ihrer besten Freundinnen aus Italien hielt es für «geradezu unanständig», wenn eine Frau in ihrem Alter noch meint, arbeiten zu müssen. «Alles Quatsch», sagt Ehmann.

All diese zweifelnden oder mahnenden Stimmen sind mittlerweile weitestgehend verstummt. Der Erfolg von Giuseppina Ehmann, die ihren Laden am 15. September 2005 eröffnet hat und mittlerweile zehn Aushilfskräfte beschäftigt, hat sie leise werden lassen. Auch ihr 71-jähriger Mann, der noch immer drei Tage pro Woche in seinem Friseursalon Haare schneidet, ist mittlerweile stolz auf sie. Häufig ist er nun selber präsent im Schokoladenladen und genießt es, seine Frau europaweit auf Lebensmittelmessen zu begleiten. «Ich fühle mich jetzt viel freier als früher», so die Jungunternehmerin.

Häufig sagen ältere Kunden Ehmann nun hinter vorgehaltener Hand, sie würden sie dafür, was sie aufgebaut hat, bewundern. Dennoch folgt kaum einer ihrem Beispiel. Viele hätten Angst, von alten Gewohnheiten Abschied zu nehmen, pleitezugehen oder dass ihre körperlichen Kräfte nicht mehr ausreichen, hat Ehmann beobachtet. «Aber man kann doch auch mit 20 über die

Straße gehen, und ein Ziegelstein fällt einem auf den Kopf.» Natürlich könne man jemandem, der keine Sehnsüchte mehr hat, «keine Träume ins Gehirn implantieren». Doch, so Ehmann: «Ich finde es schade, wenn Menschen sich von Klischees wie dem, dass Arbeit eine Last ist oder dass Alte nicht mehr tätig sein sollen, einsperren lassen.»

WOVON ES ABHÄNGT, WIE WIR UNSERE NEUEN FREIHEITEN NUTZEN

Was hindert Menschen im Alter daran, das, was der 1925 geborene, emeritierte Professor für Soziologie und Sozialphilosophie der Universität Wien, Leopold Rosenheimer, «die späte Freiheit» nennt, zu nutzen? Wieso brechen Menschen wie Hans-Jürgen Gauger oder Giuseppina Ehmann im fortgeschrittenen Alter noch einmal auf?

Schon 1941 hat sich der deutsche Psychoanalytiker und Sozialphilosoph Erich Fromm mit der Frage beschäftigt, wie Menschen mit ihrer Freiheit umgehen. Eine seiner zentralen Thesen lautete, dass es neben den positiven Seiten auch negative Seiten der Freiheit gibt. Insbesondere, so Fromm, beinhaltet es ein Loslösen von bisher Vertrautem und von Strukturen, die Sicherheit bieten, wenn ein Mensch seine Freiheit nutzt. Dieses Loslösen bedeute zunächst größere Einsamkeit und löse daher Ängste und Unsicherheiten aus.

Seine Freiheit zu nutzen kostet also Überwindung. Woher kommen dann der Mut und der Impuls, im Alter die inneren Ängste zu überwinden und das gewohnte Terrain zu verlassen?

Es sieht so aus, als gäbe es darauf nicht nur eine einzige, allein gültige Antwort, und es scheint, als handele es sich um ein Zusammenspiel von Faktoren aus der Umwelt und solchen, die eher in der Persönlichkeit zu verorten sind.

«Keiner verändert sich im Alter mehr ohne Not, Ältere geben nur dann ihre bewährten Lebensvollzüge auf, wenn der Veränderungsdruck zu stark geworden ist, um diese mit den alten Mitteln zu bewältigen», so die Altersforscherin Silvia Kade. Da sich jedoch die Lebensbedingungen fast aller Menschen im Alter spätestens mit dem Beginn des offiziellen Ruhestands im Wandel befinden, sorgen diese neuen Umweltbedingungen auch bei allen Menschen für einen Veränderungsdruck, der mit jedem kritischen Lebensereignis und jeder Verschlechterung des körperlichen Zustands steigt.

Ob aus diesem Handlungsdruck ein Impuls zum Handeln erwächst, liegt zum einen an der Höhe des Drucks. Zum anderen jedoch auch daran, wie sehr wir es aus unserem bisherigen Leben gewohnt sind, neue Situationen aufzusuchen. Zumindest deuten darauf Ergebnisse hin, die Hirnforscher in den letzten Jahren gewonnen haben.

Immer dann, wenn wir Herausforderungen suchen und diese bewältigen, erhöht unser tief im Gehirn verortetes, sogenanntes «dopaminerges System» seine Aktivität und sorgt für eine verstärkte Ausschüttung von Hirnbotenstoffen. Die Folge: Wir werden mit angenehmen Gefühlen für unser Verhalten belohnt, die Bildung neuer Verbindungen zwischen den Gehirnzellen wird angeregt, wir bauen eine positive Erwartungshaltung gegenüber neuen Situationen auf, und die Neugierde wächst genau wie unser Selbstvertrauen. Die Wahrscheinlichkeit steigt, dass wir auch in Zukunft Herausforderungen suchen. «Bis zur Pubertät erlebt ein Mensch rund 50-mal pro Tag etwas, was ein Erfolg, ist und die Neugierde wächst von Tag zu Tag», so der deutsche Neurobiologe und Hirnforscher Gerald Hüther.

Doch irgendwann danach fängt die Aktivität des dopaminergen, dieses «Neugierde-steigernden» (Hüther) Systems in aller

Regel an zu erlahmen. Die Gründe: Meist beginnen wir uns zunehmend in den immer gleichen Bahnen zu bewegen. Zudem sorgen mangelnde Unterstützung durch andere, Nicht-Anerkennung unserer Leistungen oder Abwertung unseres Verhaltens nicht nur für ein Abebben der Suche nach neuen Erfahrungen. Sondern diese Erfahrungen führen auch zu einem gesteigerten Erleben von negativen Gefühlen.

Diese negativen Gefühle wiederum haben Angst und Selbstzweifel zur Folge, denen wir begegnen, indem wir uns verstärkt auf unser gewohntes Terrain zurückziehen; dorthin also, wo wir uns sicher fühlen. Wir werden eingefahrener und damit auch beziehungsunfähiger, weil es uns zunehmend schwerfällt, uns auf das Verhalten neuer Menschen einzustellen.

Die Konsequenz: Wir scheitern öfter an neuen Herausforderungen, weil wir diese normalerweise häufig mit der Hilfe anderer Menschen lösen. Aus einer steigenden Anzahl von Herausforderungen werden so Bedrohungen, was wiederum dazu führt, dass das Stresshormon Cortisol in unserem Gehirn häufiger ausgeschüttet wird. Vorhandene Verschaltungen zwischen Nervenzellen werden dadurch destabilisiert.

Mit anderen Worten: Wir können durch negative Erfahrungen mit unserer Umwelt in einen Teufelskreis rutschen, der uns zunehmend unsicher macht und uns hemmt, Neues auszuprobieren. Im schlimmsten Fall flüchten wir uns nun, so Fromm, in einen «zwanghaften Konformismus». Fallen Ziele aufgrund der Veränderungen unserer Umwelt weg, begeben wir uns nicht auf die Suche nach eigenen, neuen Zielen, mit denen wir die entstandenen Lücken füllen können. Sondern aus Angst, allein mit unseren Wünschen zu bleiben, übernehmen wir Ziele von anderen, unabhängig davon, ob sie zu uns passen oder nicht.

Doch es muss nicht so weit kommen: «Die Degeneration des Neugierde-steigernden Systems ist kein Naturgesetz. Unser Gehirn ist zeitlebens bis ins höchste Alter lernfähig», sagt der Hirnforscher Hüther. Je öfter wir also in unserem Leben neue Herausforderungen suchen und sie meistern, umso mehr bleibt unsere Neugierde bis ins höchste Alter erhalten. Und umso höher die Wahrscheinlichkeit, dass wir frühzeitig und lustvoll aktiv werden, wenn sich unsere Umweltbedingungen verändern oder sich neue Chancen bieten.

Allerdings ist das reine Vorhandensein von Neugierde noch kein Garant dafür, dass wir wissen, was genau wir eigentlich mit unserer neugewonnenen Freiheit anfangen wollen. Kein Wunder: Schließlich «muss man sich darüber klar werden, dass es nicht – wie die meisten meinen – verhältnismäßig einfach ist zu wissen, was man wirklich will, sondern dass es sich dabei um eines der schwierigsten Probleme handelt, die der Mensch zu lösen hat», so Fromm.

Dass sich unsere Ressourcen im Alter verringern, macht die Sache nicht leichter: Da wir weniger Lebenszeit haben sowie häufig über eine schlechtere Gesundheit sowie weniger finanzielle Mittel verfügen, wird es umso wichtiger, diese geringeren Mittel möglichst für das einzusetzen, was uns am Herzen liegt.

Doch wie finden wir im Alter heraus, was wir wollen, wenn wir es noch nicht wissen?

WIE WIR LERNEN, UNSERE FREIHEIT ZU NUTZEN

«Viele Ältere suchen oft vergeblich nach Möglichkeiten zum Engagement, weil sie nur unter dem Lichtschein der Laterne schauen, die sie schon lange kennen», sagt die Expertin für innovative Altenarbeit Karin Nell. Gemeinsam mit anderen bietet sie daher regelmäßig beim Evangelischen Erwachsenenbildungswerk in Düsseldorf das zweitägige Wochenendseminar «Couch oder

Cabrio?» an, das sich reger Nachfrage erfreut. Meist findet das Seminar an einem attraktiven Ort wie dem Tanzhaus NRW oder einem Museum statt. Ein fester Bestandteil ist, dass tatsächlich ein rotes Cabrio und ein rotes Sofa auf einer Bühne platziert sind. Während der Veranstaltung werden die Teilnehmer, die sich meist kurz vor oder kurz nach ihrem offiziellen Ruhestand befinden, zum Probesitzen eingeladen. Sie sollen herausfinden, was sich für sie besser anfühlt: Gemütlichkeit oder Bewegung? Das Cabrio und die Coach sind somit ein Sinnbild für das, was die Teilnehmer innerhalb der zwei Tage erwartet. Schließlich geht es darum, so Nell, «aktiv zu werden und sich inspirieren zu lassen». Zu diesem Zweck werden den Älteren im Verlauf der Veranstaltung jede Menge Fragen gestellt: Was haben Sie als Kind am liebsten gemacht? Welcher Mensch war als Jugendlicher Ihr Vorbild? Gibt es etwas, das Sie aktuell in der Gesellschaft stört? Welches Buch hat Sie in Ihrer Kindheit fasziniert? Machen Sie Dinge lieber alleine oder in der Gruppe? Mit Hilfe von Collagen oder Kleingruppenarbeiten werden die Teilnehmer angehalten, eigenen Interessen nachzuspüren. Anschließend haben sie die Möglichkeit, ihre Gedanken und Ideen vor der Gruppe vorzustellen. «Jeder hat und findet eine Herzensangelegenheit», so die Erfahrung von Nell.

Ein ganz ähnliches Ziel wie das Seminar verfolgt auch der «Kulturführerschein», der in Wien und Düsseldorf ebenfalls unter Mitwirken der Diplom-Pädagogin entstanden ist und mittlerweile von einigen Städten Deutschlands übernommen wurde. Der Unterschied: Das Programm dauert nicht nur ein Wochenende lang, sondern erstreckt sich über zwölf Monate. Es ist unterteilt in einen Theorieblock, der sieben vierstündige Seminare und sieben Exkursionen umfasst, und in einen Praxisteil, in dem die älteren Teilnehmer fünf bis sechs Monate lang in Gruppen von 16 bis 20 Personen zu einem selbstgewählten Thema selbständig Kulturveranstaltungen planen und durchführen. Sie beschäftigen sich mit Musik, bildender Kunst oder Architektur genauso wie mit Kochen, Tanz oder Gartenarbeit. Immer wird ein sehr persönlicher Zugang zum Thema gewählt, und stets geht es darum, dass sich die Teilnehmer in den unterschiedlichen Gebieten ausprobieren. Ein wesentliches Element auch hier: die Arbeit in der Gruppe. Schließlich ist die Erfahrung, dass es oft die anderen sind, die die eigenen Begabungen entdecken. Immer wieder hat Nell es erlebt, dass beispielsweise gestandene Männer, die ein Leben lang als Rechtsanwalt gearbeitet haben und nie etwas mit Schauspielerei am Hut hatten, plötzlich von den anderen beim Theaterspielen zurückgemeldet bekommen: «Wusstest du eigentlich, dass du eine tolle Präsenz auf der Bühne hast?»

«Es ist durchaus möglich, dass wir in der zweiten Lebenshälfte jene Seiten der Persönlichkeit zur Verwirklichung bringen, die vorher im Schatten waren», hat der bereits verstorbene Schweizer Psychoanalytiker Carl Gustav Jung bemerkt. Eine Aussage, die Nell nur bestätigen kann. So ist es nicht unüblich, dass diejenigen, die in ihrem Beruf als Manager Gruppen geführt haben, sich im Alter nur noch auf einen Menschen konzentrieren möchten, etwa in der Hospizarbeit. Oder dass Menschen, die sich im Job um Zahlen und Verordnungen gekümmert haben, nun ihrer kreativen Seite mehr Raum geben wollen.

Ganz so wie Karin Heidemanns-Norres – eine elegant gekleidete Frau mit kürzerem braunen Haar, Perlenohrringen und einer roten Designerbrille, die am Nachmittag auf einem Sofa im Kinder- und Jugendtheater in Düsseldorf sitzt. 44 Jahre lang war die heute 66-Jährige als Beamtin beim Finanzamt für Groß- und Konzernbetriebsprüfungen tätig, die letzten zehn Jahre davon als Sachgebietsleiterin. Bis zum Eintritt in ihren offiziellen Ruhestand vor knapp vier Jahren leitete sie eine Abteilung mit zehn jüngeren Angestellten. Sie waren dafür verantwortlich, bei Großkonzernen die Bücher zu prüfen. Es ging oft um Millionen von Euro, und Heidemanns-Norres und ihre Kollegen waren bei den Unternehmen als Betriebsprüfer meist nicht gerne gesehen. Ein anstrengender Job, den sie dennoch liebte.

Als sie Altersteilzeit beantragte, freute sie sich auf einen Ruhestand mit Kultur, Reisen und einem «gemächlichen» Familienleben. Doch dann trennten sie und ihr Mann sich zwölf Monate vor ihrer offiziellen Pensionierung. Die Pläne für den Ruhestand verloren ihre Grundlage.

«Ich bin kein Typ, der zu Hause bleibt und Trübsal bläst», sagt Heidemanns-Norres heute. Deshalb nahm sie schon in den ersten Wochen ihres Ruhestands Kontakt zum Evangelischen Bildungswerk auf. Als sie dort jemand fragte, ob sie nicht einmal pro Woche ein offenes Kulturangebot für Kinder von sechs bis zwölf Jahren mitbetreuen wollte, sagte sie sofort «Ja». Im Umgang mit ihren Enkeln hatte sie festgestellt, dass sie einen guten Draht zu den Kindern hatte. Zudem habe sie ein schlechtes Gewissen gehabt, weil sie sich um ihre eigene Tochter aufgrund ihrer Berufstätigkeit gelegentlich zu wenig gekümmert hatte. Außerdem reizte sie als Kunst- und Kulturinteressierte die Nähe zum Theater.

Seit drei Jahren bastelt, werkelt oder singt die ehemalige Finanzbeamtin nun einmal pro Woche mit rund 25 Kindern in Räumlichkeiten des Jungen Schauspielhauses, die meisten von ihnen aus ausländischen Familien. Gemeinsam mit ihren gleichaltrigen Kolleginnen probt sie zudem mit den Kindern Theaterstücke oder öffentliche Lesungen. Sie profitiere von der Fröhlichkeit und Ehrlichkeit der Kinder, sagt Heidemanns-Norres, die ihre neue Aufgabe mit sichtlichem Enthusiasmus ausübt. Zudem habe sie das Gefühl, der «Gesellschaft etwas zurückzugeben». Auch das genieße sie, schließlich habe sie beim Finanzamt zwar einen anspruchsvollen Job gehabt, gleichzeitig habe sie jedoch als Beamtin «relativ sorglos» durchs Leben gehen können.

WAS DAS ERLEBEN VON FREIHEIT
MIT UNSERER PERSÖNLICHKEIT
ZU TUN HAT

Die Art des Engagements, das Karin Heidemanns-Norres für sich entdeckt hat, ist nicht nur insofern typisch, weil sie ihre bisher unterrepräsentierten Interessen verwirklichen kann. Es ist auch nicht ungewöhnlich, dass die Aktivitäten, die Menschen im Alter entdecken, zu ihrer Biographie passen – im Fall Heidemanns-Norres zu ihren Erfahrungen als Mutter und als Großmutter. Zudem kann das Wissen darum, dass der eigene Lebenszeit-Horizont näher rückt, Handlungsbereitschaften begünstigen, «die zum Teil in die Nähe zu klassischen Tugenden wie Gerechtigkeit, Aufrichtigkeit, Nächstenliebe, Mäßigung oder Tapferkeit geraten», so der Entwicklungspsychologe Jochen Brandtstädter. Seine Vermutung: Wenn subjektiv kaum noch Zukunft erlebt werden kann, fallen Eigeninteressen im individuellen Nutzenkalkül weniger ins Gewicht.

Es ist schwierig, die Freiräume im Alter gewinnbringend zu nutzen, wenn wir uns zu sehr auf nur eine Seite unserer Persönlichkeit konzentrieren. Umgekehrt fühlen wir uns im Alter umso freier, je besser es uns gelingt, unseren unterschiedlichen Persönlichkeitsaspekten einen Raum zu geben. «Wir glauben, dass die Verwirklichung des Selbst nicht nur durch einen Akt des Denkens, sondern auch durch die Verwirklichung der gesamten Persönlichkeit zustande kommt, wenn der Mensch nämlich alle seine emotionalen und intellektuellen Möglichkeiten tätig zum Ausdruck bringt. Diese Möglichkeiten stecken in jedem, sie werden aber nur in dem Maße verwirklicht, als sie einen Ausdruck finden. Mit anderen Worten: Die positive Freiheit besteht im spontanen Tätigsein der gesamten, integrierten Persönlichkeit», so Erich Fromm.

Verspüren wir im Alter Unruhe und wissen wir noch nicht, wie wir uns engagieren können, damit wir mehr Zufriedenheit erlangen, führt kaum ein Weg daran vorbei, uns auszuprobieren: kulturell, intellektuell, künstlerisch, ehrenamtlich, helfend oder auch körperlich – durch Sport oder durch das Erleben von Zärtlichkeit. Dazu passt, dass mittlerweile eine ganze Reihe von Ablegern vom Standard-Kulturführerschein entwickelt wurden: So gibt es einen «Kulturführerschein für Männer», bei dem sich ältere Herren mit Themen wie Jagen, Uhren oder Baumärkten beschäftigen. Es gibt einen speziellen «Garten-Kulturführerschein», einen «Bibel-Kulturführerschein», einen «Wohn-Kulturführerschein» oder einen «Kulturführerschein-Demenz», in dem sich Angehörige im Umgang mit dementen Angehörigen trainieren können.

Je weniger wir also damit aufhören, Herausforderungen im Leben anzunehmen, umso leichter fällt es uns später, die Freiräume des Alters zu nutzen. Wissen wir nicht, in welche Tätigkeit wir unsere Energie investieren sollen, macht es Sinn, dass wir uns auf verschiedenen Gebieten ausprobieren. Und besondere Zufriedenheit können wir erleben, wenn wir uns nicht zu einseitig fordern. Gelingt uns all das, so kann sich aus dem Wegfall der beruflichen und familiären Verpflichtungen die Möglichkeit ergeben, dass das Alter tatsächlich ein «Werden zu sich selbst» wird, wie es der Gerontologe Kruse nennt. Wir machen vermehrt, was wir wollen. Und fühlen uns dadurch freier.

«Jetzt machen wir noch die Dire Straits» ruft DJ Ingwart in sein Mikrophon und schiebt einen Regler auf seinem Mischpult nach oben. Vor ihm, auf der Tanzfläche, fängt ein Großteil der rund 300 Besucher bei den ersten Takten an, sich zu bewegen. Es ist die «50+ Party – Wir können auch anders» im Düsseldorfer Kulturzentrum ZAKK, eine der wenigen ihrer Art in Deutschland. Bis weit aus dem Ruhrgebiet kommen die Menschen, die in der Mehrheit zwischen 45 und 70 Jahre alt sind. Es ist eine bunte Mischung, die zum Tanzen und Feiern zur Musik aus den 50er,

6oer und 7oer Jahren gekommen ist: *Man sieht Männer mit Halbglatzen und Designerbrille aus Horn, andere mit langem Bart und Pullunder, manche im edlen Anzug mit gescheiteltem, graumeliertem Haar und wieder andere mit Camouflagehose und Strubbelhaarschnitt. Von den Frauen tanzen manche mit grauem Kurzhaarschnitt mit kleinem Rucksack auf dem Rücken, andere bewegen sich in hohen Stiefeln und engen Jeans zur Musik, und daneben gibt es welche, die tragen weit fallende Hosen und Oberteile, dazu schwarze, nach hinten gegelte Haare.*

Gleich von Beginn an, als man die Partyreihe vor wenigen Jahren im ZAKK initiierte, war sie ein großer Erfolg. Mittlerweile finden die Partys einmal pro Monat statt. Im Unterschied zu den anderen Partys in dem Kulturzentrum ist das Licht etwas heller. Es gibt mehr Sitzgelegenheiten. Die Lautstärke ist geringer. Weder wird ein Stroboskop eingesetzt, noch darf die Nebelmaschine betätigt werden. Die Party startet bereits um 20 Uhr und ist um Punkt ein Uhr beendet. Außerdem können die Besucher auf einem Zettel ankreuzen, welche Hits sie hören wollen. Zur Auswahl stehen an diesem Abend über 50 Lieder von Hans Albers'
«Auf der Reeperbahn» über «Purple Haze» von Jimi Hendrix und «Upside Down» von Diana Ross bis hin zu «You're the first, the last» von White Barry. Die Lieder mit den meisten Stimmen werden von DJ Ingwart in jedem Fall gespielt.

«Wo kann man denn heute noch zu den Stones tanzen?», ruft er – selbst über 50, Lesebrille, gestreiftes Hemd – gegen die Musik an. Seit Beginn der Veranstaltung steht er bei den 50+-Partys hinter dem Mischpult.

Was ist für ihn der größte Unterschied zu den anderen Partys mit jüngerem Publikum?

Einen kurzen Moment muss er überlegen, dann sagt er: «Die Älteren kommen, dann fangen sie an zu tanzen. Spätestens um 20.30 Uhr ist die Tanzfläche voll.» Je älter die Gäste seien, umso weniger Zeit würden sie damit verbringen, einfach nur herumzustehen. «Sie wissen, warum sie kommen», ruft DJ Ingwart,

nun wieder lauter, während die Menschen vor seinem Misch-
pult nicht aufhören zu flirten, zu klatschen, zu tanzen und zu
lachen.

WEITERFÜHRENDE BÜCHER

Allgemein

Baltes, P. B. & Mayer, K.-U. *Die Berliner Altersstudie.* Akademie Verlag. 1999.

BfFSFJ. *Fünfter Bericht zur Lage der älteren Generation in der Bundesrepublik Deutschland.* 2005.

Brandtstädter, J. *Das flexible Selbst.* Spektrum. 2007.

Brandtstädter, J. & Lindenberger, U. (Hrsg.). *Entwicklungspsychologie der Lebensspanne.* Kohlhammer. 2007.

Friedan, B. *Mythos Alter.* Rowohlt. 1995.

Gruss, P. (Hrsg.). *Die Zukunft des Alterns.* C. H. Beck. 2007.

Heyl, V. & Wahl, H.-W. *Gerontologie – Einführung und Geschichte.* Kohlhammer. 2004.

Kliegel, M. & Martin, M. *Psychologische Grundlagen der Gerontologie.* Kohlhammer. 2005.

Kruse, A. *Alter. Was stimmt? Die wichtigsten Antworten.* Herder. 2007.

Maercker, A. (Hrsg.). *Alterspsychotherapie und klinische Gerontopsychologie.* Springer. 2002.

Nuland, S. B. *Die Kunst zu altern.* DVA. 2007.

Schmidbauer, W. *Psychotherapie im Alter.* Kreuz Verlag. 2005.

Schmidbauer, W. *Altern ohne Angst.* rororo. 2003.

Staudinger, U. M. & Häfner, H. (Hrsg.). *Was ist Alter(n)?* Springer. 2008.

Kapitel I: Die gute Anpassung

Homm, S. & Schmidt, R. *Handbuch Anti-Aging & Prävention.* Kilian. 2008.

Kapitel VIII: Das gelebte Sterben

Mennemann, H. *Sterben und Tod zwischen Verdrängung und Akzeptanz.* Schulz-Kirchner Verlag. 2000.

Schreiber, H. *Das gute Ende. Wider die Verdrängung des Todes.* Rowohlt. 1996.

I. Die gute Anpassung

Gronemeyer, R. *Kampf der Generationen*. DVA. 2004.

Herrmann, U. & Wittneben, M. *Älter werden, Neues wagen*. Edition Körber Stiftung. 2008.

Homm, S. & Schmidt, R. *Handbuch Anti-Aging & Prävention*. Kilian. 2008.

Jaegi, E. *Tritt einen Schritt zurück, und du siehst mehr*. Herder. 2005.

Jaegi, E. *Viel zu jung, um alt zu sein*. rororo. 1998.

Niejahr, E. *Alt sind nur die anderen*. S. Fischer. 2005.

Schirrmacher, F. *Das Methusalem-Komplott*. Heyne. 2004.

II. Die zielbewusste Persönlichkeit

Asendorpf, J. B. *Psychologie der Persönlichkeit*. Springer. 2004.

Greve, W. (Hrsg.). *Psychologie des Selbst*. Beltz. 2000.

III. Erinnern und Erinnerung

Erikson, E. H. *Identität und Lebenszyklus*. Suhrkamp. 1973.

Haigth, B. K. & Webster, J. D. *Critical Advances in Reminiscence Work*. Springer. 2002.

Hammelstein, P. *Lebensthemen und deren affektive Regulation in der Biographiekonstruktion depressiver Patienten*. Logos Verlag. 2002.

Hermann, M.-L. *Erzählen im Alter. Eine Exploration aktueller Forschung*. Berichte aus der Abteilung klinische Psychologie Nr. 55. Psychologisches Institut der Universität Zürich.

Markowitsch, H. J. & Welzer, H. *Das autobiographische Gedächtnis*. Klett-Cotta. 2005.

Markowitsch, H. J. & Welzer, H. (Hrsg.). *Warum Menschen sich erinnern können*. Klett-Cotta. 2006.

Psychotherapie im Alter. *Erinnern*. 4 – 2004. Psychosozial-Verlag.

Psychotherapie im Alter. *Biographie und Gehirn*. 2 / 4. Jahrgang 2007. Psychosozial-Verlag.

Ruhe, H. G. *Methoden der Biografiearbeit*. Juventa. 1998.

IV. Neuverhandlungen

Berberich, H. & Brähler, E. (Hrsg.). *Sexualität und Partnerschaft in der zweiten Le-benshälfte.* 2001. Psychosozial-Verlag.

Buchebner-Ferstl, S. *Das Paar beim Übergang in den Ruhestand.* Österreichisches Institut für Familienforschung. ÖIF Schriften Band 14. 2005.

Daimler, R. *Verschwiegene Lust.* Deuticke. 1999.

Psychotherapie im Alter. *Paardynamik und Paartherapie.* 4 – 2006. Psychosozial-Verlag.

von Kleist, B. *Wenn der Wecker nicht mehr klingelt.* Ch. Links. 2006.

V. Das große Zusammenrücken

Baas, S., Schmitt, M. & Wahl, H.-W. *Singles im mittleren und höheren Erwachsenen-alter.* Kohlhammer. 2008.

VI. Die gefühlte Gesundheit

Hautzinger, M. *Depression im Alter.* Beltz. 2000.

Heuft, G., Kruse, A. & Radebold, H. *Lehrbuch der Gerontopsychosomatik und Alterspsychotherapie.* Reinhardt. 2006.

Psychotherapie im Alter. *Körper.* 4 – 2005. Psychosozial-Verlag.

von dem Knesebeck, O. *Subjektive Gesundheit im Alter.* Lit Verlag. 1998.

VII. Fremde Hilfe

Künzel-Schön, M. *Bewältigungsstrategien älterer Menschen.* Juventa. 2000.

Künzel-Schön, M. *Wenn alte Eltern Hilfe brauchen.* C. H. Beck. 2004.

VIII. Das gelebte Sterben

Böhme, G. (Hrsg.) & Mennemann, H. *Sterben und Tod zwischen Verdrängung und Akzeptanz.* Schulz-Kirchner Verlag. 2000.

Gronemeyer, R. *Sterben in Deutschland.* S. Fischer. 2007.

Kübler-Ross, E. *Interviews mit Sterbenden.* Knaur. 1999.

Nuland, S. B. *Wie wir sterben.* MensSana. 2007.

Schreiber, H. *Das gute Ende. Wider die Verdrängung des Todes.* Rowohlt. 1996.

Terzani, T. *Das Ende ist mein Anfang*. DVA. 2007.

Wittkowski, J. *Psychologie des Todes*. Wissenschaftliche Buchgesellschaft. 1990.

Wittkowski, J. (Hrsg.). *Sterben, Tod und Trauer*. Kohlhammer. 2003.

IX. Die gewagte Freiheit

Engstler, H., Tesch-Römer, C. & Wurm, S. (Hrsg.). *Altwerden in Deutschland*. VS Verlag. 2006.

Fromm, E. *Die Furcht vor Freiheit*. dtv. 2008.

Hüther, G., Kruse A. & Reddemann, L. *Die späte Freiheit – Altern als Chance*. Auditorium Netzwerk. 2008.

Kade, S. (Hrsg.). *Individualisierung und Älterwerden*. Klinkhardt. 1994.

Knopp, R. & Nell, K. (Hrsg.). Keywork. *Neue Wege in der Kultur- und Bildungsarbeit mit Älteren*. transcipt. 2004.

Otten, D. *Die 50+ Studie*. rororo. 2008.

Roth, G. *Persönlichkeit, Entscheidung und Verhalten*. Klett-Cotta. 2007.